Gebären wie eine Feministin

MILLI HILL ist freiberufliche Journalistin und Gründerin des *Positive Birth Movement*, eines weltweiten Netzwerks aus mehr als 450 frei zugänglichen Geburtsvorbereitungsgruppen, die durch die sozialen Medien miteinander in Kontakt stehen. Sie ist Kolumnistin der Frauensparte des *Telegraph* und schreibt regelmäßig für die Zeitschrift *Mother&Baby*. Zudem sind Artikel von ihr unter anderem im *Guardian* sowie auf iPaper und *GoodtoKnow* erschienen. Ihr erstes Buch *The Positive Birth Book* ist seit seinem Erscheinen in Großbritannien im März 2017 ein Bestseller. Milli setzt sich weltweit dafür ein, den Stimmen gebärender Frauen Gehör zu verschaffen, und ist regelmäßig auf Konferenzen und Veranstaltungen rund um den Globus zu Gast. Sie lebt mit ihrem Partner und ihren drei Kindern in Somerset.

Milli Hill

Gebären wie eine Feministin

Dein Körper.
Dein Baby.
Deine Entscheidung.

magas verlag

This German translation of Give Birth like a Feminist is published by arrangement with the Author, Milli Hill.

Übersetzung aus dem Englischen:
Sarah Heidelberger, www.sarah-heidelberger.de

Lektorat: Nadine Rieser, de.nadoo.co.uk
Satz: Petra Strauch, Bonn
Buchcover: Alyona Rutzen, alyonarutzen.de

ISBN: 978-3-949537-07-3

Druck und Einband: L+C Printing Group, Printed in the EU
Schrift + Papier: Tisa Pro/Brandon Grotesque; Creamy 80g vol.2.0

Magas Verlag
53177 Bonn
info@magas-verlag.de
www.magas-verlag.de

Dieses Buch enthält Ratschläge und Informationen zur Gesundheitsfürsorge. Es sollte als Ergänzung und nicht als Ersatz für die Beratung durch Ihre medizinische Fachkraft verwendet werden. Wenn Sie wissen oder vermuten, dass Sie ein Gesundheitsproblem haben, sollten Sie Ihre Ärztin konsultieren. Es wurden alle Anstrengungen unternommen, um die Fehlerfreiheit der in diesem Buch enthaltenen Informationen zum Zeitpunkt der Veröffentlichung zu gewährleisten. Die Herausgeberin und die Autorin lehnen jede Haftung für medizinische Folgen ab, die sich aus der Anwendung der in diesem Buch vorgeschlagenen Methoden ergeben können.

Inhalt

Einführung

Geburten sind ein feministisches Thema. Und sie sind das eine feministische Thema, über das niemand spricht. Dieses Buch will die Debatte ins Rollen bringen.

Während ich dieses Buch geschrieben habe, gab es immer wieder Augenblicke, in denen ich mich fragte: Wieso eigentlich ich? Da war sie mal wieder, diese kritische kleine Stimme in mir. (Und versucht bloß nicht, mir einzureden, ihr wüsstet nicht genau, wovon ich rede!) Sie sagte: »Milli, bist du wirklich sicher, dass du auch noch *diese* Büchse der Pandora öffnen willst? Hat es dir ehrlich nicht gereicht, einen Diskurs über Geburten anzustoßen? Und jetzt kommst du auch noch mit der Tretmine Feminismus daher? Sag mal, spinnst du eigentlich? Man wird dich teeren und federn – na ja, zumindest bildlich gesprochen.« Ich sollte vielleicht anmerken, dass die kritische kleine Stimme in mir einen eher fragwürdigen Humor hat.

Aber sie hat schon recht: Es ist nicht leicht, über Geburten zu sprechen und noch viel weniger, feministische Themen anzuschneiden. Das geht oft ja schon bei der Frage los, was Feminismus überhaupt ist. Wobei ich selbst in dieser Hinsicht einen ziemlich simplen Ansatz fahre: Feminismus bedeutet, es zu erkennen, wenn Frauen ungerecht behandelt werden, und etwas dagegen zu tun. Und genau da liegt das Problem, wenn es um Geburten geht: Viel zu wenige Menschen bemerken überhaupt, dass Frauen in diesem Zusammenhang ungerecht behandelt werden, und noch viel weniger tun etwas dagegen. Wir sind blind für das massive Machtgefälle im Geburtsraum und haben aus ungeklärten Gründen einfach akzeptiert, dass Geburten nun einmal eine unangenehme und ziemlich würdelose Angelegenheit sind – wenn nicht sogar übergriffig, traumatisierend und erniedrigend. »Tja, so ist das eben!«, heißt es dann. Deswegen schreibe ich dieses Buch: Um euch zu sagen, dass es auch anders laufen kann. Und dass wir als Feministinnen diesen Status quo nicht länger hinzunehmen brauchen.

Feminismus muss nicht kompliziert sein, und er braucht auch nicht exkludierend zu sein. Zu gebären wie eine Feministin, muss nicht bedeuten, dass man auf eine ganz bestimmte Art und Weise gebiert, ebenso wenig wie das Prädikat »feministisch« in irgendeinem anderen Lebensbereich – sei es im Beruf, in der Beziehung oder bei der Kindererziehung – bedeutet, dass nur eine einzige Handlungsoption die richtige ist. Du kannst in jeder Umgebung und auf jede Weise feministisch gebären – von der geplanten Sectio in einem Privatkrankenhaus bis hin zur freien Geburt im Meer. Du brauchst nur eins zu tun: die passive Einstellung abzuschütteln, dass Geburten etwas sind, das dir passiert und das sich deiner Kontrolle entzieht, und zu erkennen, dass du ziemlich schlecht dabei wegkommen könntest, wenn du nicht aufwachst und das Ruder in die Hand nimmst. Kurz gesagt: Übernimm die Verantwortung und die Kontrolle und triff bewusste Entscheidungen.

Wenn ich auf Mainstream-Events rund um das Thema Geburten Vorträge halte, schockiert es mich immer wieder aufs Neue, dass viele Frauen und ihre Partner:innen es als Offenbarung verstehen, wenn man ihnen mitteilt, dass sie im Geburtsraum Rechte haben und selbstbestimmt entscheiden können. Viele Menschen erleben sich während Wehen und Geburt nicht als selbstbestimmte, starke Individuen und haben auch nicht den Eindruck, Einfluss auf den Ablauf der Geburt nehmen zu können. Häufig sind sie falsch informiert, zum Teil auch, weil sie von vornherein mit der Überzeugung in die Schwangerschaft hineingehen, sie hätten kaum oder nur wenige Handlungsmöglichkeiten, weswegen sie gar nicht erst auf die Idee kommen, sich tiefergehend zu informieren. Was soll es in einem Umfeld, in dem mit beunruhigender Häufigkeit der Ausdruck »nicht erlaubt« zum Einsatz kommt, schon bringen, sich über seine Möglichkeiten zu informieren? Die meisten Paare, die ein Kind erwarten, glauben, dass die Mehrheit der Entscheidungen nicht in ihren Händen liegt.

In der Praxis bedeutet das, dass tagtäglich Frauen, die nicht wissen, dass sie den Eingriff verweigern können, Finger in die Vagina geschoben werden. Wie kann es sein, dass wir das stillschweigend akzeptieren? Selbst in den fortschrittlichsten Diskussionen um das Thema Geburt wird der Ausdruck »informierte Einwilligung« genutzt, der unausgesprochen voraussetzt, dass das Ziel in der *Einwilligung* besteht, nicht etwa in einem Entscheidungsprozess oder sogar einer informierten Weigerung. Eine Fachkraft in der Geburtshilfe sagt beispielsweise, dass sie »kurz die Einwilligung einholen geht«, als wäre sie die aktive Person in diesem Austausch und die Frau passiv. Es ist an der Zeit, das System infrage zu stellen, das diesen Mythos der bedingungslosen Kooperation und Machtlosigkeit der Frau aufrechterhält.

Erhebt man Beschwerde über Erfahrungen, die typischerweise nur Frauen machen, wird man häufig direkt darauf aufmerksam gemacht, wie selten und »nischig« das Problem doch sei und wie gut es die meisten Frauen doch hätten. Diese Taktik der thematischen Verschiebung wird durch das Hashtag #NotAllMen wunderbar versinnbildlicht. Frauen sollen damit daran erinnert werden, wie viele gute, ausgeglichene Männer da draußen herumlaufen, sobald sie irgendein Problem auf den Tisch bringen, sei es Mansplaining oder Vergewaltigung. »#NotAllMen sind Vergewaltiger. #NotAllMen sind sexistisch. Nicht vergessen, #NotAllMen schlagen ihre Frauen.« Aber Moment mal, sagen dann die Frauen, uns geht es doch auch gar nicht um den großen Prozentsatz wunderbarer Männer, die respektvoll mit Frauen umgehen. Uns geht es um die anderen, die es nicht tun. Aber durch das Ablenkungsmanöver wurde der eigentliche Punkt bereits verwässert, wodurch der Aggressor auf einmal in die Opferrolle versetzt wird.

Ebendieses Manöver wird auch im Diskurs über Geburten angewendet. Thematisiert man gegenüber Angestellten des Gesundheitswesens Probleme wie medizinische Eingriffe, denen nicht zugestimmt wurde; institutionalisierte Frauenfeindlichkeit; dass Frauen in den Wehen nicht richtig zugehört wird oder auch Rassismus in der Geburtshilfe, bekommt man häufig Reaktionen zu hören wie: »Wo ich arbeite, ist das nicht so«, »Nicht alle Hebammen sind so«, »Es sollten nicht alle über einen Kamm geschert werden«.

Bevor wir uns also auf die Reise durch dieses Buch begeben, möchte ich betonen, dass ich mich hier nicht auf individuelle Personen konzentrieren möchte, sondern auf die Systeme, in denen sie handeln. Die Geburtshilfe ist ein System, das infrage gestellt werden muss, ebenso wie das System, auf dem es aufbaut und in das es eingebettet ist – das Patriarchat.* Bitte lenke nicht von diesem wichtigen Thema ab, nur weil du selbst eine Arbeitsweise an den Tag legst, die Frauen als selbstbestimmte Wesen respektiert, oder weil du während deiner eigenen Schwangerschaft eine wunderbare Betreuung erfahren hast. Beides ist toll – aber es ist nicht das Thema dieses Buches.

Ähnlich wird manchmal dazu aufgerufen, dass mehr über die wunderbaren Männer – oder eben die wunderbaren Geburtshelferinnen und -helfer – gesprochen werden sollte, die »es richtig machen«. Und natürlich, ja: Da draußen gibt es eine Menge hervorragender Hebammen, Ärztinnen und Ärzte, Geburtsstationen und Organisationen, die eine fantastische, auf die jeweilige Frau zentrierte Geburtshilfe leisten. Und ja: Lob ist etwas Wunderbares. Und ja: Ein paar von ihnen tauchen in diesem Buch auf. Aber müssen wir wirklich wieder und wieder betonen, wie fantastisch es doch sei, wenn jemand Frauen das gibt, was sie brauchen und verdient haben? Haben sich Männer ein anerkennendes Schulterklopfen verdient, nur weil sie Frauen respektvoll behandeln? Nein. Weil sie sich schlichtweg *normal* verhalten und das erforderliche Standardmaß an Freundlichkeit und Mitgefühl an den Tag legen. Ein solches Verhalten sollte nicht mit Medaillen belohnt werden. Aus ebendiesem Grund widme ich in diesem Buch nicht Seite um Seite der guten, angemessenen und an den Rechten der gebärenden Frauen orientierten Geburtshilfe. Frauen zuzuhören, sie als Individuen zu betrachten und sie im Geburtsraum als zentrale Entscheidungsträgerinnen zu respektieren, sollte nicht mehr als positives Beispiel gelten, sondern als die Norm.

Im Augenblick machen wir die Sache mit den Geburten nicht sonderlich gut. Das spielt vor allem deswegen eine so große Rolle, weil eine Geburt eine prägende Erfahrung im Leben eines Menschen darstellt und Frauen und ihren Partner:innen bis an ihr Lebensende detailreich im Gedächtnis bleibt. In diesem Buch bringe ich einige problematische Aspekte von Geburten zur Sprache. Ziel ist es, Geburten, wie sie heute meist ablaufen, mit anderen Geburten, die ebenfalls möglich und in vielen Fällen auch gewünscht sind, zu vergleichen.

---

* Patriarchate – also Gesellschaften, die von Männern aufgebaut und angeführt werden und in denen die Bedürfnisse von Männern an erster Stelle stehen, beeinflussen die Strukturen, Verhaltensweisen und Gedanken aller in ihnen lebenden Personen, Frauen wie Männer. Selbst in einem von Frauen dominierten Berufsfeld wie dem der Hebamme ist der Einfluss des Patriarchats entsprechend stark und allgegenwärtig.

Das ist kein leichtes Thema, vor allem deswegen nicht, weil jede Frau anders ist und unterschiedliche Prioritäten hat. Hinzu kommt die Schwere der Emotionen, die jene Frauen, die bereits ein Kind zur Welt gebracht haben und dabei traumatisierende Erfahrungen gemacht oder Machtlosigkeit erlebt haben, in die Diskussion einbringen.

Trotz der Komplexität des Themas und der unterschiedlichen Gefühle, die es auslöst, hoffe ich aber aufrichtig, dass dieses Buch Frauen dazu veranlasst, gemeinsam an diesem Problem zu arbeiten, indem sie einander zuhören und sich im feministischsten Sinne solidarisch zeigen. Wir sind es all jenen, die noch kein Kind zur Welt gebracht haben, schuldig, dass wir der Geburtshilfe eine Richtung verleihen, mit der wir als Kollektiv einverstanden sind.

Die Interventionsrate bei Geburten steigt rasant, und das sollte uns alle beunruhigen. Das ist nicht nur meine persönliche Meinung. Auch führende Institutionen wie die WHO äußern ihre Besorgnis über die zunehmende Medikalisierung der Geburtshilfe. Von zentraler Bedeutung ist dabei der Umstand, dass Überwachung, Messung und Kontrolle des Geburtsvorgangs dabei derart in den Fokus geraten, dass die Frage, wie sich die Frauen bei der Geburt *fühlen*, vollkommen in den Hintergrund gerät – und das bringt die gebärenden Frauen wiederum potenziell um ein zutiefst erfüllendes Erlebnis.[1]

Auch die weltweit angesehenste medizinische Zeitschrift *The Lancet* rückte den »Zu schnell zu viel«-Ansatz in der Geburtshilfe, der sich vorwiegend in wirtschaftlich starken Ländern findet, in den Fokus. Dort werden Eingriffe, die ursprünglich dazu gedacht waren, Komplikationen zu behandeln, häufig viel zu schnell eingesetzt, was Frauen der Gelegenheit beraubt, sich stark und kompetent zu fühlen.[2]

Beim Lesen wirst du schnell feststellen, dass ich den Problemen rund um die »natürliche« beziehungsweise »spontane« oder »vaginale« Geburt viel Aufmerksamkeit schenke, weil ich den Eindruck habe, dass es sich dabei aus feministischer Sicht um ein zentrales Thema handelt. Wenn ich über natürliche Geburten schreibe, habe ich häufig fast schon das Gefühl, ich würde auf den »Underdog« setzen. Denn wir müssen uns der Tatsache stellen, dass natürliche Geburten – also Geburten, bei denen die Frau ihr Baby ohne Einsatz pharmakologisch wirksamer Stoffe beispielsweise zur Geburtseinleitung, Verstärkung der Wehen oder Austreibung der Plazenta bekommt – derzeit die absolute Ausnahme ist. Eine noch größere

Ausnahme sind »Finger-weg«-Geburten, bei denen Frauen nicht »gemanagt« werden, sondern sich auf ihre eigenen Instinkte verlassen, ihrem Körper das Kommando überlassen und nicht in bestimmte Positionen gelenkt oder darin angeleitet werden, wann und wie sie pressen sollen. Frauen, die ihr Baby derart komplett in Eigenregie gebären und dabei gleichzeitig voll auf die liebevolle Unterstützung (und, wenn nötig, auch die medizinische Hilfe) vertrauen können, die im Hintergrund zur Stelle ist, schwärmen häufig richtiggehend von der Erfahrung. Sie sind tief beeindruckt vom Erlebnis, bei dem sie sich selbst als sexuelle Wesen wahrgenommen haben, als sinnlich, stark, vital und selbstbestimmt. Hört man ihre Geschichten, kann man gar nicht anders, als sich zu fragen, wie sehr sich die Welt verändern könnte, wenn mehr Frauen diesen transformativen Kraftschub erleben würden, während sie die Schwelle zum Mutterdasein überschreiten. Doch stattdessen wird es immer »normaler«, sich bei der Geburt alleingelassen, entmächtigt und traumatisiert zu fühlen. Aus diesem Grund halte ich es für wichtig, dass eine Debatte um den Wert entsteht, den diese Art von »spontanem«, »vaginalem« beziehungsweise »natürlichem« Geburtserlebnis für Frauen hat – ein Geburtserlebnis, das derzeit praktisch vom Aussterben bedroht ist.

Darüber hinaus müssen wir über all jene Frauen sprechen, die keine spontanen Vaginalgeburten haben wollen oder können. Es gibt kein einziges Geburtsszenario, in dem es nicht gerechtfertigt wäre, der Frau gegenüber Empathie zu zeigen, auf sie zu hören, ihre Entscheidungen zu respektieren und anzuerkennen, dass dies ein ganz besonderer Tag in ihrem Leben ist. Sprich: Es gibt keine einzige Art von Geburt, die sich nicht verbessern ließe. Und wieder: Die beste Möglichkeit, mehr darüber herauszufinden, besteht darin, *Frauen zuzuhören.*

Ich habe unendlich viel darüber gelernt, was Frauen bei der Geburt wollen, indem ich mit jenen unter ihnen gesprochen habe, die eine Bauchgeburt erlebt haben, insbesondere unter Vollnarkose – in vielen Fällen eine Geburtserfahrung, die besonders schwer zu verarbeiten ist. Von ihnen habe ich gelernt, dass selbst die kleinsten Gesten einen großen, lebensverändernden Unterschied machen können. Sich beispielsweise einen Moment Zeit zu nehmen, um das Neugeborene auf der Brust der Mutter zu fotografieren, auch wenn diese noch bewusstlos ist, bringt ein Zeugnis hervor, das die Frau ihr Leben lang bewahren wird – ein greifbares Gegenmittel für das Trauma. Immer wieder betonen Frauen, wie viel es ihnen bedeutet, dass ihre Hände zu den ersten zählten, die das Baby berührt haben, auch wenn sie nicht »da« waren, um diesen Augenblick bewusst zu erleben. Jede noch so kleine Geste zählt, und wir können uns immer weiter verbessern.

Diesem Buch liegen zwei radikale Konzepte zugrunde. Erstens, dass Geburten im Leben von Frauen eine bedeutsame Erfahrung darstellen und es an der Zeit ist, damit aufzuhören, Frauen zu erzählen, es handle sich »nur um einen einzigen Tag«, an dem sie »ihre Würde an der Türschwelle abgeben«, weil »ein gesundes Baby das Einzige ist, was zählt«. Das sind altmodische Vorstellungen, die nur so strotzen vor Respektlosigkeit gegenüber Frauen, ihrer Selbstbestimmtheit und ihren Gefühlen – Vorstellungen, die im 21. Jahrhundert nichts zu suchen haben. Dieses Buch ist der Versuch, diese Vorstellungen zu demontieren, indem es einen Blick wirft nicht nur auf die Geschichte von Geburten, sondern auch auf verschiedene feministische Ansätze und die Verbindungen zwischen Geburt, weiblicher Sexualität und Macht sowie auf die aktuelle Kultur der Angst und Entmachtung, die diese veralteten Ideologien stützt. Gleichzeitig möchte ich mit diesem Buch den Versuch wagen, diese veralteten Perspektiven zu ersetzen. Durch neue Denkansätze bezüglich der Rechte von Frauen bei der Geburt und ihrer physischen Integrität (insbesondere durch die Linse der #MeToo-Bewegung). Zudem möchte ich einen frischen Blick auf die räumlichen und zwischenmenschlichen Umstände werfen, die wir in einem Geburtsraum vorfinden würden, der entsprechend den Bedürfnissen von Frauen konzipiert wurde.

Das zweite radikale Konzept, das in diesem Buch vorgestellt wird, besteht darin, dass schwangere Frauen die Rolle der zentralen Entscheidungsträgerin und einflussreichsten Person im Geburtsraum einnehmen sollten. Nachdem ich ein ganzes Jahrzehnt damit verbracht habe, mit Frauen über ihre Erlebnisse in der Geburtshilfe zu sprechen, kann ich versichern, dass zwar regelmäßig wortreich beteuert wird, das sei doch längst der Fall, die Vorstellung in Wahrheit aber Unwohlsein bei den Menschen auslöst. Am deutlichsten zeigt sich das, wenn Frauen gegen den Strom schwimmen, außerhalb der Richtlinien gebären wollen oder sich weigern, ihre Einwilligung zur Standardvorgehensweise zu geben. Diese Frauen – und oft auch die Hebammen oder Doulas, die ihre Entscheidung vorbehaltlos unterstützen – begegnen häufig gewaltigem Widerstand und riskieren Sanktionen oder sogar Strafen, wie mehrere Geschichten in diesem Buch belegen. Ein neues Bewusstsein muss her – das Vertrauen darauf, dass Frauen die richtigen Entscheidungen für sich und ihr Baby treffen. Es muss akzeptiert werden, dass es sich bei dem Image der widerspenstigen, desinformierten, unverantwortlichen oder sogar »verrückten« Frau, der das Wohl ihres Babys nicht am Herzen liegt, um ein schädliches, frauenfeindliches Stereotyp handelt, das als Rechtfertigung dafür benutzt wird, Frauen kontrollieren zu können, auch wenn es in der Realität nur ausgesprochen selten auftritt.

In diesem Buch finden sich zahlreiche Verweise auf die »freie Geburt«, bei der sich Frauen entscheiden, komplett auf die Betreuung durch medizinisches Fachpersonal zu verzichten und einfach selbst zu gebären. Ich gebe offen zu, dass ich mich persönlich niemals entscheiden würde, ohne medizinisches Back-up ein Kind zur Welt zu bringen. Aber ich unterstütze es auf voller Linie, wenn andere Frauen diese Entscheidung treffen. Denn ich glaube, der Schlüssel dazu, dass wir alle frei und selbstbestimmt gebären können, liegt darin, Frauen auch in den Entscheidungen zu unterstützen, die wir so nicht treffen würden. Selbst dann, wenn wir den Eindruck haben, dass diese Entscheidungen schlichtweg »falsch« sind. Wir müssen auf Frauen vertrauen. Und sollte es uns gelingen, diesen Punkt zu erreichen, werden wir womöglich feststellen, dass immer weniger Frauen den Wunsch nach einer freien Geburt oder einer Geburt außerhalb des Systems verspüren. Im Augenblick dagegen wollen verständlicherweise immer weniger Frauen in einem System gebären, das ihnen nicht zuhört, sie nicht respektiert und ihnen kein Vertrauen schenkt.

Egal, ob du dieses Buch als schwangere Frau, Mitglied des Gesundheitssystems oder einfach als an Frauenthemen interessierte Person liest – ich hoffe, es sorgt dafür, dass dir ein Licht aufgeht. Vor allem hoffe ich, dass du Geburten nach dem Lesen als feministisches Thema begreifst, falls du das nicht längst getan hast. Ich hoffe, es bringt dich zum Nachdenken darüber, warum und in welchen Hinsichten Geburten wichtig sind, was weibliche Macht, Handlungsfähigkeit und Autonomie damit zu tun haben und was wir anders und besser machen könnten. Ich hoffe, du findest einige der Dinge, die du auf diesen Seiten liest, aufregend und inspirierend. Gleichzeitig bin ich sicher, dass es Passagen gibt, die du so absolut nicht unterschreiben würdest, die du lieber nicht hören würdest und die dich vielleicht sogar wütend machen. All das ist in Ordnung. Wie ich meiner liebenswürdigen inneren Kritikerin immer wieder einbläue: Es wird viele verschiedene Reaktionen auf dieses Buch geben, und letzten Endes sind sie alle – »gute« wie »schlechte« – Stimmen, die wir dringend brauchen. Einfach, weil sie einen Beitrag zu der Debatte über Geburten als feministisches Thema liefern. Und das ist wichtig, wenn wir eine Zukunft erschaffen wollen, in der Frauen genau die positiven Geburtserfahrungen machen, nach denen sie sich so verzweifelt sehnen, die medizinische Hilfe erhalten, die sie wirklich brauchen, und die Macht, den Respekt und die Selbstbestimmung erhalten, die sie so unbedingt verdient haben. Lasst uns diese Debatte ins Rollen bringen.

Endnoten

1 *Making childbirth a positive experience*, WHO-Richtlinie über Intrapartum-Betreuung, 8. 11. 2022
www.who.int/news/item/15-02-2018-making-childbirth-a-positive-experience

2 Miller, S., et al., *Beyond too little, too late and too much, too soon: a pathway towards evidence-based, respectful maternity care worldwide*, The Lancet, vol. 388, 29. Oktober 2018
www.thelancet.com/journals/lancet/article/PIIS0140-6736(16)31472-6/fulltext

Kapitel 1

»Darf ich das?« Das Machtgefälle im Geburtsraum

Am häufigsten geben Menschen ihre Macht deswegen ab, weil sie glauben, sie hätten keine.

Alice Walker[1]

Wir schreiben das Jahr 1975. Eine Frau im Krankenhauskittel wandert einen Gang auf der Wochenbettstation entlang. Sie ist so wacklig auf den Beinen, dass sie sich an der Wand abstützen muss. Es ist drei Uhr früh. Sie sucht etwas, das sie verloren hat: ihr Baby.

Am Tag zuvor sind ihr mehrere Dinge widerfahren, die »Routine« waren. Und wenn ich »Routine« sage, meine ich damit, dass niemand die Frau um Erlaubnis gebeten hat. Die Wehen wurden eingeleitet, weil sie den Stichtag überschritten hatte. Ihr wurden die Schamhaare abrasiert. Sie hatte einen Einlauf bekommen. Kurz vor der Geburt wurde ihr das Opiat Pethidin in den Oberschenkel injiziert. Dann überreichte man ihr und ihrem Ehemann ihr kerngesundes Baby, damit sie es ein Weilchen halten konnten, ehe es über Nacht auf die Säuglingsstation gebracht wurde. Nichts von all dem hatte sie aktiv zugestimmt. So »machte man das eben«.

Nachdem meine Mutter von der strengen, aber liebevollen Oberschwester zurück in ihr Bett gescheucht wurde, stellte sie ihre Erlebnisse rund um die Geburt nicht mehr infrage. Bis sie Jahrzehnte später von dem Baby, das man auf die Säuglingsstation gebracht hatte – nämlich mir – eine ganz neue Version der Geschichte zu hören bekam. Während meiner eigenen Schwangerschaft begann ich, Fragen zu stellen. »Um wie viele Tage hattest du den Stichtag überschritten?« »Warum wurden die Frauen rasiert? War irgendwie belegt, dass dieses Vorgehen sinnvoll war?« »Hast du um das Pethidin gebeten?« »Habe ich auf der Säuglingsstation Pulvernahrung bekommen?«

»Ich weiß nicht. Man stellte damals keine Fragen.«

»Wieso hast du ihnen nicht einfach gesagt, dass du dein Baby bei dir haben willst?«

»Na ja ... Ich glaube, das haben sie gar nicht zugelassen. Es war einfach nicht erlaubt.«

Das haben sie gar nicht zugelassen«, »Es war nicht erlaubt« ... Man möchte meinen, diese beiden Sätze seien inzwischen Geschichte. Und doch wurden sie 32 Jahre später Teil der Geschichte der Geburt meiner ersten Tochter, bei der man mir eine Hausgeburt »nicht erlaubte« und die Geburt stattdessen eingeleitet werden »musste«, weil ich den errechneten Geburtstermin überschritten hatte, woraufhin ich eine Zangengeburt »haben musste«, weil ich laut aktuellen Vorgaben nicht länger als zwei Stunden für die Austreibungsphase »brauchen durfte«. Während meiner Schwangerschaft und der Geburt hatte es noch zahllose andere kleine Vorfälle gegeben, bei denen das, was mir bevorstand, als »Richtlinie« oder »gängiges Vorgehen« präsentiert wurde. Das medizinische Personal, mit dem ich es zu tun hatte, war freundlich und fürsorglich, aber ich hatte nie das Gefühl, eine Wahl zu haben.

Über all das dachte ich nach, während ich in den langen, isolierten Stunden, die so typisch sind für das moderne Leben einer frischgebackenen Mutter, auf meinen noch nicht verheilten Nähten saß und mein Neugeborenes versorgte. Ich – eine gebildete Frau, der man (je nach Blickwinkel des Beobachters) nachsagt, »eigensinnig«, »rechthaberisch« oder sogar »garstig« zu sein, fragte mich, wie mir das hatte passieren können. Ich hatte frei und nackt in einem Nest aus Decken und Kissen auf dem Krankenhausboden in den Wehen gelegen, wie ich es mir gewünscht hatte. Ich hatte auf Medikamente verzichtet und geschrien, gestöhnt und gejammert. Ich war, wie es viele Frauen in den Wehen müssen, in meinen persönlichen Abgrund hinabgestiegen und hatte meine Dämonen bekämpft. Und als ich dort auf dem Boden lag, hatte ich mich mit meiner wilden inneren Frau verbunden, mit meiner weiblichen Ahnenreihe, mit all den Frauen, die vor mir diese epische Reise angetreten hatten, an deren Ende sie ihr Baby kennenlernen.

Aber aus irgendeinem Grund war ich aus dieser tiefen, fast schon halluzinatorischen Trance erwacht und von diesem Ort vertrieben worden. Ein Mann war gekommen, um mir zu sagen, dass meine Zeit abgelaufen sei. Man hatte mich zum Bett gebracht. Mich ein Hemd anziehen und meine Brüste bedecken lassen. Meine Unterschenkel in Halterungen gelegt. Zu alledem hatte ich eigentlich Nein gesagt. Aber man sagte mir, ich »müsse«.

Im Augenblick der Geburt, als der Körper meiner Tochter endlich aus mir herausrutschte, rief ich in einem fast schon sexuellen Tonfall: »Oh, ja!« Und tatsächlich fühlte sich dieser Moment an wie die vollkommene, ekstatische Befreiung. Doch die Art und Weise, auf die ich meinen Triumph verlautbarte, war eher bewusst und kopfgesteuert. Es war eine klare Botschaft. Ich wollte, dass der Arzt wusste, dass es ihm nicht gelungen war, mir dieses Vergnügen zu verderben. Nachdem man mich desinfiziert, zugedeckt, konventionalisiert, konformisiert hatte, war dieser Laut des Vergnügens mein finaler Akt der Rebellion.

Wenn ich heute, etwas mehr als zehn Jahre später, auf diesen Tag zurückblicke, zeigt mir die Erinnerung an diese zeitlich durchaus eher fragwürdig gewählte Siegesbekundung an meinen geburtsbegleitenden Arzt, dass ich eigentlich damals schon wusste, dass man mich reingelegt hatte. Obwohl ich mit einer Menge akademischem Wissen über die meisten feministischen Themen rund um die moderne Geburtshilfe und dem Wunsch, unnötige Interventionen zu vermeiden, ins Krankenhaus gegangen war, war ich irgendwie mit den Unterschenkeln in Halterungen geendet. Ein bisschen fühlte ich mich wie eine lebende Metapher: die gezähmte wilde Frau, die bekleidete nackte Frau, die zurechtgestutzte Abweichlerin, die Verrückte, die im Dachboden angekettet wurde. Kein Wunder, dass ich diesen einen letzten Ausruf der Rebellion von mir gab.

Die Sprache der Erlaubnis

In den darauffolgenden Monaten und Jahren hörte ich mir unermüdlich die Geburtsgeschichten anderer Mütter an. Immer wartete ich auf den Wendepunkt, an dem sie entweder triumphierten oder – so wie ich – unter die Räder gerieten. Wieder und wieder hörte ich dieselben Worte: »Sie haben mich nicht gelassen«, »Ich durfte nicht«. Hörte sie so oft, dass ich ihnen am Ende einen eigenen Namen gab: »Die Sprache der Erlaubnis«.

»Ich musste mich bei der Aufnahme ins Krankenhaus einer Vaginaluntersuchung unterziehen lassen, damit sie überprüfen konnten, ob ich schon Wehen hatte.«

»Ich wollte eine Wassergeburt, aber man erlaubte mir wegen meines BMIs nicht, in ein Geburtshaus zu gehen, also musste ich im Krankenhaus gebären.«

»Weil ich eine Vaginalgeburt nach einer Sectio versuchen wollte, durfte ich während der Eröffnungsphase nichts essen und trinken, für den Fall, dass am Ende doch noch einmal eine Operation nötig sein sollte.«

»Mein Partner wollte während dieser Phase dabei sein, aber er durfte nicht.«

»In meinem Krankenhaus lassen sie einen nach einer Sectio nicht Haut an Haut mit dem Baby liegen.«

»Sie haben mir verboten zu pressen, obwohl ich es unbedingt wollte.«

... und so weiter und so fort.

Ich begann mich zu fragen, warum diese Sätze uns als Frauen des 21. Jahrhunderts so leicht von den Lippen gingen. In unseren Beziehungen oder Ehen, im Beruf oder der Ausbildung hätten wir es doch im Leben nicht mit uns machen lassen, uns derart maßregeln zu lassen! Warum also nutzten wir beim Thema Geburt – unumstritten ein ziemlich bedeutsamer Augenblick im Leben einer Frau – eine derart passive Sprache und fanden uns klaglos ein in die Rolle derjenigen, die um Erlaubnis bittet, anstatt diejenige zu sein, die die Erlaubnis erteilt?

Inzwischen weiß ich, dass die Antwort auf die Frage, woher dieses Machtgefälle rührt, komplex und emotional aufgeladen ist, sich mit etwas Abstand betrachtet aber auf einige wenige Punkte reduzieren lässt, die alle miteinander zusammenhängen:

- Die Angst vor Geburten scheint so groß wie nie zu sein.
- Unklarheit über die Rechte des Fötus kann dazu führen, dass der Risikominderung ein höherer Stellenwert eingeräumt wird als der Selbstbestimmung der gebärenden Frau.
- Wir leben in einem Patriarchat.

Beginnen wir mit der Angst. Im Geburtsraum des 21. Jahrhunderts haben alle Anwesenden – Frauen und ihre Partner:innen genauso wie Hebammen und ärztliches Fachpersonal – bewusst oder unbewusst eine Heidenangst vor Geburten. Diese Angst, die sich vor hundert Jahren vielleicht noch in Form von leiser Angst oder gesundem Respekt gezeigt hätte, hat sich in den letzten Jahrzehnten auf wundersame Weise in eine ausgewachsene Panik verwandelt. Wo Geburten einst als eine Art großer, herumstreunender Hund betrachtet wurden, von dem man annahm, dass er freundlich sei, dem man sich aber trotzdem erst einmal vorsichtig näherte, sind sie inzwischen zum vielköpfigen Monstervieh mutiert, das wie der Hund von Baskerville gerüchteweise im Moor wütet, gelegentlich gesichtet wird und über das man nur im Flüsterton spricht. Genauso wie der Tod sind Geburten heute ein Thema, zu dem wir den Zugang verloren haben und das in unseren Communitys keinen Platz mehr hat. Wir hören nur selten davon und sehen es noch seltener. Frauen gehen ins Krankenhaus und kommen mit einem Baby zurück. Was in der Zwischenzeit passiert ist, bleibt weitestgehend ein Geheimnis, und zwar eines, das uns leise Furcht einflößt. Wenn wir Geburten sehen, dann meist nachgestellte im Fernsehen, die, wie wir in Kapitel 6 näher betrachten werden, in der Regel kaum etwas mit der Realität gemeinsam haben.

Angst kann uns in allen Lebensbereichen zu Gefangenen machen, und Geburten stellen dabei keine Ausnahme dar. Ängste können unser Verhalten, unsere Erwartungen und dadurch wiederum die Realität, in der wir leben, verändern. Wenn wir Angst haben, bereiten wir uns womöglich nicht ausreichend auf die Geburt unseres Kindes vor, weil wir sie für ohnehin »unvorhersehbar« halten. Oder wir verzichten darauf, Fragen zu stellen, weil wir uns ohnmächtig fühlen. In der modernen Schwangerschaftsvorsorge und Geburtshilfe sind das medizinische Personal und die werdenden Eltern häufig gleichermaßen übervorsichtig. Sie legen ein defensives Verhalten an den Tag, das auf Kosten der persönlichen Freiheit gehen kann – ein Aspekt, der sich mit Punkt zwei unserer Liste überschneidet, der Sicherheit des ungeborenen Kindes, die ein weiterer wichtiger Faktor für das Machtgefälle im Geburtsraum ist. Schwangerschaftsvorsorge und Geburtshilfe fokussieren sich derzeit auf den Ausgang der Geburt – und das sicherlich zurecht. Doch meistens wird das Ergebnis nicht an der Frau, ihren Gefühlen, ihrem Geburtserlebnis und ihrer postnatalen seelischen Gesundheit gemessen, sondern am Konzept des »gesunden Babys«. Tatsächlich müssen sich Frauen sogar häufig anhören, das sei das Einzige, was zählt.

Natürlich ist für die meisten von uns das Wohlergehen unseres Babys tatsächlich der wichtigste Aspekt der Geburt. Aber es ist schon interessant, wie leicht uns die Formulierung, das sei *alles*, was zählt, seit einigen Jahrzehnten von der Zunge geht. Sie ist zum Mantra geworden, und darunter verbirgt sich eine ziemlich finstere, unausgesprochene Botschaft: Die Frau zählt *nicht*. In einer Machtdynamik, in der einem – ganz gleich wie subtil - die Botschaft mitgegeben wird, die eigenen Bedürfnisse und Gefühle würden an zweiter Stelle stehen, kann es zum Problem werden, diejenigen herauszufordern, die die scheinbare Autorität innehaben, oder auch nur sein Unbehagen zum Ausdruck zu bringen. Frauen, die das erlebt haben, was die Feministin Naomi Wolf als »durchschnittlich schlechte Geburt« bezeichnet – oder sogar ein schweres Trauma erlitten haben –, müssen sich mit aller Regelmäßigkeit anhören, sie sollten sich »auf ihr gesundes Baby konzentrieren«, da es das sei, »worauf es wirklich ankommt«. Das mag zwar als Bestärkung gemeint sein, doch bei vielen Frauen kommt zwischen den Zeilen an: »Und jetzt hör bitte auf, über die schlimme Geburt zu jammern« oder – noch schlimmer: »Bist du denn gar nicht dankbar für dein Baby? Liebst du es denn nicht?«

Zudem wird offenbar angenommen, dass »Sicherheit« und »Gesundheit« damit anfangen und enden, dass man noch einen Herzschlag hat. Doch wie zahlreiche Frauen, die von außen betrachtet relativ unkomplizierte Geburten haben, immer wieder betonen, ist es eine ziemlich subjektive Angelegenheit, wann man sich sicher fühlt und wann nicht. Und hinter echter Gesundheit steckt weitaus mehr, als an der Oberfläche halbwegs in Ordnung zu wirken. Traumata, Traurigkeit, Scham, Schuld, Bedauern und Machtlosigkeit im Angesicht von übergriffigem Verhalten durchziehen die postnatale Phase und reichen weit in die Zukunft: ins seelische und emotionale Wohlbefinden der Frauen und in ihre Beziehung nicht nur zu sich selbst, sondern auch in die zu ihren Partnern und Partnerinnen sowie Kindern.

Die Statistiken weichen zwar voneinander ab, aber Schätzungen zufolge ist allein in Großbritannien bis zu eine von drei gebärenden Frauen pro Jahr von einer traumatischen Geburt betroffen[2], von denen viele, nämlich zwischen 4 % und 18 %, PTSD entwickeln[3]. Viele andere würden vielleicht nicht direkt sagen, dass sie von einem ausgewachsenen Trauma betroffen sind, aber wenn man sie bittet, den Geburtsverlauf zu schildern, berichten sie von einem ganzen Katalog an verpassten Möglichkeiten, sie freundlich, respektvoll und liebevoll zu behandeln. Teils schildern sie einen haarsträubenden Umgang und erzählen, sie hätten das Gefühl gehabt, sich nicht darüber beschweren zu dürfen.

Schon während der Schwangerschaft werden Frauen wieder und wieder daran erinnert, dass der Gipfel ihrer Erwartungen an die Geburt ein gesundes Baby sein sollte. Häufig bekommen sie das in dem Moment zu hören, in dem deutlich wird, dass sie recherchiert haben und entsprechend vermutlich aktiv an den Entscheidungsprozessen teilhaben wollen. Die Feuerprobe für dieses Phänomen sind »Geburtspläne«. Eine Frau, die so weit geht, schriftlich darzulegen, wie sie während der Geburt vorgehen möchte, wird bestenfalls entmutigt, teils sogar offen verspottet, wie sich im November 2017 zeigte, als eine Ärztegruppe auf Twitter mit dem Scherz für Entrüstung sorgte, die Länge eines Geburtsplans stünde »in direkter Korrelation zur Länge des Schnitts am Bauch« und dass laminierte Geburtspläne notfallmäßige Sectiones vorprogrammieren würden und genau deshalb laminiert seien – damit das Blut von ihnen abperlt.

Diese verfluchten schwierigen Frauen!

Offenbar dienen »laminierte« Geburtspläne (denen ich im wahren Leben übrigens noch nicht begegnet bin) als Metapher für willensstarke, gut organisierte Frauen, die sich irrigerweise einbilden, sie hätten im Geburtsraum irgendetwas zu melden. In seinen Memoiren *This is Going to Hurt*[4], auf Deutsch erschienen unter dem Titel *Jetzt tut es gleich ein bisschen weh*, beschreibt der ehemalige Arzt im Bereich der Geburtshilfe und Gynäkologie Adam Kay eine Frau mit einem »neunseitigen Geburtsplan, farbig ausgedruckt und laminiert«, die sich am Ende von ihren Vorstellungen habe verabschieden müssen. »Die Hypnotherapie wurde durch Lachgas ersetzt, die Luft durch eine Periduralanästhesie (PDA).« Nun sei sie »wegen Geburtsstillstands« auf dem Weg in den OP. Dies, schreibt er, würde ihn nicht weiter wundern: »Zwei Jahrhunderte Geburtshilfe haben keine Möglichkeit gefunden, den Verlauf einer Geburt vorherzusehen. Aber eine gewisse Gattung werdender Mütter in Flattergewändern bildet sich offenbar ein, sie könnten das mühelos schaffen.«

Die moderne Schwangerschaftsvorsorge und Geburtshilfe sind durchdrungen von solchen Ansichten. Ich höre sie täglich aus den Geschichten anderer Frauen heraus. Falls es dir schwerfällt, das zu glauben, brauchst du nur einen Blick auf die Medienresonanz bei Promi-Geburten zu werfen. Mein erster bezahlter Auftrag als Journalistin bestand darin, darüber zu schreiben, wie die Presse Kate Middleton unter Druck setzte, weil sie natürlich gebären und Hypnobirthing einsetzen wollte. Ähnliches musste Meghan Markle während ihrer ersten Schwangerschaft erleben. »Eine Doula und ein Weidenbaum«, soll damals ein bedeutender geburtsbegleitender Arzt gescherzt haben. »Wie werden ja sehen, was daraus wird.«[5] Der Weidenbaum ist, wie das Flattergewand, ein Versuch, auf sogenannten »Erdmüttern« herumzuhacken, die alles »natürlich« halten wollen. Meghan Markle wird hier als so fordernd und anspruchsvoll dargestellt, dass sie während der Geburt sogar einen ganz bestimmten Baum in der Nähe haben will. Der Kommentar mag zwar humorvoll gemeint sein, aber darunter verbirgt sich die ziemlich beängstigende Vorstellung, man könne Befriedigung oder ein Triumphgefühl daraus gewinnen, wenn eine Frau mit ihren Idealvorstellungen von ihrer Geburt gegen die Wand fährt.

In Irland wurde kürzlich der achte Zusatzartikel gestrichen, der schwangeren Frauen und dem Fötus vor dem Gesetz dieselben Rechte zubilligte. Aber nach Hunderten von Jahren, in denen die Grenze zwischen Kirche und Staat in Irland äußerst verschwommen war, sind die Rechte der Frau bei der Geburt auch heute immer noch mehr als ausbaufähig. Hebammen aus Dublin haben mir die meines Erachtens zuverlässige Information zugetragen, dass Frauen mit einem Geburtsplan und klaren Vorstellungen davon, was sie wollen, im Geburtshilfeteam regelmäßig als »schwierige Frauen« tituliert werden. Anfang 2018 bezeichnete Dr. Aoife O'Malley, geburtsbegleitende Ärztin an einer Geburtsstation in Dublin, Frauen mit Geburtsplan als »Mittelschicht-Birthzillas« und fügte hinzu, sicher würden alle in ihrem Publikum, das ebenfalls aus Angestellten der Geburtshilfe bestand, »diese Frauen kennen, weil wir alle sie schon hatten«: Frauen, die »denken, sie seien die einzige Frau, die je ein Kind zur Welt gebracht hat, und die sich definitiv einbilden, sie seien die Einzige, die an diesem Tag und auf dieser Geburtsstation ein Kind zur Welt bringt.«[6]

Selbstsüchtig, störrisch, kontrollsüchtig und schwierig: Frauen werden häufig wie aufsässige Kinder behandelt, sobald sie versuchen, dieses eigentlich so erwachsene Dokument zu erstellen. Bashi Hazard, Anwältin und Vorstandsmitglied von *Human Rights in Childbirth*, beschrieb den Geburtsplan als »den direktesten Ausdruck der informierten Einwilligung, den eine Frau in der Geburtshilfe vor dem Einsetzen der Wehen geben kann«. Hazard ruft uns zudem in Erinnerung, dass die medizinischen Einrichtungen, in denen wir gebären, stets auch selbst einen Geburtsplan haben, »einen, der ausschließlich von den Betreuenden und dem Krankenhausprotokoll bestimmt wird, ohne dass mit den Frauen gesprochen würde.«[7] Neutral betrachtet sind Geburtspläne ein fantastisches Mittel für Frauen, sich mit ihren zahlreichen Optionen bei der Geburt auseinanderzusetzen, und können als Grundlage für ein Gespräch auf Augenhöhe zwischen Frauen und Geburtshelfenden über die Präferenzen der gebärenden Frau dienen. Eigentlich unproblematisch bis wünschenswert, möchte man meinen.

Doch selbst der Begriff »Geburtsplan« unterliegt schon einer Kontroverse, da einige Geburtshelfende der Meinung sind, man dürfe gar nicht erst von »Plänen« sprechen, weil dadurch zu starre Vorstellungen von einer Situation entstehen könnten, in der in der Realität absolute Flexibilität gefragt ist. »Frauen müssen sich während der Geburt vom Lauf der Dinge leiten lassen«, sagt man uns immer wieder, als würde man mit einem Haufen Fünfjähriger sprechen. Als Alternative wird häufig der Begriff »Präferenzen« vorgeschlagen. Interessant ist dabei die Frage, weshalb das Wort »Plan« in einer Welt, in der Frauen in anderen Lebensbereichen durchaus Pläne schmieden können und man ihnen absolut zutraut, dass sie sich an unerwartete Umstände anpassen und mit emotionalen Enttäuschungen umgehen können, solche Ängste auslöst. Warum müssen wir in der Geburtshilfe unsere Bedürfnisse und Wünsche so zaghaft ausdrücken wie Oliver Twist, der entschuldigend seine leere Schüssel hinhält, obwohl wir eigentlich die rechtliche und moralische Grundlage haben, bei jeder einzelnen unserer Geburtsentscheidungen das erste und letzte Wort zu haben? Man braucht sich nur vorzustellen, wie Geschäftsleute oder Politiker:innen über ihre »kurz- und langfristigen Präferenzen« sprechen. Würden wir nicht ziemlich schnell unser Vertrauen in ihre Stärke und Führungskompetenz verlieren? Ganz abgesehen davon, dass eben jene Krankenhäuser, in denen wir gebären, selbstverständlich ein »Protokoll« und eine »Politik« haben und niemand sie auffordert, ihr Vokabular zu mäßigen.

Unabhängig davon, wie eine Frau ihren Geburtsplan bezeichnet, kann sie davon ausgehen, dass ihr an jeder Ecke subtile Entmutigungstaktiken begegnen werden, weil Geburten »unvorhersehbar« sind und man sie »sowieso nicht richtig planen kann«. Man wird sie drängen, »sich vom Lauf der Dinge tragen zu lassen«, anstatt zu versuchen, irgendetwas, das sich während der Geburt ereignet, »zu kontrollieren«. Aber von was für einem »Lauf der Dinge« reden wir hier eigentlich? Wie es die Hebamme und Akademikerin Dr. Elizabeth Newnham ausdrückt: »Sich vom Lauf der Dinge tragen zu lassen ist wunderbar, solange es sich dabei um den physiologischen Lauf der Dinge handelt, nicht um dem institutionellen.«[8] Debby Gould und Melissa Bruijn, Gründerinnen der australischen Geburtstrauma-Organisation *BirthTalk*, teilen ihre Meinung: »Die meisten Frauen interpretieren ›sich vom Lauf der Dinge tragen lassen‹ so, dass sie sich ›in die Hände der Geburtshelfenden begeben und die Interventionen, die sie vorschlagen, als unausweichlich, unbestreitbar richtig und im Interesse der Frauen akzeptieren sollen‹. Jede Woche sprechen wir mit Frauen, deren Geburtsplan darin bestand, ›sich einfach vom Lauf der Dinge leiten zu lassen‹. Und jetzt kontaktieren sie uns, weil sie nach einer traumatischen Geburt Unterstützung benötigen.«[9]

Wir sind umgeben von Aufforderungen, bei der Geburt eine passive Rolle einzunehmen. Und wenn eine Frau doch den Schritt wagt, einen Geburtsplan aufzustellen, bewahrheitet sich nur allzu oft die kulturelle Prognose, der Plan sei »sinnlos«. Bei einer Umfrage von *Channel Mum* und dem *Positive Birth Movement* aus dem Jahr 2016 gaben 75 % der Teilnehmerinnen an, sie hätten einen Geburtsplan erstellt, aber nur die Hälfte von ihnen konnte bestätigen, dass dieser Plan von den Geburtshelfenden auch gelesen worden sei, und 42 % gaben an, man hätte sich nicht an ihren Plan gehalten.[10] In manchen

Fällen lag das daran, dass sich die Pläne einfach ändern *mussten* – beispielsweise kann man mit einer Placenta praevia nun einmal keine Wasser-Hausgeburt durchführen. Aber das sind Situationen, die die Frauen verstehen. Wenn sie sich darüber beschweren, dass ihr Geburtsplan nicht berücksichtigt wurde, bringen sie niemals solche Beispiele. Stattdessen erzählen sie, dass ihre Pläne nicht gelesen wurden, weil ein Schichtwechsel stattfand oder man meinte, sie wären »zu lang«. Sie berichten, dass einzelne Aspekte ihres Plans, die in praktisch jeder Situation realisierbar gewesen wären, nicht eingehalten wurden, beispielsweise die Nabelschnur auspulsieren zu lassen, dass sie die Plazenta behalten wollten oder dass in ihrer direkten Umgebung möglichst wenig geredet wird. Oder man teilte ihnen im letzten Augenblick mit, dass ihre Forderungen nicht umsetzbar oder sogar verboten seien.

Im schlimmsten Fall können Geburtspläne – und die an die Geburtsbegleitung gerichteten Fragen, die üblicherweise damit einhergehen – sogar als Zeichen gewertet werden, dass man sich nicht um das ungeborene Kind schert, ihm sogar Böses will und eine »schlechte Mutter« ist. Denn natürlich ist es, wie man Frauen immer wieder erklärt, unwichtig, was während der Geburt geschieht, solange an deren Ende ein gesundes Baby steht. »Ich wollte mehr darüber wissen, wieso sie die Geburt einleiten wollten, aber am Ende sagte der Arzt einfach: ›Sie haben doch lange auf dieses Baby gewartet, oder?‹«, erzählte mir die Britin Laura. »Er stellte meinen Wunsch, Mutter zu werden, infrage. Er stellte infrage, wie wichtig mir mein Baby war, und sogar, wie wichtig es mir ist, dass es lebt. Das war ein grauenhafter Augenblick, aber damals entschied ich mich, den Wünschen des Krankenhauses zu entsprechen.«

Geburtsplan Aufstellen wie eine Feministin

Es ist sinnvoll, einen Geburtsplan zu haben

Lass dir von niemandem etwas anderes erzählen. Ein sorgfältig ausgearbeiteter Geburtsplan ist ein nützliches Dokument mit großer Aussagekraft. Vor allem sollte dir bewusst sein: Du bist wichtig. Was du willst, ist wichtig. Du zählst, und deine Bedürfnisse zählen auch. Es geht hier um deinen Körper und deine Geburt.

Wissen ist Macht

Während der Erstellung des Geburtsplans informierst du dich automatisch über deine Möglichkeiten und musst dich damit auseinandersetzen, was DU eigentlich willst – allein das ist Grund genug, einen Geburtsplan zu erstellen.

Greif nach den Sternen (aber denk auch an Meteoritenhagel)

Wenn du eine Strandparty schmeißt, schaust du vorher nach, wo das nächste Café ist – für den Fall, dass es regnet. Und genauso solltest du deinen Geburtsplan angehen. Schmiede einen Plan A, der all deine Hoffnungen für den Fall einer Traumgeburt beschreibt. Scheue dich nicht, dir konkret und detailliert zu überlegen, was du willst. Denn wie in allen anderen Lebensbereichen auch kann dir das helfen, dein Ziel zu erreichen. Aber das ist keine Garantie. Sobald du diese Vision erarbeitet hast, solltest du dich deshalb an Plan B (und vielleicht auch C oder D) machen. Überleg dir, was du machen willst, wenn deine Geburt in irgendeiner Form von Plan A abweicht. Beziehe dabei so viele Eventualitäten wie möglich mit ein.

Fordere das, was *du* willst, auch wenn es nicht das ist, was die anderen wollen

Nur ein einziger Mensch kann dieses Baby bekommen, und der bist du. Deswegen liegt das Entscheidungsrecht darüber, wie und wo das geschehen soll, einzig und allein bei dir. Es geht hier um dich und deine Bedürfnisse. Wenn du glaubst, dass du dich sicher und geliebt fühlst, wenn deine Mutter bei dir ist – prima! Wenn du glaubst, dadurch würdest du dich eher befangen und nervös fühlen – raus mit ihr! Wenn du eine bestimmte Art von Geburt willst – sei es eine Hausgeburt oder eine geplante Sectio, – deine Familienmitglieder aber anderer Meinung sind, erkläre ihnen die Hintergründe deiner Entscheidung, aber bleib dabei. Es ist deine Party.

Ein Geburtsplan bedeutet nicht »ganz oder gar nicht«

Es gibt einige Bestandteile des Plans, die nur im absoluten Notfall über Bord geworfen werden sollten. Wenn du beispielsweise direkt nach der Geburt Hautkontakt zu deinem Baby willst oder möchtest, dass die Nabelschnur auspulsiert, gibt es nur in den seltensten Fällen Gründe, die dagegensprechen. Mache deiner Begleitung und dem Geburtshilfeteam klar, dass es Entscheidungen gibt, die auch dann, wenn deine Geburt ganz anders läuft als erwartet, respektiert werden müssen.

Erstelle einen genauen Plan für eine Bauchgeburt, egal ob du auf eine hoffst oder nicht

Auch wenn du dein Kind im OP bekommst, stehen dir viele Entscheidungen offen. Erkundige dich über die »frauzentrierte* Sectio« und überleg dir, was dir bei einer operativen Geburt wichtig sein könnte. Dann erstelle einen detaillierten Plan.

Erstelle einen Plan für die Zeit im Wochenbett

Überleg dir, wie du dir die erste Stunde nach der Geburt vorstellst, und schreib in deinem Plan nieder, was dir in dieser Phase wichtig ist. Vielleicht möchtest du ja auch einen eigenen Plan fürs Wochenbett erstellen, in dem du deutlich darlegst, wie du dir deine ersten Wochen mit dem Baby vorstellst und ein paar nützliche Nummern aufschreibst, damit du Hilfe und Unterstützung erhältst.[11]

Lesen und unterschreiben lassen

Sorg dafür, dass alle, die an deiner Geburt beteiligt sind, deinen Geburtsplan vorher lesen. Deine Begleitung, deine Hebamme und alle anderen, die dich bei der Geburt unterstützen, müssen eine klare Vorstellung davon haben, was du an diesem Tag möchtest. Sprich deinen Plan im Vorhinein mit dem Krankenhaus durch, besonders wenn du besondere Bedürfnisse oder Forderungen hast, die von der Norm abweichen. Bitte dein Gegenüber, eure Gespräche zu verschriftlichen und deinen Geburtsplan als gelesen zu unterschreiben. Solche Maßnahmen helfen den Leistungserbringenden, zu zeigen, dass sie ihre Verpflichtung erfüllt haben, eine ausgewogene und individuelle Diskussion mit dir über deine persönlichen Umstände und Risikofaktoren zu führen, und du wiederum kannst zeigen, dass du die Informationen, die man dir mitgegeben hat, verstanden hast und deine Wünsche dokumentiert wurden. Der Geburtsplan erhält dadurch zwar keine rechtliche Gültigkeit, aber er ist immerhin ein Beweis dafür, dass deine Ansichten und Präferenzen durchgesprochen und notiert wurden.

---

* Wir sprechen von »frauzentriert«, weil damit ausgedrückt wird, dass es bei jeder Geburt um ein ganz individuelles Geschehen geht. Die einzelne Frau steht im Mittelpunkt.

Bei manchen Mitarbeitenden in der Geburtshilfe firmiert diese Taktik als »die Totes-Baby-Karte spielen«[12], und sie stellt sicherlich einen der Aspekte des aktuellen angstgeprägten Klimas dar, mit dem sich Frauen, die versuchen, ihr Recht durchzusetzen, selbst über ihren Körper zu bestimmen, wirksam zum Schweigen bringen lassen. Michelle Quashie, vierfache Mutter aus London, erinnert sich, dass ihr geburtsbegleitender Arzt auf ähnliche Weise »mit dem Leichentuch wedelte«, als sie beschloss, ihr drittes Baby per Vaginalgeburt nach einer Sectio zu bekommen. »Er fragte mich in einem ziemlich dramatischen Tonfall: ›Was ist Ihnen wichtiger, eine natürliche Geburt oder Ihren anderen Kindern weiter eine Mutter sein zu können?‹, und dabei warf er meinem Mann einen vielsagenden Blick zu, als wolle er sagen: ›Kriegen Sie sie in den Griff.‹« Michelles Geschichte erinnerte mich an die Bemerkungen des irischen geburtsbegleitenden Arztes Dr. Donal O'Sullivan, der eine Debatte auslöste, indem er bei einem Radiointerview 1996 sagte, dass eine Frau, die eine Hausgeburt wolle, von ihrem Mann in eine Zwangsjacke geschnallt und wie ein Stück Vieh zum Krankenhaus gekarrt werden solle.[13]

> *Ein Teil von mir fand Passivität auch damals schon unerträglich, aber ich befand diesen Teil für »unfraulich«. Und indem ich Mutter wurde, versuchte ich zu bekräftigen, dass ich eine »frauliche Frau« war. Wenn dazu Passivität nötig war, würde ich mich dieser Erwartungshaltung beugen.*
>
> Adrienne Rich: *Of Woman Born*[14]

Frauen zu sagen, dass sie ihre Geburt nicht planen, sondern sich auf das Endergebnis konzentrieren sollten, trägt zwischen den Zeilen die Bedeutung mit sich, dass eine gebärende Frau bereit sein muss, sich selbst – ihre Hoffnungen, Bedürfnisse, Wünsche, ihre Würde, ja, selbst ihr Leben – zu opfern, um ihr Baby zu retten. Das ist interessant, denn man mag zwar annehmen, dass die meisten Frauen bereitwillig ihr Leben geben würden, um das ihres Ungeborenen zu retten, doch das ist häufig nicht der Fall. Stellt man schwangeren Frauen (und ihren Partner:innen) die unangenehme Frage: »Wenn ihr nur ein Leben retten könntet, für welches würdet ihr euch entscheiden?«, lautet die Antwort in der überwältigenden Mehrheit der Fälle: »Das der Frau.« Und doch ist die Schwangerschafts- und Geburtshilfe aus historischen, moralischen und religiösen Gründen, auf die wir später in diesem Buch noch näher eingehen werden, häufig geprägt von der Ansicht, die Sicherheit des Kindes habe absoluten Vorrang.

Sicherheit über alles?

Einige bemerkenswerte Fälle ermöglichen es uns, einen Blick (den wir uns am Ende vielleicht lieber erspart hätten) darauf zu werfen, was geschieht, wenn dem Leben des Babys absolute Priorität über die Wünsche der Mutter gegeben wird. Im April 2014 hatte ich Gelegenheit, mithilfe einer Dolmetscherin mit der 29-jährigen Brasilianerin Adelir Carmen Lemos de Góes zu sprechen.[15] Nachdem sie ihre ersten beiden Kinder per Sectio zur Welt gebracht hatte, informierte sie sich während ihrer dritten Schwangerschaft über Vaginalgeburten nach einer Sectio und interessierte sich zunehmend für eine natürliche Geburt in Begleitung einer Doula. Als ihre Wehen einsetzten, ging sie für eine Vorsorgeuntersuchung in ein Krankenhaus, wo man ihr mitteilte, ihr Baby befände sich in Steißlage, läge also nicht mit dem Kopf, sondern mit dem Po voran. Das geburtshilfliche Personal wies sie an, zu bleiben und ihr Kind per Sectio zu bekommen, aber sie unterzeichnete die nötigen Papiere, um auf eigenen Willen entlassen zu werden, und ging mit der Aussage wieder nach Hause, sie werde ins Krankenhaus zurückkehren, wenn zwischen den Wehen ein Abstand von fünf Minuten läge.

Später am Abend verstärkten sich ihre Wehen. Sie suchte gerade ein Kleid heraus, das sie im Krankenhaus tragen wollte, als sie durchs Fenster Blaulichter vor ihrem Haus bemerkte. Nachdem sie fassungslose Äußerungen von ihrem Ehemann und ihrer Doula gehört hatte, beschloss sie, wie sie mir erzählte, selbst nach draußen zu gehen. »Dort bekam ich es mit einem Staatsanwalt zu tun, der sich vor mir aufbaute und sagte, er halte einen Gerichtsbeschluss in Händen, der besage, dass ich umgehend ins Krankenhaus transportiert werden müsse.«

Die Ärzteschaft hatte an diesem Nachmittag einen Gerichtsbeschluss für eine Zwangssectio beantragt, und dieser war bewilligt worden.

»Die gesamte Diskussion war einfach nur surreal, die Situation war unfassbar, und wir kamen innerlich gar nicht mehr hinterher. Vor unserem Haus standen an die zehn Polizisten, die alle versuchten, meinen Mann zurückzudrängen … und mich einfach mitzunehmen.« Adelir, die inzwischen heftige Wehen hatte, war bereit, mitzugehen. »Ich hatte keine Wahl – entweder ich befolgte den Gerichtsbeschluss, oder man hätte mich in Handschellen abgeführt. Ich hatte eine solche Angst – sie war überall in meinem Körper … Ich schlotterte am ganzen Leib.«

Adelir wurde zum nächsten Krankenhaus gebracht. Und obwohl ihr Muttermund bereits neun Zentimeter weit geöffnet war und sie bereit war, zu pressen, kam ihr Kind wie per Gerichtsbeschluss angeordnet per Sectio zur Welt. Ihr Mann durfte nicht bei ihr sein, und sie sah ihn erst sechs Stunden später wieder. »Alles passierte so plötzlich, es fühlte sich an, als sei ich entführt worden«, erzählte sie mir.

Adelirs Geschichte ist ein Extremfall und wirkt umso schockierender, weil niemand an ihrer Zurechnungsfähigkeit zweifelte. Sie war bei klarem Verstand und damit absolut in der Lage, selbst eine Entscheidung zu treffen. Es war einfach nur so, dass ihre Entscheidung für eine natürliche Geburt als »falsch« gewertet wurde. Wenn ich damals mit anderen über ihren Fall sprach, kamen interessanterweise immer dieselben zwei Fragen auf: »Wie sah damals das Risiko einer Vaginalgeburt nach einer Sectio aus?« und »Was ist mit dieser Steißlagengeschichte? Wurde eine natürliche Geburt dadurch nicht tatsächlich gefährlicher?« Doch Fragen wie diese schießen am Ziel vorbei. Denn indem man versucht, die Richtigkeit oder Falschheit von Adelirs Entscheidung zu beurteilen, tappt man in dieselbe Falle wie die brasilianischen Behörden: Man geht davon aus, es gäbe eine Grauzone, in der man schwangere Frauen zwingen kann, das zu tun, was andere für das Beste halten, auch wenn sie selbst anders entscheidet.

Wie Elizabeth Prochaska, Menschenrechtsanwältin und Gründerin des britischen Vereins Birthrights es mir gegenüber damals ausdrückte, als wir über Adelirs Geschichte sprachen: »Das Wort ›Risiko‹ mag wissenschaftlich und rational klingen, aber das ist es nicht. Wenn man es nutzt, um Frauen zu medizinischen Eingriffen zu zwingen, ist es schlicht und ergreifend Ausdruck eines gewaltsamen Patriarchats. Würde ein brasilianisches Gericht einen Mann zwingen, sich einer invasiven Nierentransplantation zu unterziehen, um sein sterbendes Kind zu retten? Nein. Nur Frauenkörper werden als öffentliches Eigentum behandelt, das sich unter Zwangsgewalt durch den Staat dem Willen der Ärzteschaft beugen muss.«

Manche Leute mögen finden, dass schwangere Frauen nicht das Recht haben sollten, Entscheidungen zu treffen, die ihr Baby »einem Risiko aussetzen«. Aber so unerfreulich das auch klingen mag – das ungeborene Kind darf und sollte keine eigenständigen Rechte haben. Halten wir auch nur den großen Zeh in dieses Wasser, befinden wir uns bereits in einer Welt, in der Frauen von der Polizei aus ihrem Haus geholt und gezwungen werden können, gegen ihren Willen schweren operativen Eingriffen unterzogen zu werden. Wenn wir uns erst einmal gedanklich auf die Möglichkeit eingelassen haben, dass es Situationen geben könnte, bei denen die Ärzteschaft oder der Staat eine schwangere Frau im Vollbesitz ihrer geistigen Kräfte überstimmen dürfen, befinden wir uns bereits auf sehr dünnem Eis. Stattdessen muss immer und immer wieder klargestellt werden, dass Frauen bei Entscheidungen rund um die Geburt in jedem Fall das letzte Wort zugebilligt werden muss. Das ist juristisch und in den weltweit gültigen Prinzipien des Menschenrechtskatalogs verankert, worauf ich in Kapitel 7 näher eingehen werde.

An dieser Stelle möchte ich mich darauf beschränken, die Worte des britischen Berufungsgerichts wiederzugeben, das die Sachlage in einem Fall, der 1997 unter dem Kürzel MB bekannt wurde, so treffend auf den Punkt brachte: »Eine kompetente, entscheidungsfähige Frau darf aus religiösen Gründen, rationalen wie auch irrationalen Gründen oder auch ohne jeden Grund beschließen, keine medizinische Intervention zuzulassen, auch wenn diese Entscheidung zur Folge haben könnte, dass ihr ungeborenes Kind stirbt oder mit einer schweren Behinderung zur Welt kommt oder dass sie selbst stirbt.«[16]

Das klingt ziemlich eindeutig – und trotzdem stellen Frauen in ihrem Geburtsumfeld über zwanzig Jahre später immer noch die Frage: »Darf ich das?« Die Ursache dafür, dass dieses Machtgefälle weiterexistiert, ist letztlich die Ursache für alles, was in diesem Kapitel dargestellt wurde, und liegt in der Tatsache begründet, dass wir in einem Patriarchat leben. Unter dem Hashtag #MeToo, das sich Ende 2017 lawinenartig in den sozialen Medien verbreitete, kam es plötzlich zu einem geballten Aufstand von Frauen, die im Kollektiv forderten: »Lasst ab sofort die Hände von uns, außer WIR erlauben euch etwas anderes.« Seitdem hat sich eine wichtige öffentliche Diskussion über die körperliche Selbstbestimmung von Frauen etabliert. Über Konsens, Machtgefälle und patriarchalische Strukturen, die viel zu lange dafür gesorgt haben, dass Männer mit Verhaltensweisen durchkamen, die in Frauen Gefühle im gesamten Spektrum zwischen leichtem Unbehagen und starker Belästigung auslösten. Und jetzt ist es an der Zeit, das Scheinwerferlicht der #MeToo-Bewegung auf das Thema Geburten zu richten.

#MeToo: Die Macht des Wörtchens Nein

Im Augenblick stehen wir noch am Anfang des Erkenntnisprozesses, dass wir ein gewaltiges und beständiges Problem damit haben, wie wir in unserer Kultur Frauen behandeln – was unsere kollektive Beziehung zu ihren Körpern, unseren Respekt gegenüber ihrer körperlichen Selbstbestimmung und ihren Konsens betrifft. Und es wäre albern, davon auszugehen, dass die Erfahrungen, die Frauen in der Geburtshilfe machen, hierbei eine Ausnahme bilden.

Nehmen wir einmal die Vaginaluntersuchungen (VUs) als Beispiel. Während der Wehen führt in regelmäßigen Abständen eine Hebamme oder ein Arzt oder eine Ärztin Zeige- und Mittelfinger in deine Scheide, um zu messen, wie weit sich der Muttermund bereits geweitet hat. Dadurch kann die Geschwindigkeit, mit der sich dein Gebärmutterhals öffnet, damit dein Kind geboren werden kann, säuberlich als Graph dargestellt werden, was deinen Fortschritt – beziehungsweise deinen Mangel daran – leicht messbar macht. Vielleicht bittet man dich, dich für die Vaginaluntersuchung auf den Rücken zu legen oder aus dem Wasserbecken zu kommen. Kommt es während deiner Wehen zu irgendeiner Form des »Stillstands«, kann eine Vaginaluntersuchung sehr hilfreich zur Einschätzung der aktuellen Lage sein. Aber die regelmäßige Durchführung von VUs gehört zum Standardprogramm, selbst wenn die Wehen offenkundig voranschreiten und es keinerlei Anlass zur Sorge gibt, weder um die Mutter noch um das Kind. Einigen Frauen sind sie egal, andere wollen selbst gern wissen, wie weit sich ihr Muttermund bereits geöffnet hat. Andere empfinden sie als ablenkend, unangenehm und übergriffig. Aber es spielt gar keine Rolle, wie die Frau dazu steht. Denn sie sind Teil des Standardprozederes, und deswegen werden sie so oder so durchgeführt.

Das Interessante an Vaginaluntersuchungen ist, dass sie absolut optional sind – nur weiß das kaum jemand. Sicher, irgendwo ist es vollkommen offensichtlich: Natürlich darf ohne deine Erlaubnis niemand Finger in dich hineinstecken! Aber die Mehrheit der Frauen ist sich nicht darüber bewusst, dass sie jedes Recht der Welt haben, Vaginaluntersuchungen abzulehnen. Vielleicht noch schlimmer: Manche Frauen berichten darüber, während der Geburt zwar das nagende Gefühl gehabt zu haben, ablehnen zu *dürfen*, gleichzeitig aber nicht dazu in der Lage gewesen zu sein, diese Ablehnung auch laut auszusprechen. Wieder anderen gelang es zwar, Nein zu sagen, sie wurden daraufhin aber direkt oder indirekt zu einer Einwilligung gezwungen, indem man ihnen mitteilte, ohne ihre Zustimmung zu Vaginaluntersuchungen könnten sie nicht auf der Station aufgenommen werden oder dürften das Wasserbecken nicht nutzen. Oder man teilte ihnen einfach mit, sie »müssten« – was natürlich nicht stimmt, denn du »musst« niemals deine Einwilligung dafür geben, dass irgendetwas mit deinem Körper angestellt wird, das du nicht willst. Oder die Frau stimmt der Vaginaluntersuchung zu, erfährt danach aber, dass die Hebamme oder eine andere ärztliche Fachkraft beispielsweise ein Zervix-Stripping* durchgeführt oder die Fruchtblase aufgestochen hat, wo sie »doch gerade schon drin war.« Frauen, denen eine solche Behandlung widerfahren ist, berichten, dass sie es als extrem übergriffig empfunden haben. Dennoch legen sie nur selten offiziell Beschwerde ein, vielleicht aufgrund der weitverbreiteten und unausgesprochenen Akzeptanz der »Tatsache«, dass man vor der Geburt »seine Würde an der Tür abgeben muss« und es der Natur der Sache geschuldet sei, dass Geburtshilfe hin und wieder nun einmal übergriffig *ist*.

Natürlich gibt es auch Frauen, die Vaginaluntersuchungen oder irgendeine andere Form der Geburtsintervention aktiv wünschen. Feministisch zu gebären, bedeutet nicht, zu allem Nein zu sagen. Es geht darum, zu wissen, dass du Nein sagen *kannst*. Es geht um dieses Recht auf ein Nein und die Verschiebung in den Machtdynamiken, die es mit sich bringt. Nehmen wir ein anderes Beispiel: In Bezug auf deine sexuellen Beziehungen ist dir hoffentlich bewusst, dass du an jedem beliebigen Punkt Nein zu deinem Gegenüber sagen kannst und deinem Wunsch mit Respekt begegnet wird. Vielleicht bist du erst seit ein paar Jahren mit jemandem zusammen, vielleicht seit Jahrzehnten, und vielleicht hast du in all dieser Zeit nicht ein einziges

---

* Auch Eipollösung genannt: Manuelle Lösung der Fruchtblase von der Gebärmutterwand.

Mal Nein gesagt. Vielleicht hast du sogar Ja, Ja, JA! zu allem gesagt, was dein Gegenüber beim Sex getan hat. Und trotzdem war dir die ganze Zeit über bewusst, dass du jederzeit Nein sagen *könntest* und deinem Wunsch entsprochen wird. Und nun stell dir vor, wie sich das Machtgleichgewicht in deiner Beziehung verschieben würde, wenn dieses fundamentale und häufig unausgesprochene Einverständnis nicht vorhanden wäre. Genau das ist die Dynamik, innerhalb derer die Mehrheit westlicher Frauen ihre Kinder zur Welt bringt.

Brave Mädchen

Bei der Problematik rund um den Gehorsam gegenüber »Weißkitteln« handelt es sich um kein reines Frauenthema. Sie kann uns alle betreffen. Die meisten Menschen, Männer wie Frauen, sind darauf konditioniert, fraglos davon auszugehen, dass »die Ärztinnen und Ärzte es schon am besten wissen werden« und man ihre »Anweisungen« befolgen sollte. Doch für Frauen ist es häufig besonders schwer, Autoritäten infrage zu stellen, was womöglich darauf zurückzuführen ist, dass wir schon als junge Mädchen hauptsächlich Männer in Autoritätspositionen erleben. In der Politik, im Recht, in der Wissenschaft, der Medizin, der Kunst, der Philosophie: Die Menschen da oben auf dem Sockel sind praktisch ausnahmslos männlich, und wir wachsen damit auf, bewusst oder unbewusst zu ihnen aufzuschauen und lernen, Mannsein als Synonym für »Anführer« zu sehen. Die Feministin Caroline Criado Perez hat die Problematik ganz direkt in Angriff genommen, indem sie auf dem Londoner Parliament Square die erste Statue einer Frau – nämlich der Frauenrechtlerin Millicent Fawcett – errichten ließ und sich dafür einsetzte, dass auf den neuen Zehn-Pfund-Noten Jane Austen abgebildet wird. Doch selbst heute, im 21. Jahrhundert, stellen diese beiden Beispiele die löbliche Ausnahme dar, und es sollte nicht unerwähnt bleiben, dass Criado Perez für ihren Aktivismus in diesem Bereich in den Medien verleumdet wurde[17] und sogar Todesdrohungen erhielt.

Und als Frauen werden wir nicht nur in einer von Männern beherrschten Welt sozial konditioniert – wir stehen auch unter ständigem Beschuss durch die Botschaft, dass uns Fügsamkeit zu angenehmeren Menschen macht. Von Geburt an – wenn nicht sogar schon vorher – ermutigt uns unsere Kultur, Mädchen mit Spielzeug, Büchern und Filmen zu versorgen, in denen das Mädchensein eher mit passivem als mit aktivem Verhalten verknüpft wird, mit Anpassung statt mit Konfrontation. Selbst wenn wir als Eltern versuchen, diesem Stereotyp zu entgehen, lässt sich kaum vermeiden, dass unsere Töchter Spielzeug bekommen, das sich um die Themen Schönheit und Häuslichkeit dreht: Spiegel, Putzzeug, Spielzeuglebensmittel. Häufig wird Mädchen auch beigebracht, mit geschlossenen Beinen dazusitzen, wodurch sie körperlich weniger Raum einnehmen als Jungen. Schuhe, Taschen, selbst Bettwäsche sind genderspezifisch und tragen ähnliche Botschaften: Das typische Symbol für Mädchen ist der schüchterne, zarte Schmetterling, bei Jungen sind es Dinosaurier und Haifische. Selbst die Kleidung, die uns die sozialen Normen für unsere Töchter nahelegen, schränken sie in ihrer Bewegungsfreiheit ein – und ich spreche hier als Mutter, die unzählige Stunden auf Spielplätzen verbracht und kleine Mädchen dabei beobachtet hat, wie sie sich abmühen mussten, um im Kleid ein Klettergerüst zu erklimmen, während die Jungen in ihrer praktischeren und robusteren Kleidung schon längst oben angekommen waren. Vielleicht liegt es an dieser frühen Konditionierung – jedenfalls haben Mädchen beim Eintritt ins Schulalter meist eine bessere »Selbstbeherrschung« als Jungen[18] und werden entsprechend häufiger dafür gelobt, dass sie »brav« sind, was tendenziell so viel wie »ruhig« und »pflegeleicht« bedeutet.[19]

Auch wenn es schwer vorzustellen ist: Selbst wenn du vielleicht seit Jahrzehnten nicht mehr als »braves Mädchen« bezeichnet wurdest, kann es dir – zumindest im englischsprachigen Raum – durchaus passieren, dass diese Formulierung in deiner Schwangerschaft wieder in dein Leben zurückkehrt, und womöglich hörst du sie sogar laut und deutlich, während du dein Baby aus dir »herauspresst«. Im Februar 2018 veröffentlichten Medizinstudentin Natalie Mobbs, NICE-Mitglied Catherine Williams und Andrew Weeks, Professor für Müttergesundheit an der University of Liverpool, einen Meinungsbeitrag für die medizinische Fachzeitschrift *British Medical Journal* mit dem Titel »Humanising Birth«[20] – »Geburten humanisieren« –, der sich mit den sprachlichen Gepflogenheiten in der Geburtshilfe auseinandersetzt. In ihrem Artikel riefen sie andere Mitarbeitende im Gesundheitswesen dazu auf, darauf zu achten, welche Begriffe sie gegenüber schwangeren und gebärenden Frauen verwenden. Neben einer ganzen Reihe weiterer problematischer Beispiele nannten sie auch die Formulierung »good girl«, also »braves Mädchen«, die auf

Einige Beispiele problematischer Formulierungen in der Geburtshilfe

Verwendete Formulierung	Was ist verkehrt daran?	Günstigere Alternativen
Die Entbindung / entbinden	Die Betonung liegt auf der Person, die die Nabelschnur durchtrennt. Die Frau, die eigentlich im Fokus stehen sollte wird sprachlich als passiv beschrieben (»wird entbunden«).	Die Geburt / gebären
Kaiserschnitt	Nur weil angeblich Caesar aus dem Bauch seiner Mutter geschnitten wurde, ist dies nicht der Königsweg. Auch Mütter, deren Kind operativ zur Welt kommt, haben geboren.	Bauchgeburt
Erst drei Zentimeter	Die Verwendung negativer Formulierungen, um den Fortschritt der Wehentätigkeit zu beschreiben, kann eine entmutigende Wirkung auf die Frauen haben. Und das in einem Prozess, bei dem eine positive Einstellung notwendig ist.	Schon drei Zentimeter, super!
Darf ich das? Das haben sie mir nicht erlaubt.	Frauen habe ein moralisches und juristisches Recht darauf, bei Geburten Entscheidungen zu treffen. Sie dürfen nicht dazu gedrängt werden, bestimmte Entscheidungen zu treffen, und es sollten ihnen auch keine Optionen vorenthalten werden. Wenn jemand entscheidet, was ein anderer darf oder was erlaubt ist und was nicht, dann die gebärende Frau.	Ich darf das.
Gute Wehen vs. schlechte Wehen	Es gibt keine schlechten Wehen, sie führen alle zum Ziel.	Schwache vs. starke Wehen, manche mögen auch lieber von Geburtswellen sprechen

Meine Sectio / Meine Einleitung in Saal 3	Frauen auf eine Intervention oder die Geburtsart zu reduzieren, entmenschlicht sie. Die Formulierung »Mein« impliziert Besitz.	Verwendung ihres Namens
Sie hat gesagt… Die Mutter sagt…	Die Frau ist ein Individuum und hat einen Namen.	Verwendung ihres Namens
Ich brauche dafür nur eben Ihre Einwilligung.	Frauen sollten ihre Entscheidungen erst treffen, nachdem sie ausführlich informiert wurden. Zudem sollten sie explizit darauf aufmerksam gemacht werden, dass sie vorgeschlagenen Maßnahmen zustimmen oder sie ablehnen können.	Dies und das sind Ihre Optionen … Die Vor- und Nachteile sehen folgendermaßen aus … Möchten Sie weitere Informationen, ehe Sie eine Entscheidung treffen?
Ich werde nur eben kurz …	Die Formulierung suggeriert, dass Zustimmung erteilt wurde.	Ich würde Ihnen empfehlen, dass wir vorgehen, wie folgt. Die Alternativen lauten …
Braves Mädchen	Diese Infantilisierung ist völlig unangebracht.	Sehr gut, das ist wirklich hilfreich, danke

britischen Geburtsstationen noch gang und gäbe ist und Frauen ihren Status als autonome Erwachsene abspricht.

»Manche Leute mögen zwar noch den Tagen hinterhertrauern, als allein der Arzt oder die Ärztin das Sagen hatte und ihre Ratschläge dankbar und unhinterfragt angenommen wurden. Doch heutzutage stehen Frauen vor und nach den Konsultationen zahlreiche alternative Quellen der medizinischen Aufklärung zur Verfügung. Der Wissensstand der Frauen ist höher als früher, hinzu kommt eine immer höhere Gewichtung der Menschenrechte im Bereich der Geburtshilfe. Daraus erwächst eine Gleichstellung des Status von Arzt oder Ärztin und der Frau«, schrieben sie. »Die Rolle des medizinischen Fachpersonals ist nicht länger die des bestimmenden Faktors über die Situation, sondern es nimmt heute eine vermittelnde Rolle zwischen Frau und Gesundheitssystem ein.«

Mobbs, Williams und Weeks haben zwar eine ganze Reihe von Formulierungen infrage gestellt, doch die britische Regenbogenpresse, die – wie man sich denken kann – ganz und gar nichts davon hielt, dass es fortan tabu sein sollte, Frauen zu bevormunden und nicht für voll zu nehmen, stürzte sich mit einer ganzen Reihe von Schlagzeilen auf die Formulierung »good girl«, um in reißerischen Großbuchstaben ihrer Empörung Ausdruck zu verleihen. Es wurde sogar berichtet, es wäre Hebammen nun »VERBOTEN«[21], die Formulierung zu verwenden – was natürlich nicht stimmt, denn bei dem Artikel im *British Medical Journal* handelte es sich ja bloß um einen Meinungsbeitrag. Das eigentlich Interessante ist die Frage nach den Ursprüngen dieser Empörung und ob in unserer Kultur womöglich ein starkes Interesse daran herrscht, das existierende Machtungleichgewicht aufrechtzuerhalten und dafür zu sorgen, dass sich Frauen im Geburtsraum auch weiterhin wie kleine Mädchen im Klassenzimmer »ruhig« und »pflegeleicht« verhalten. Stützen sich Geburten, so wie wir sie heute kennen, auf unser Schweigen und unsere Bereitschaft, zu funktionieren, so wie es – wie sich durch #MeToo gezeigt hat – auch in einem breiteren Kontext üblich ist?

Als »braves Mädchen« bezeichnet zu werden, kann in Frauen alle möglichen Gefühle von Unwohlsein bis hin zu rasender Wut auslösen.[22] Auch wenn diese Formulierung manchen als nebensächliches Detail erscheinen mag, steht sie doch symbolhaft für die paternalistische Einstellung, die die Geburtshilfe durchdringt und an medizinischem Fachpersonal beiderlei Geschlechts zu beobachten ist. Sie spiegelt den Wunsch wider, Macht über die gebärende Frau auszuüben, die sich kindlich verhalten, zusammenreißen und gehorchen muss, wenn sie den Erwartungen des Personals entsprechen und sich ergo wie ein »braves Mädchen« benehmen will. Wenn Frauen versuchen, sich aus diesen Dynamiken zu befreien und die Rolle der »Erlaubniserteilerin« statt der »Erlaubniserbitterin« einzunehmen, lässt sich im Geburtsraum häufig eine ähnliche Empörung beobachten, wie sie in den »good girl«-Schlagzeilen in der britischen Presse zum Ausdruck kam.

»Ich ging mit dem Verdacht auf einen vorzeitigen Blasensprung in die Klinik. Nachdem mich die Ärztin untersucht hatte, teilte sie mir mit, man würde mir Steroide und Antibiotika verabreichen und mich über Nacht dabehalten«, erzählte mir Maryellen Stephens. »Ich sagte Nein und dass ich lieber einen Ultraschall machen lassen würde. Ich verhielt mich ruhig, aber entschieden. Sofort begann sie mir einzureden, das Baby würde sterben, und zitierte eine Studie, die ich zufällig auch selbst gelesen hatte. Als ich anmerkte, an der Studie seien nur zehn Frauen beteiligt gewesen und damit sei die Stichprobe zu klein, um daraus Schlüsse auf alle gebärenden Frauen zu ziehen, wurde sie wütend, stampfte – allen Ernstes – mit dem Fuß auf und stürmte aus dem Raum. Dann kehrte sie mit dem Chefarzt der Geburtsabteilung zurück, der allerdings weitaus bedächtiger wirkte und meinem Plan zustimmte, am nächsten Morgen noch einmal wiederzukommen, um eine Ultraschalluntersuchung durchführen zu lassen.« Eine andere Mutter namens Hayley erzählte mir, ihre geburtsbegleitende Ärztin hätte gesagt, sie wolle »nichts mehr mit ihr zu tun haben«, weil sie bis zum nächsten Morgen damit warten wollte, die Wehen einleiten zu lassen. Auch Emily aus Southampton erzählte mir eine Geschichte, die ich so schon mehrfach gehört habe: »Man sagte mir, es seien gerade nicht genügend Hebammen für eine Hausgeburt verfügbar. Doch ich weigerte mich, in ein Krankenhaus zu gehen, weil ich wusste, dass ich ein Recht darauf hatte, mein Kind dort zu bekommen, wo ich wollte. Als sie mir schließlich doch zwei Hebammen schickten, suchten diese ständig nach Gründen, mich ins Krankenhaus verlegen zu lassen, und redeten mir ein, mein Baby würde sterben, wenn ich nicht mitmachte. Ich blieb stark, und alles lief gut, aber ihr Verhalten hat die Situation sehr negativ beeinflusst.«

Professionelle nicht medizinische Geburtsbegleiterinnen, sogenannte Doulas, die in Großbritannien schon länger verbreitet sind und sich langsam auch in Deutschland immer mehr durchsetzen, sind nicht aktiv an der Geburt beteiligt, sondern nehmen im Geburtsraum eher die Rolle einer unterstützenden und beobachtenden Kraft auf Seite der gebärenden Frau ein. Sie berichten häufig darüber, wie Frauen bedrängt werden, wenn sie versuchen, sich durchzusetzen. Interessanterweise berichten sie zudem, dass auch sie selbst zum Schweigen gebracht werden, wenn sie versuchen, sich für die Rechte der Frauen einzusetzen. »Ich habe miterlebt, wie Ärztinnen und Ärzte alle möglichen Reaktionen von entnervt bis wütend an den Tag gelegt haben, wenn eine Frau in Bezug auf ihre Entscheidungsmöglichkeiten ›Widerworte gab‹«, erzählte mir eine britische Doula. »Bringt eine Doula ihren Standpunkt zur Geltung oder unterstützt die gebärende Frau in ihrem Anliegen, bekommt sie häufig zu hören: ›Ich habe nicht mit Ihnen, sondern mit meiner Patientin gesprochen‹ oder noch schlimmer: Man droht damit, sie zu melden oder aus dem Geburtsraum zu werfen.« Eine andere Doula bestätigte diese Einschätzung: »Einmal wurde mir gesagt: ›Reden Sie nicht für die Patientin‹, nachdem die Ärztin ihre Handschuhe übergestreift und eine Vaginaluntersuchung durchführte, der die gebärende Frau nicht zugestimmt hatte. Bei einer anderen Gelegenheit zitierte ich die NICE-Richtlinien, und der Arzt fauchte mich an: ›Offenbar verstehen Sie mehr von meinem Beruf als ich.‹« Über Doulas wird häufig ähnlich freundlich bis scharfzüngig gespottet wie über Geburtspläne. In einigen Ländern wie beispielsweise Guatemala dürfen Doulas den Kreißsaal nicht mehr betreten. Und im Wartebereich eines Krankenhauses in Dublin hängt angeblich ein Schild mit der Aufschrift »Sie brauchen keinen Geburtsplan!« Könnte es sein, dass Doulas ebenso wie Geburtspläne in einer Weise für die gebärende Frau und ihre Rechte sprechen, die den Status quo infrage stellt?

Gewalt im Kreißsaal

»Halten Sie den Mund und pressen Sie. In diesem Raum zählt nur eine Stimme, und das ist meine«,[23] sagte 2008 in Illinois ein Arzt zu einer Mutter. 2013 wurden seine Worte in einem Kreißsaal in Kalifornien wiederholt, als eine junge Frau namens Kimberly Turbin[24] ihr erstes Kind zur Welt brachte. Wie es bei Geburten im 21. Jahrhundert häufiger vorkommt, filmte ein Familienmitglied das Geschehen.

Kimberly, die zwei Vergewaltigungen erlebt hatte, hatte das Geburtshilfeteam vorher dringend darum gebeten, sanft mit ihr zu verfahren und ihr genau zu erklären, was wann weshalb passierte. Als sich das Köpfchen ihres Babys zeigte, verkündete ihr Arzt, der auf einem Schemel zwischen ihren Beinen saß, er würde einen Dammschnitt durchführen, also einen chirurgischen Eingriff, durch den die Öffnung der Vagina vergrößert wird. Kimberly bat um mehr Zeit, um das Kind auf natürlichem Weg auf die Welt bringen zu können, und sagte wiederholt Nein. Die Situation im Kreißsaal heizte sich immer weiter auf, als sowohl der Arzt als auch die Krankenschwester und Kimberlys Mutter darauf drängten, dass sie ihre Einwilligung gab.

In dem Film, der inzwischen eine halbe Million Mal angesehen wurde, hört man Kimberly betteln: »Nein! Wieso? Wieso können wir es nicht versuchen?«, während der Tonfall des Arztes immer aggressiver wurde. »Hören Sie, ich bin hier der Experte«, sagt er und macht sich dann darüber lustig, dass sie sich einbildet, sie könne das Kind allein zur Welt bringen. »Sie können ja nach Hause fahren und das Kind bekommen. Na los, fahren Sie nach Kentucky.« Kimberly stammte gar nicht aus Kentucky. Er meinte das als Beleidigung, als Anspielung auf ihre »Rückständigkeit«.

Daraufhin nahm der Arzt mit zwölf deutlich hörbaren Schnitten den Dammschnitt vor.

Es ist fürchterlich, sich das Video anzusehen. Noch fürchterlicher allerdings ist die Vorstellung, dass Kimberly mit ihrer Erfahrung bei Weitem nicht allein ist. Eine Umfrage von *Childbirth Connection*[25] aus dem Jahr 2013 ergab, dass sechs von zehn Dammschnitten in den USA ohne Einwilligung vorgenommen wurden. Kimberlys Fall ist nicht deshalb so ungewöhnlich, weil sie im Namen von Expertentum und Sicherheit körperlich misshandelt wurde, sondern weil sie a) die gesamte Misshandlung per Video aufzeichnen ließ und weil sie b) fest entschlossen war, sich zur Wehr zu setzen. Mithilfe der Organisation *Improving Birth* machte sich Kimberly auf die Suche nach einer Rechtsvertretung, die bereit war, ihren Fall zu übernehmen. Es spricht für sich, dass sie allein dafür 18 Monate brauchte. »Es kostete uns anderthalb Jahre, eine Anwältin zu finden, und das, obwohl wir eindeutige Videobeweise dafür hatten, dass eklatante Geringschätzung und Misshandlungen stattgefunden hatten«, erklärte Dawn Thompson von *Improving Birth*. »Dabei sollte das Thema das Interesse einer ganzen Menge Leute wecken! Tag für Tag kommen Frauen zu uns und berichten von Nötigung, Manipulation, Misshandlungen – und einiges davon wird einfach akzeptiert, weil es in unserem aktuellen Geburtshilfesystem als übliche Vorgehensweise betrachtet wird.«

»Viele Anwältinnen und Anwälte, mit denen wir sprechen, sind sich nicht sicher, ob eine Frau während der Geburt das Recht hat, zu medizinischen Eingriffen Nein zu sagen«, berichtete mir ihre Kollegin Cristen Pascucci während ihrer Suche nach einem Rechtsbeistand. »Und, da sie wissen, dass die Jury vermutlich ebenso wie sie ein gesundes Baby für den besten Ausgang einer Geburt halten – selbst dann, wenn dafür die Mutter im Rahmen der Geburtshilfe verstümmelt wurde –, wissen sie auch, dass sie mit einem Fall dieser Art vermutlich nicht viel verdienen werden.«

2017 schaffte es der Fall schließlich vor Gericht, und Kimberly wurde mit Lob dafür überschüttet, das Thema Einwilligung und Misshandlungen im Geburtsraum in den Fokus gerückt zu haben. Ihr Anwalt, der prominente Bürgerrechtler Mark Merin, bezeichnete den Prozess als »großen Schritt für Frauen, die zum Schweigen gebracht wurden«. Es ist verlockend, diese Geschichte als Einzelfall zu betrachten oder sie zum »US-typischen« Problem zu erklären. Aber leider ist er nur eines von zahlreichen Beispielen für ein weltweit verbreitetes Problem, das sich unter dem Begriff »Gewalt im Kreißsaal« zusammenfassen lässt.

An diesem Punkt sollte wohl angemerkt werden, dass der Begriff »Gewalt in Kreißsaal« schnell zu Missverständnissen führt und für manche Menschen ein rotes Tuch ist, was bis zu einem gewissen Grad auch nachvollziehbar ist. Zum einen gibt es Missverständnisse rund um den Begriff »Kreißsaal«, der eigentlich nicht allein gemeint ist, ebenso wenig wie gemeint ist, dass Gewalt im Kreißsaal nur in Krankenhäusern und nur durch medizinisches Fachpersonal erfolgt. Gemeint sind damit sämtlich Kontexte, die mit Geburten und den damit einhergehenden Prozessen zu tun haben. Auch der zweite Bestandteil der Formulierung, also »Gewalt«, sorgt immer wieder für Verwirrung. Während sich die meisten Menschen problemlos darauf einigen können, dass Schubsen, Schläge und das absichtliche Verletzen anderer als Gewalt gilt, fällt es vielen schwer, es als gewaltsamen Akt zu verstehen, wenn jemand im Rahmen seiner beruflichen Tätigkeit »einfach nur seine Arbeit macht« und dabei »hilft, dass das Baby gesund zur Welt kommt«, indem zum Beispiel darauf bestanden wird, dass die gebärende Frau auf dem Bett liegen bleibt, wenn sie sich unbedingt bewegen will. Zudem verstehen viele Menschen Nötigung und emotionalen oder psychologischen Missbrauch, den Mangel an konkreter Einwilligung, Machtmissbrauch und den Einsatz von missbräuchlicher oder unfreundlicher Sprache nicht als Gewaltakte. Wie sich am Fall von Kimberly Turbin zeigte, haben wir sogar dann, wenn ein offensichtlich aggressives und gewaltsames Verhalten gegenüber Frauen zutage tritt, eine Art kulturellen blinden Fleck, der es uns ermöglicht, vieles davon zu akzeptieren, weil »Geburten nun mal so sind«.

Kimberlys Fall ist ein extremes Beispiel für Gewalt im Kreißsaal. Es gibt noch viele weitere deutlich subtilere Verhaltensweisen, die Frauen während der Geburt berechtigt als übergriffig empfinden können. Es wäre vermutlich hilfreich, wenn stattdessen von »Misshandlungen im Kreißsaal« oder noch besser von »Misshandlungen in der Geburtshilfe« die Rede wäre, damit jeder sofort versteht, was alles unter diesen breiten Begriff fällt. Aber wenn man sich auf eine Debatte um die richtige Formulierung einlässt, kann darüber schnell die unumstößliche Tatsache in den Hintergrund rücken, dass Frauen eine solche Behandlung widerfährt und wir ihnen zuhören müssen. Vielleicht müssen wir, wie es Mila Oshin, Leiterin des *Digital Institute for Early Parenthood (DIEP)*, bei einer Konferenz zum Thema »Traumatische Geburten«, die ich 2018 besuchte, formulierte, akzeptieren, dass diejenigen, die keine Gewalt im Kreißsaal erlitten haben, auf der Liste derjenigen, die entscheiden sollten, welcher Begriff angemessen ist, ganz unten stehen. »Der Begriff ›Gewalt im Kreißsaal‹ spiegelt nicht zwingend die Absichten des Gegenübers wider. Trotzdem fühle ich mich aufgrund meiner Erfahrungen dazu berechtigt, ihn zu verwenden«, sagte sie.

Dank der lateinamerikanischen Geburtsaktivistinnen war Venezuela das erste Land, das eine Definition von Gewalt im Kreißsaal formulierte und sie zu einer von neunzehn Formen der strafbaren Gewalt gegenüber Frauen erklärte. Es ist hilfreich, diese Definition zu kennen und zu überlegen, inwiefern sie auf unsere eigenen Erfahrungen in der Geburtshilfe zutrifft, ganz gleich, wo auf der Welt wir uns befinden. Laut dieser Definition ist Gewalt im Kreißsaal:

Die Aneignung des weiblichen Körpers und seiner Reproduktionsprozesse durch medizinisches Personal in Form von entmenschlichender Behandlung, missbräuchlicher Medikalisierung und Pathologisierung natürlicher Prozesse, bei denen es seitens der Frau zu einem Verlust ihrer Autonomie und Möglichkeit zur freien Entscheidung über ihren Körper und ihre Sexualität kommt, was negative Auswirkungen auf die Lebensqualität der Frau hat.[26]

Die folgende Liste ist dem venezolanischen Recht entnommen und ebenfalls hilfreich. Die Kriterien für Gewalt im Kreißsaal lauten demnach:

- verfrühte und ineffektive Aufmerksamkeit gegenüber Notfällen bei der Geburt
- Nötigung der Frau, in Rückenlage zu gebären, wenn die notwendigen Mittel für eine Geburt in aufrechter Haltung vorhanden sind
- Verhinderung einer sofortigen Bindung zwischen Mutter und Kind ohne medizinischen Grund
- Beeinflussung des natürlichen Prozesses bei Wehen und bei der Geburt durch den Einsatz von Verstärkungstechniken, wenn kein erhöhtes Risiko besteht
- Durchführung einer Sectio, wenn eine natürliche Geburt möglich ist, ohne vorherige Einholung der freiwilligen, ausdrücklichen und informierten Einwilligung seitens der Frau[27]

Sowohl Tätigkeit als auch Untätigkeit können gewaltsam sein. Eine Frau zu ignorieren, die in den Wehen um Schmerzmittel bittet oder sagt, dass etwas nicht stimmt, eine Sectio zu verwehren oder verspätetes Eingreifen[28] können ebenfalls als Gewalt verstanden werden, genauso wie der »Zu schnell zu viel«[29]-Ansatz, der die Selbstbestimmung der Frau untergräbt und ihr die Möglichkeit nimmt, ihre eigenen körperlichen Fähigkeiten zu erleben. Die Weltgesundheitsorganisation (WHO) rief ebenfalls zur Prävention und Eliminierung von Missbrauch und Respektlosigkeit in der Geburtshilfe sowie zur Reduzierung unnötiger Interventionen auf und merkte an: »Das zunehmende Wissen darüber, wie Wehen und Geburt ausgelöst, beschleunigt, beendet, reguliert und die mit Wehen und Geburt einhergehenden physiologischen Prozesse überwacht werden können, hat zu einer zunehmenden Medikalisierung dieses Prozesses geführt. Inzwischen ist bekannt, dass dieser Ansatz die Fähigkeiten der Frau, zu gebären, beeinträchtigen kann und negative Auswirkungen auf ihr Erleben einer an sich positiven und lebensverändernden Erfahrung haben kann.«[30] Wie es Dr. Princess Nothemba Simelela, stellvertretende Leiterin des Bereichs Familie, Frauen, Kinder und Jugendliche bei der WHO, im Februar 2018 formulierte: »Eine ›gute Geburt‹ bedeutet mehr, als nur ein gesundes Kind zur Welt zu bringen.«[31]

Frauen, die berichten, sie hätten Gewalt im Kreißsaal erlebt, beschreiben meist Situationen, in denen sie sich in ihrem Menschsein missachtet fühlten, ihre Stimme nicht gehört wurde, man sie nicht angemessen darüber informierte, was mit ihnen passiert, sie einer Verfahrensweise nicht zugestimmt hatten oder sie das Gefühl hatten, dass ihre körperlichen Grenzen unerlaubt überschritten wurden. Häufig verwenden sie Begriffe, die auch bei der Beschreibung von Vergewaltigung oder sexueller Belästigung benutzt werden, was die sexuelle und intime Natur des Geburtsprozesses widerspiegelt. In vielen Fällen fühlten sie sich grausam und respektlos behandelt, manchmal beschreiben sie aber auch, sie hätten zwar den Eindruck gehabt, das für sie zuständige medizinische Fachpersonal hätte getan, »was es eben tun musste«, dass es all das aber auch in einer Weise hätte tun können, durch die sie sich involvierter, informierter und respektierter gefühlt hätten: »Es hätte sie gar nicht viel Zeit gekostet, hätte mir aber sehr geholfen.« Häufig wird das umfassendere Wissen des medizinischen Fachpersonals als Rechtfertigung dafür benutzt, den Wünschen der Frau zuwiderzuhandeln. Wie ein Arzt seiner Patientin mitteilte: »Ich habe Hunderte Babys zur Welt gebracht, Sie noch gar keins.«[32]

Es ist sehr wichtig, klarzustellen, dass die absolute Mehrheit des medizinischen Fachpersonals nicht wissentlich Gewalt im Kreißsaal einsetzt. Wie Sara Cohen Shabot[33] und Keshet Korem, Expertinnen für das Thema Gewalt im Kreißsaal, es ausdrücken: Gewalt im Kreißsaal ist strukturell bedingt, nicht im Verhalten. »Das Personal führt nur die in der Struktur vorhandene Gewalt aus.«[34] Mit anderen Worten ist dieses Verhalten gegenüber gebärenden Frauen nicht nur institutionalisiert, sondern wird durch unsere Kultur aufrechterhalten und wie viele andere geschlechtsbedingte Formen von Gewalt und Missbrauch als normal akzeptiert, was zur Folge hat, dass es niemals infrage gestellt wird. Die Geburtsbetreuenden sind sich in den meisten Fällen gar nicht darüber bewusst, wie ihr Verhalten von den Frauen erlebt wird.

Solange wir nicht die Stimme erheben und es ihnen sagen, wird sich daran auch nichts ändern. Wir müssen auch die »kleinen« Einstellungen und Handlungen infrage stellen, die der Gewalt im Kreißsaal zugrunde liegen. Frauenfeindliche Sprüche in der Umkleide beispielsweise sind keine Vergewaltigung. Aber sie normalisieren Frauenfeindlichkeit und damit letztlich auch Gewalt gegen Frauen. Und genauso dienen Witze, mit denen gebärende Frauen degradiert oder verspottet werden, dazu, ein System aufrechtzuerhalten, in dem Respektlosigkeit und Missbrauch stattfinden, und deswegen sollten wir ihnen die Stirn bieten, so wie wir es auch bei allen anderen Formen von »Alltagssexismus« tun. Jede einzelne Leugnung der Selbstbestimmung und Macht von Frauen im Kreißsaal, egal ob klein oder groß, ist Teil desselben Problems. Sprich es an!

Interessanterweise ist es – wie bei anderen Formen von Gewalt gegen Frauen – oft die Frau, die im Nachhinein an den Pranger gestellt wird. So wie einer Frau bei einem Übergriff das Gefühl gegeben wird, dass ihre Kleidung oder der Weg, den sie genommen hat, einen Teil zu dem Übergriff beigetragen haben könnte, verbringen Frauen, die während der Geburt traumatisiert wurden, danach Tage, Wochen, manchmal sogar Jahre damit, ihre Erlebnisse im Kopf wieder und wieder bis ins kleinste Detail durchzuspielen und sich zu fragen: »Was hätte ich anders machen können?«

Genauso wie Männer nur selten gefragt werden, was sie dafür tun könnten, dass es zu weniger Gewalt gegen Frauen kommt, findet bei den Individuen, Institutionen und Systemen, die Geburtstraumata auslösen, kaum eine nennenswerte postnatale Analyse statt – oft auch gar keine. Die Frauen werden mit der Scham und den Gedanken alleingelassen, dass sie »dumm waren, sich Hoffnungen zu machen«, dass sie »keinen Geburtsplan hätten formulieren sollen«, dass sie »sich einfach vom Lauf der Dinge hätten tragen lassen sollen« – Botschaften, die in der Populärkultur ständig verstärkt werden. Wer versucht, die Kontrolle über seine Geburt zu übernehmen, wird lächerlich gemacht und verspottet, ebenso wie beispielsweise Geburtsvorbereitungskurse, die Frauen in dem Glauben bestärken, dass diese Form der Kontrolle möglich ist. »Ja«, denkt die Frau am Ende, »es war total unrealistisch, mir einzubilden, dass ich ein positives Geburtserlebnis haben könnte. Und deswegen fühle ich mich jetzt so schrecklich. Es ist meine Schuld, dass es mir so geht.« Das ist nichts anderes als *Täter-Opfer-Umkehr.*

»Darf ich sie jetzt halten?« Wem gehört das Baby?

Bei einem Forschungsprojekt zum Thema Hautkontakt nach einer Sectio beobachteten die Forschenden, dass der Körper der Mutter nach der Geburt als geteilt wahrgenommen wurde; den geburtshelfenden Ärztinnen und Ärzten »gehörte« die untere Hälfte und dem Anästhesie-Team »gehörte« die obere Hälfte. Und das Baby? »Gehörte« den Hebammen.[35] So verzweifelt sich eine Mutter auch danach sehnen mag, ihr Neugeborenes im Arm zu halten, sowohl nach Vaginal- als auch nach Bauchgeburten sind die ersten Hände, die das Baby berühren, häufig nicht die der Frau, die es zur Welt gebracht hat, und manchmal muss sie sogar warten, bis sie ihr Kind halten kann. Bei Vaginalgeburten werden oft auch die Augenblicke direkt vor der Geburt streng vom Geburtshilfeteam kontrolliert – der Frau wird gesagt, wann und wie sie pressen soll, oder sie wird sogar angewiesen, nicht zu pressen, bis es ihr erlaubt wird. Und dieses Machtgefälle endet nicht, nur weil das Baby da ist. Eine Frage, die mir viele schwangere Frauen gestellt haben, lautet: »Was muss ich machen, wenn ich meine Plazenta behalten will? Darf ich das überhaupt?« Es wundert mich, dass dieses Thema bei so vielen Frauen Unsicherheit auslöst, wo die Plazenta doch ganz klar ihnen gehört und aus ihrem Körper kam, genauso wie das Baby.

Dieses Bitten um Erlaubnis spricht Bände über die Machtdynamiken bei Geburten und über die Alltäglichkeit, mit der wir erleben, wie Übergriffe auf Frauen und ihre Körper normalisiert werden. Genauso wie früher das Baby mir nichts, dir nichts auf die Säuglingsstation entführt wurde, wird die Plazenta (die in vielen Kulturen als wichtiges und teilweise sogar heiliges Organ gilt) häufig ungefragt entsorgt, ohne zuvor die Zustimmung der Frau einzuholen. Den meisten Frauen macht das zwar nichts aus, aber darum geht es nicht. Es geht darum, dass unter jenen Frauen, denen es etwas ausmacht, Unsicherheit darüber herrscht, wem die Plazenta gehört, und dass gelegentlich auch ihr Recht darauf verletzt wird, sie zu behalten oder zumindest gefragt zu werden, wie mit ihr verfahren werden soll.

Ähnlich ist auch das Durchtrennen der Nabelschnur fast schon zum Symbol für Macht und Besitzverhältnisse im Geburtsraum geworden. Die Hebamme Amanda Burleigh hat sich fünfzehn Jahre lang dafür eingesetzt, nach Geburten die Nabelschnur auspulsieren zu lassen.

»Vieles weist darauf hin, dass es gesundheitliche Vorteile hat, die Nabelschnur auspulsieren zu lassen, und es zählt bereits seit 2014 zu den NICE-Richtlinien«, erklärte sie mir. »Doch obwohl ich und eine Reihe anderer sich dafür einsetzen, dass das Klinikpersonal einfach nur ein paar Minuten wartet, durchtrennen manche von ihnen die Nabelschnur immer noch umgehend, was nicht empfohlen wird und laut Forschungsergebnissen sogar schädlich sein kann.«

Tatsächlich antwortete bei einer Umfrage des *Positive Birth Movement*[36] unter Eltern, deren Kinder zwischen 2015 und 2017 in Großbritannien zur Welt kamen, fast ein Drittel der Befragten, die Nabelschnur sei weniger als eine Minute nach der Geburt durchtrennt worden, und eine von fünf Befragten gab sogar an, sie sei umgehend durchtrennt worden. Die Nabelschnur ohne medizinischen Grund zu früh durchzutrennen, könnte durchaus als Fall von Gewalt im Kreißsaal betrachtet werden. Und doch kommt es in britischen Geburtsräumen und weltweit immer wieder vor. Wieso? Manche sagen, es liegt einfach nur daran, dass es eine Weile dauert, bis sich Veränderungen durchsetzen und »dass es eben immer schon so gemacht wurde«. Andere argumentieren, dass es in einer Welt, in der man ständig unter Zeitdruck steht, eben schwierig sei, einen Moment lang innezuhalten. Aber könnte es nicht vielleicht auch sein, dass dem Augenblick der Geburt etwas so Machtvolles innewohnt, dass aus irgendeinem Grund ein unbewusstes Bedürfnis existiert, das Durchtrennen der Nabelschnur und das erste Halten des Babys für sich zu beanspruchen – vielleicht als eine Art ultimativer »Preis«? In jedem Fall ist es ausgesprochen interessant, das Verhalten des Geburtshilfeteams in der ersten Lebensstunde des Neugeborenen zu beobachten und dabei darauf zu achten, wie oft die Mutter-Kind-Bindung davon gestört wird.

> *Es wirkt so, als würde im Augenblick der Geburt der Fokus komplett von der Mutter abwandern. Alles dreht sich nur noch um die Interaktionen des Personals mit dem Baby. Die Ärztin, die darauf bestanden hatte, mein Baby zu entbinden, schnitt die Nabelschnur durch, verkündete das Geschlecht und hob meine Tochter hoch wie eine Jagdtrophäe. Sie zeigte damit, wer im Raum ihrer Meinung nach wichtig war und wer nicht. Mein Mann und ich zählten nicht dazu, ganz zu schweigen von unserem Baby.*
>
> Hannah Carter, UK

Eine ergreifende Saugglockengeburt – die Mutter hatte ich ganz am Anfang meiner Berufslaufbahn in einer Kinderwunschklinik gesehen. Mir war danach, das Baby über meinen Kopf zu halten wie Simba und Circle of Life zu schmettern.

Zitiert nach Adam Kay: *This is Going to Hurt*[37]

Ich selbst bezeichne die erste Stunde nach der Geburt als die »Hour of Power«, die »Stunde der Macht«. Und das aus zwei Gründen. Erstens, weil es sich um einen Zeitraum handelt, in dem sich Frauen idealerweise ziemlich triumphal fühlen sollten, und zweitens, weil es ein »hyperaufgeladener« Zeitraum ist, in dem ein neues Menschenwesen seine ersten Erfahrungen auf dieser Welt macht und die Frau und ihre Familie diesem Menschen zum ersten Mal begegnen. Es ist eine magische Zeit, und genauso wie bei der Geburt sollten wir uns Gedanken darüber machen, was wir dafür tun können, diesen Moment für alle Beteiligten zu etwas Besonderem und Erinnerungswürdigem zu machen. Und wie unser Plan B aussieht, falls es anders kommt.* Idealerweise sollte diese Zeit ruhig und ungestört verlaufen – wie der wegweisende geburtsbegleitende Arzt Michel Odent es ausdrückt: »Weckt die Mutter nicht auf.«[38] Während dieses Zeitraums findet eine komplexe Kombination aus hormonellen und biologischen Prozessen statt, die unter anderem das Bonding, die Milchbildung, die Kolonialisierung von Haut und Darmflora des Babys durch Bakterien und die Anpassung des Babys an die Welt des Atmens, der Schwerkraft und des Temperaturausgleichs beeinflussen. Der Hormontanz, während dem die Mutter sich in ihr Kind verliebt, ist von großer Bedeutung. Lässt man alles seinen Weg gehen, findet er statt, während Mutter und Kind Hautkontakt haben und einander ruhig in die Augen sehen. Man erlebt es allerdings ausgesprochen selten, dass sich dieser einzigartige Moment ganz natürlich und ohne Störungen von außen entfalten kann, und das nicht nur in unserer westlichen Kultur, sondern auf der ganzen Welt, wo alles von der Überzeugung, das Kolostrum sei verhext, bis hin zu Baden,

* All jenen, die aus irgendeinem Grund nicht die Möglichkeit haben, diese erste Stunde mit ihrem Baby zu verbringen, empfehle ich, sie zu »vertagen«, anstatt zu denken, sie hätten sie verpasst. Du kannst diese Zeit des stillen Hautkontakts, in der du die Schönheit deines Babys bewunderst, wenn nötig auch eine Woche, einen Monat oder noch länger nach der Geburt erleben, und es ist immer noch eine »Stunde der Macht«.

Augentropfen, Absaugen der Nase, Pucken und Ohrlöcherstechen diesen glorreichen Moment zwischen Eltern und Kind unterbricht.

Die Stunde der Macht wird nicht immer als Kraftquelle empfunden. In der Zeit direkt nach der Geburt akzeptieren Frauen häufig, dass das Klinikpersonal Untersuchungen vornehmen muss, die wichtiger sind als das häufig überwältigende und sogar körperlich spürbare Bedürfnis, das eigene Kind in den Armen zu halten. Die Frage »Darf ich sie jetzt halten?« hört man in Geburtsräumen auf der ganzen Welt: Mütter bitten darum, dass man ihnen ihr Neugeborenes wiedergibt.

Odent vertritt eine interessante Theorie darüber, warum es bei all dem frühen Durchtrennen der Nabelschnur, dem Waschen, Abwischen, Wiegen und verhexten Kolostrum niemandem gelingen will, Mütter und ihre Neugeborenen einfach in Ruhe zu lassen. Die Störung des Bondingprozesses, sagt er, habe einen evolutionären Vorteil. Denn so entstünden zähere Menschen und bessere Krieger: »Je größer das soziale Bedürfnis nach Aggressionen und die Fähigkeit, Leben zu zerstören, desto übergriffiger sind die Rituale und Überzeugungen bezüglich der Phase rund um die Geburt.«[39] Unabhängig davon, ob Odents These richtig ist oder nicht – in jedem Fall stimmt es, dass Menschen aus dem Westen »Unabhängigkeit« an ihren Kindern als Eigenschaft schätzen und dass die Verbindung zwischen Kindererziehung und Persönlichkeit weithin anerkannt ist. Und in der Störung der *Hour of Power* finden sich unsere kulturellen Werte – dass nämlich Effizienz und Häkchensetzen wichtiger sind als Beziehungen und Verbundenheit – ganz klar wieder. Sollte Odent recht haben, erhalten wir durch dieses Verhalten im Geburtsraum zudem das Patriarchat aufrecht und legen den Grundstein für eine neue Generation der Aggressoren und Zerstörer, die selbst wiederum schneiden, abklemmen und trennen und ganz allgemein den Oxytocinfrieden stören. Ganz gleich, wie man es auch betrachtet – Odent fasst es griffig zusammen, wenn er sagt: »Unsere Einstellung zu diesem kurzen Zeitraum infrage zu stellen, rüttelt an den Grundlagen unserer Kulturen.«

Liebe aus der Ferne: Leben auf der Neugeborenen-Intensivstation

Auch wenn ein Baby zu früh geboren wird, steht die anfängliche Bindung zwischen Mutter und Kind auf der Prioritätenliste ganz weit unten. Die gängige Praxis besteht darin, dass das Baby auf eine gesonderte Station gebracht und in einen Brutkasten gelegt wird. Nur einige wenige innovative Neugeborenenstationen weltweit verfolgen einen anderen Ansatz. Im schwedischen Uppsala setzen sich Dr. Uwe Ewald und sein Team für die »Känguru-Methode«[40] ein, bei der die Trennung zwischen Baby und Eltern auf ein Minimum reduziert wird. Auf seiner hochmodernen Station liegen die Babys nicht im Brutkasten, sondern Haut an Haut auf der Brust ihrer Betreuungspersonen, im Bett oder häufig auch in Tragen. Die Eltern haben zwar mobile Monitore in der Tasche, doch Dr. Ewald hat die Erfahrung gemacht, dass sie Probleme häufig schon mehrere Sekunden, ehe der Monitor Meldung macht, bemerken. Ewald entwickelte seinen Ansatz ausgehend vom Recht des Kindes, nicht von seinen Eltern getrennt zu werden, und basierend auf dem Wissen, wie Bindungen bei Neugeborenen entstehen – »Bonding bedeutet ein bisschen mehr, als nur einen Finger zu halten«, wie er sagt –, und auf einem empathischen Zugang zu dem, was Kind und Eltern erleben und wie schmerzhaft eine Trennung für sie sein kann.

Doch Dr. Ewalds Ansatz ist höchst ungewöhnlich, und der Großteil der Eltern, deren Babys auf der Neugeborenen-Intensivstation liegen, bleibt von ihnen getrennt und glaubt häufig, fragen zu müssen: »Darf ich das?« »Am Anfang haben wir gar nicht begriffen, dass wir sie anfassen durften«, erzählte eine Mutter. »Niemand hat uns gesagt, dass wir dürfen, und wir dachten, es sei nur den Krankenschwestern erlaubt. Wir haben sie auch nicht auf den Arm genommen, weil uns nicht bewusst war, dass wir das dürfen.« Eine andere Mutter, deren Kind auf der Neugeborenen-Intensivstation lag, berichtet: »Ich hatte nicht das Gefühl, dass sie zu mir gehört«. Eine weitere erzählt: »Ich hatte das Gefühl, im Weg zu sein, weil ich ständig dort war.«[41]

Donna Booth, Gründerin der neuseeländischen Organisation *NUMB (Neonatal Unity for Mothers and Babies)* erzählte mir, dass sie das unausgewogene Machtgefälle auf der Neugeborenen-Intensivstation als übergriffig empfunden hätte. »Mein Baby kam per Sectio zur Welt, und ich hatte eine Vollnarkose erhalten, die ich nicht wollte.

Das war der erste Übergriff. Der Zweite ereignete sich, während ich mich noch erholte und die Angestellten der Neugeborenen-Intensivstation mir ständig mitteilen ließen, dass sie den Namen meines Kindes benötigten, um ihn in ihren Aufzeichnungen und auf dem Schild am Brutkasten zu verwenden. Aber *ich* wollte diejenige sein, die meinem Kind seinen Namen gibt, wenn es mir wieder besser ging. Der dritte Übergriff fand statt, als ich endlich im Rollstuhl auf die Neugeborenen-Intensivstation kommen konnte und mir die Krankenschwester (die vermutlich dachte, sie würde sich hilfreich und herzlich verhalten) mein Baby vorstellte, ihm die Mütze abnahm, mir sagte, welche Haarfarbe es hätte, und die Finger und Zehen beschrieb. Ich hatte mir von ganzem Herzen gewünscht, diese Dinge selbst entdecken zu dürfen, mir diese Zeit zurückzuholen und in Ruhe mein perfektes Kind bewundern zu dürfen. Aber das hat sie mir weggenommen. Es gab noch weitere Übergriffe. Mütter wie ich, die bei ihren Kindern sein wollen, stellen die Neugeborenen-Intensivstationen vor eine Herausforderung. ›Eltern dürfen ihre Kinder jederzeit besuchen‹ bedeutet nicht, dass man 24 Stunden am Tag bleiben darf, ohne dabei auf Widerstand und Sanktionen zu treffen oder sogar behandelt zu werden, als wäre man nicht ganz richtig im Kopf.«

Liebe und Verlust: Die Hebamme hat mich »als Entscheidungsträgerin in den Mittelpunkt gerückt«

Einstellungen und Vorgehensweisen wie die des Personals auf Donnas Neugeborenen-Intensivstation sind meist gut gemeint, häufig aber so tief in den Mitarbeitenden verwurzelt, dass sie sich einer Alltagsreflexion entziehen und nur selten analysiert oder überdacht werden. Sie sind ein weiterer Baustein unserer Geburtskultur, in deren Zentrum die Frage »Was darf ich, was darf ich nicht« steht. Wir wissen, dass die Mitarbeitenden im Gesundheitswesen in den meisten Fällen stark am Wohlergehen ihrer Patientinnen und Patienten interessiert sind, insbesondere an ihrer Sicherheit. Für die Ärztinnen und Ärzte im Krankenhaus hat es höchste Priorität, dass Mutter und Kind die Geburt überleben. Sie wurden dafür ausgebildet, alle Aspekte der Situation anhand der Maßstäbe »Sicherheit« und »Risiko« zu bewerten, was manchmal als Rechtfertigung dafür dient,

Geburten übermäßig zu medikalisieren oder Verhaltensweisen an den Tag zu legen, denen es an Mitgefühl mangelt: »Wir hatten einfach keine Zeit.« Entsprechend interessant ist es, sich anzusehen, was mit Frauen geschieht, wenn es für dieses Sicherheitsdenken keine Grundlage mehr gibt – nämlich im tragischen Fall einer Totgeburt.

»In letzter Zeit hat sich die Einstellung zu Totgeburten stark verbessert«, sagt Mel Scott von der Hilfsorganisation *Finley's Footprints*. »Noch im vergangenen Jahrzehnt wurden die verstorbenen Babys sofort oder schon nach wenigen Minuten weggebracht. Bis heute erhalte ich Nachrichten von Müttern, die vor zwanzig Jahren ihr Kind verloren haben und es nicht sehen, nicht halten, ihm keinen Namen geben konnten und nicht wissen, wo es begraben liegt. Und sie haben es nie vergessen, sind nie darüber hinweggekommen und haben es immer bereut, damals keine Zeit mit dem Kind gehabt zu haben. Es hat zwar viele große und wichtige Veränderungen gegeben, aber noch immer ist den meisten Eltern nicht klar, dass sie entscheiden können, wie sie ihr Baby willkommen heißen, ob und wie sie Zeit mit ihm verbringen wollen und was anschließend mit ihrem Baby passieren soll.«

Natalie Lennard, deren Sohn Evan 2013 tot geboren wurde, musste sich die Erlaubnis erkämpfen, ihren Sohn zu Hause zur Welt bringen zu dürfen, obwohl er am Potter-Syndrom litt, was bedeutete, dass man im Krankenhaus rein gar nichts dafür hätte tun können, ihn zu retten.[42] Das Protokoll des Krankenhauses sah es vor, die Schwangerschaft durch eine In-utero-Injektion zu beenden und die Geburt unter Periduralanästhesie einzuleiten. Sich dagegen zu entscheiden war höchst ungewöhnlich und stand in starkem Gegensatz zur vorherrschenden Praxis. Mit Unterstützung der unabhängigen Hebamme (Englisch: *Independent Midwife, IM*) Virginia Howes gelang es Natalie schließlich, die Erlaubnis für eine natürliche Hausgeburt einzuholen – trotz ihres Verlustes für sie ein triumphales und positives Erlebnis. »Seine Nase, Fuß- und Handgelenke waren gequetscht, weil er im Mutterleib keine Flüssigkeit um sich herum hatte, aber davon abgesehen war er mein perfektes Baby. Wie hätte ich mir wünschen sollen, dass er einfach weggebracht, gewaschen und eingewickelt wird! Nein, diesen blutigen, neugeborenen, wunderschönen Körper in meinen Armen zu halten, war das Beste von allem!« Natalie weist immer wieder darauf hin, dass sie nur durch die Unterstützung ihrer Hebamme eine wirklich informierte Entscheidung treffen konnte.

Die Hebamme war »die einzige Beteiligte, die keiner Partei angehörte und mich immer wieder als Entscheidungsträgerin in den Mittelpunkt rückte.«

Natalie erzählt weiter: »Ich habe mich einer Facebook-Gruppe über das Potter-Syndrom angeschlossen, und alle paar Monate stößt eine neue Frau von irgendwo auf der Welt zu uns, deren Baby exakt dieselbe Diagnose erhalten hat wie Evan. Manchmal beenden sie die Schwangerschaft schon wenige Tage später, weil es nach ihren Worten ›der Arzt für das Beste hielt‹. Diese Frauen hatten nie eine Wahl. Vermutlich wussten sie nicht mal, dass es Optionen gibt. Selbst ich mit meinem festen Entschluss hatte es schwer, und diese Frauen haben niemanden, der für sie in die Bresche springt ... Virginias Einstellung kann man nur als revolutionär bezeichnen. Das ist die Zukunft des gesamten Gesundheitssystems.«

Im Augenblick sind eine revolutionäre Einstellung und – wenn möglich – eine »Virginia« im Rücken an so gut wie allen Ecken und Enden nötig, wenn du *dein* Baby zur Welt bringen willst, mit *deinem* Körper, *wo* du es willst und *wie* du es willst. Eine geplante Sectio? Dafür kann einiges an Beharrlichkeit vonnöten sein. Ein Bericht der Hilfsorganisation *Birthrights*, der im August 2018 erschien,[43] hob hervor, dass trotz der britischen NICE-Richtlinien, die auf das Recht von Frauen pochen, selbst zu wählen und in ihrer Entscheidung unterstützt zu werden, 15 % der Einrichtungen explizit in ihren Richtlinien festgelegt haben, keine geplanten Bauchgeburten anzubieten. Bei weiteren 47 % bleibt in den Richtlinien unklar, ob eine Frau, die eine Sectio wünscht, auch eine erhalten wird.

Die Gründe dafür, sich für eine Sectio zu entscheiden, sind zahlreich und komplex,[44] aber in vielen Fällen handelt es sich um den Versuch, die Kontrolle über die eigene körperliche Selbstbestimmtheit zu wahren. Häufig entscheiden sich Frauen dafür, die bei einer vorherigen Geburt den Eindruck hatten, diese Selbstbestimmtheit vollständig verloren zu haben. »Ich habe mich sowohl aus körperlichen als auch aus seelischen Gründen für eine geplante Sectio entschieden«, schreibt die Journalistin Natasha Pearlman. »Der Gedanke an den operativen Eingriff machte mir offen gestanden zwar große Angst, aber nicht so große wie die Vorstellung, noch einmal auf natürlichem Weg zu gebären.«[45]

Der Faktor Selbstbestimmung spielt häufig auch bei Frauen eine Rolle, die in der Vergangenheit sexuell missbraucht wurden: »Ich habe mich für eine geplante Sectio entschieden, weil es sich aufgrund meiner Vergangenheit sicherer und vorhersehbarer anfühlte. Ich wollte nicht, dass irgendetwas passiert, was das Gefühl in mir auslösen könnte, die Kontrolle zu verlieren, insbesondere was körperliche Berührungen betrifft. Denn ich befürchtete, das könnte ein starker Trigger sein«, erzählte mir Lindsay, deren beiden Kinder in Australien per geplante Sectio zur Welt kamen. Geplante Bauchgeburten stellen uns vor die Frage, wieso sich manche Frauen lieber einem großen operativen Eingriff unterziehen, als im Rahmen der aktuell herrschenden Verhältnisse eine natürliche Geburt zu durchleben. Und bis nicht wenigstens einige dieser Fragen gestellt und beantwortet wurden, sollte es für den kleinen Prozentsatz an Frauen, die ihr Kind im OP bekommen möchten, keine Einschränkungen geben.

Der andere Weg: Die freie Geburt

Die freie Geburt, also die Entscheidung, Wehen und Geburt ohne eine Hebamme oder anderes medizinisches Fachpersonal anzugehen, mag das genaue Gegenteil einer geplanten Sectio sein – aber wie so oft bei Dingen, die sich an den unterschiedlichen Enden eines Spektrums befinden, haben sie einiges gemeinsam. Bloggerin und Doula Jenny Wren bezeichnete die freie Geburt als ein »feministisches Statement ... weil sie den radikalen Ansatz vertritt, dass die Frau höhere Priorität hat als das Baby«[46]. Inzwischen gab es mehrere Studien zu der Frage, was Frauen zu einer freien Geburt motiviert.[47] Sie ergaben, dass in vielen Fällen negative Erfahrungen in der Geburtshilfe die treibende Kraft waren. In einer Studie, die in der Zeitschrift BMC *Pregnancy and Childbirth* veröffentlicht wurde, heißt es:

> *Die britische Hebammenphilosophie der frauzentrierten Geburtshilfe, die Betreuung und Versorgung an die individuellen Bedürfnisse der Frau anpasst, wird nicht immer wirklich angewendet. Die Frauen fühlen sich dadurch desillusioniert und nicht sicher und entscheiden sich in der Konsequenz bei nachfolgenden Geburten gegen jede Form von professioneller Betreuung. Die Geburtshilfe muss Frauen, die zuvor eine traumatische Geburt erlebt haben, Unterstützung bieten. Auch Hebammen müssen dabei helfen, wieder ein positives Verhältnis zu den Frauen herzustellen, und sie darin unter-*

stützen, einen Geburtsplan zu erstellen, der die Frauen zu aktiven Entscheidungsträgerinnen bei Fragen rund um die Geburt macht, auch dann, wenn sie die gängigen Praktiken infrage stellen. Die Tatsache, dass sich Frauen für eine freie Geburt entscheiden, um in einem ruhigen Umfeld gebären zu können, der frei ist von klinischen Störfaktoren und in dem der körperliche Aspekt der Wehen unterstützt wird, sollte ganz klar zu denken geben.[48]

Die Geschichten, die Frauen über ihre freien Geburten erzählen, unterstützen diesen Ansatz. Zwei dieser Geschichten möchte ich hier ausführlich vorstellen, weil ich finde, dass sie Bände sprechen. Nicht nur über die Entscheidung für eine freie Geburt, die ja nur eine winzige Minderheit der Frauen trifft, sondern über das Machtgefälle im Geburtsraum und die allgegenwärtige mangelnde Bereitschaft, gebärenden Frauen wirklich zuzuhören – die beiden Punkte, um die es in diesem Kapitel letztlich geht und denen ein sehr großer Prozentsatz an Frauen in der Geburtshilfe begegnet.

Der erste Bericht stammt von Megan, die zwischen 2009 und 2019 ihre beiden Kinder im Süden Englands zur Welt brachte.

Ich hatte zwei wunderbare Hausgeburten. Bei der ersten gewann ich den Eindruck, dass die Hebammen, die mir der National Health Service geschickt hatte, gar nicht da sein wollten. Auf der Geburtsstation war an diesem Abend einiges los, und man bat mich, für eine Vaginaluntersuchung ins Krankenhaus zu kommen. Ich lehnte ab, da ich positiv auf B-Streptokokken getestet worden war und wusste, dass eine Vaginaluntersuchung das Infektionsrisiko steigern würde sowie einen vorzeitigen Blasensprung auslösen konnte, was einen weiteren Risikofaktor darstellte. Außerdem habe ich Angst vor Krankenhäusern, seitdem ich miterlebt habe, wie mangelhaft meine Schwester bei ihrer ersten Geburt versorgt wurde. Meine informierte Entscheidung wurde nicht respektiert, und als die Hebammen bei mir zu Hause eintrafen, wurde ich zu einer Vaginaluntersuchung gezwungen, die ich nicht wollte, indem mir die Hebammen damit*

---

* Der Nationale Gesundheitsdienst (NHS) bezeichnet das staatliche Gesundheitssystem in Großbritannien und Nordirland. Angeboten werden Hausgeburten, Geburten in von Hebammen geleiteten Geburtshäusern und Krankenhausgeburten. NHS-Hebammen stehen den gebärenden Frauen an allen drei Standorten zur Verfügung.

drohten, wieder gehen zu müssen, wenn sie sich nicht versichern konnten, dass die Wehen bereits fortgeschritten waren. Zu diesem Zeitpunkt kamen meine Wehen bereits im Abstand von drei Minuten und dauerten jeweils zwei Minuten – es war nicht zu übersehen, dass die Eröffnungsphase bereits weit fortgeschritten war. Die Untersuchung ergab, dass der Muttermund bereits sieben Zentimeter weit geöffnet war.

Später während der Presswehen sagten sie mir, ich müsse das Wasserbecken für einen Dammschnitt verlassen, da das Baby unter Stress stünde und nicht nach unten wandere (die Herztöne meines Sohns verlangsamten sich). Sie brachten mich im Wasserbecken in eine halbaufrechte Lage und wiesen mich an, mit dem Kinn auf der Brust zu pressen, was ich grauenhaft fand. Ich bat darum, vorher noch eine einzige andere Sache ausprobieren zu dürfen. Ich hörte auf meinen Körper, ging in die aufrechte Hocke und presste mit der nächsten Wehe ohne große Mühe und ohne einen Dammriss das Köpfchen meines Sohns heraus. Mit der nächsten Wehe kam der restliche Körper. Mein Sohn war perfekt, hellwach und sah friedlich zu uns beiden hoch.

Während der folgenden dreißig Minuten wurde ich ständig damit belästigt, dass seine Nabelschnur überprüft wurde, weil sie sehen wollten, ob sie sie schon durchschneiden konnten (ich wollte »noch etwas warten«), und nachdem sie durchtrennt war, belästigte man mich weiter damit, dass man mir eine Spritze geben wollte, um die Nachgeburt auszutreiben. Wieder lehnte ich zwei- oder dreimal ab. Am Ende zogen sie sie mir an der Nabelschnur heraus. Ich hatte keine Ahnung, wie gefährlich das war! Diese erste Geburt hatte auch tolle Momente, und ich würde sie nicht als traumatisch bezeichnen. Aber ich habe mich von den Hebammen nicht versorgt gefühlt. Ich fühlte mich gehetzt und dazu gedrängt, ihre Checkliste abzuarbeiten, damit sie endlich wieder ins Krankenhaus zurückfahren konnten.

Als ich während meiner zweiten Schwangerschaft an diese erste Geburt zurückdachte, wurde mir klar, dass ich mich durch die Anwesenheit der Hebammen überhaupt nicht sicher gefühlt hatte. Und Sicherheit ist bei Geburten ein wichtiges Thema. Ich wollte eine unabhängige Hebamme, der ich vertraute und die ich vorher genauso gut kennenlernen würde wie meine Doula. Aber ich konnte mir keine leisten. Also schrieb ich für die Hebammen des National

Health Service einen ausführlichen Geburtsplan auf. Keine Vaginaluntersuchungen, kein Temperatur- oder Blutdruckmessen, keine Fragen, keine Gespräche, nur hin und wieder eine Aufzeichnung der Herztöne des Babys. Eigentlich wollte ich einfach, dass sich die Hebamme zurücklehnt und mir dabei zusieht, wie ich mein Baby bekomme. Als Sicherheitsnetz, falls irgendetwas schiefläuft.

Doch dann bekam ich einen Anruf von der Hebammenaufsicht, die in großer Besorgnis war, weil ich eine interventionsfreie Geburt forderte. Die Frau fragte mich ernsthaft, ob ich den Hebammen »erlauben« wurde, mein Baby mit Sauerstoff zu beatmen, falls es zur Welt kam, ohne zu atmen. Ich war fassungslos! Wie konnte sie meine Forderung nach einer interventionsfreien Geburt gleichsetzen damit, dass ich nicht wollen könnte, dass mein Baby medizinische Hilfe erhält, falls es Komplikationen geben sollte? Nach dem Telefonat war ich unendlich wütend. Ich verlor komplett das Vertrauen in die Hebammen des NHS. Ich beschloss, dass ich überhaupt niemanden in mein Geburtsumfeld einladen würde, bis ich wusste, dass die Geburt direkt bevorstand. Am Ende hatte ich eine praktisch schmerzfreie Geburt nach einer Eröffnungsphase ohne jegliche Beschwerden. Ich ging von leichten, regelmäßigen Kontraktionen direkt über in die Presswehen, und mein Baby kam innerhalb von fünfzehn Minuten auf die Welt. Es waren nur ich, mein Freund, unser Sohn und meine Doula anwesend. Meine Tochter war perfekt und zum Glück kerngesund, aber ich bin immer noch wütend, dass ich durch das starre Checklisten-System, das unsere Geburtshilfe darstellt, überhaupt in diese Lage gebracht wurde.

Die zweite Geburtsgeschichte stammt von Kay Parsons aus Massachusetts in den USA, deren Kinder zwischen 2004 und 2014 zur Welt kamen.

Als ich mein erstes Kind bekam, war ich 19. Ich hatte den Eindruck, dass die Art und Weise, wie ich behandelt wurde, stark dadurch beeinflusst wurde, dass ich jung und unverheiratet war. Von dem Augenblick an, in dem ich das Krankenhaus betrat, hatte ich das Gefühl, man hätte mir jede Selbstbestimmung genommen.

Ich erinnere mich noch ganz genau an den Moment, als sie mir mitteilten, mein Sohn würde ihrer Meinung nach vielleicht ungünstig liegen oder hätte die Nabelschnur um den Hals. Ich hatte einen

Yogakurs für Schwangere besucht und wollte verschiedene Positionen ausprobieren, um ihm den Raum zu geben, sich zu drehen und zurechtzurücken, aber sie »erlaubten es mir nicht«. Sie zwangen mich in Rückenlage, damit sie seine Herztöne messen konnten.

Ständig gingen Leute im Zimmer ein und aus. Jedes Mal, wenn ich eine Wehe hatte, kamen zehn Personen angerannt und starrten auf meinen Bauch oder die Monitore, als würde sich dadurch auf wundersame Weise etwas daran ändern, dass seine Herztöne schwächer wurden. Natürlich half ihm das kein bisschen, und ich kam mir vor wie ein Tier im Zoo!

Irgendwann standen fünf Leute um mich herum, die alle irgendwelche spitzen Geräte in der Hand hatten, mit denen sie an mir herumpiksen und -bohren wollten. Ich bekam keine Luft mehr, fing an zu weinen und bat darum, mich einen Moment sammeln und durchatmen zu dürfen. Da sagte eine Schwester zu mir: »Ach, Schätzchen, du darfst jetzt nicht weinen, es kommt noch so viel mehr auf dich zu!«

Am Ende kam mein Sohn per Sectio zur Welt. Die ganze Erfahrung war echt traumatisch und brachte vergangene sexuelle Traumata wieder an die Oberfläche, das Gefühl, keine Stimme, keine Macht, keine Entscheidungsbefugnis darüber zu haben, was am besten für mich oder mein Baby ist.

Als ich einige Jahre später erneut schwanger wurde, war für mich klar, dass ich niemals wieder in einem Krankenhaus ein Kind zur Welt bringen würde, weil ich mich dort nicht sicher fühlte. Wir engagierten Hebammen und hatten eine herrliche, aber auch herausfordernde und langwierige Hausgeburt. Fünf Jahre später hatte ich eine weitere Hausgeburt, bei der ich durch Hebammen unterstützt wurde.

Ich fand die Hebammen allesamt toll. Ich glaube fest an Hausgeburten mit Hebammenunterstützung und bin inzwischen selbst ausgebildete Hebamme. Aber ich habe immer gegen das Gefühl ankämpfen müssen, dass selbst von Hebammen ein gewisses Element der Angst ausgeht und dass sie versuchen könnten, den Ausgang zu kontrollieren.

Inzwischen weiß ich, dass viele Hebammen, die Hausgeburten anbieten, sehr gut darin sind, Frauen darin zu unterstützen, die Wehen eigenständig zu meistern, auf ihr Bauchgefühl zu hören und sich vom Geburtsprozess leiten zu lassen. Aber selbst die besten

Hebammen verändern sich, sobald die Frau Presswehen bekommt. Sie hasten durch die Gegend, werden leicht hektisch und fummeln überall herum. Als hätten sie das fest verankerte Bedürfnis, etwas »tun zu müssen« – vielleicht aus Angst, vielleicht aus Aufregung, vielleicht aus Haftungsgründen. Jedenfalls verändern sie die Energie im Raum. Die Atmosphäre wird hektisch. Instrumente klappern, die Hebamme bereitet sich geschäftig auf den großen Moment vor. Und ich hatte den Eindruck, dass ihre Angst auf mich übergeht. Selbst im Trancezustand der »Wehenwelt« empfinde ich ihr irdisches Verantwortungsgefühl für den Ausgang mit.

Ich habe mal einen Artikel über die holistischen Phasen der Geburt gelesen, in dem es um den kurzen Augenblick ging, in dem alles pausiert, ehe das Baby ganz auf der Welt ankommt. Dieser ruhige Moment, in dem die Welt stillsteht und das Baby ankommt. Ich hatte mir sehr gewünscht, diesen Augenblick zu erleben.

Ich wollte nicht, dass Außenstehende den Augenblick der eigentlichen Geburt übers Knie brechen. Ich wollte ohne die Angst gebären, die mit der Erwartung einhergeht, dass das Baby endlich ankommt. Ich wollte diesen Augenblick zwischen den Welten, in dem mein Baby nicht mehr ganz in mir und noch nicht ganz aus mir heraus ist, auskosten. Also entschied ich mich bei meinem letzten Kind für eine freie Geburt. Nur mein Mann, meine beiden engsten Freundinnen und ich.

Und als sie kam, hatte ich meinen Moment. Die ganze Welt schien stillzustehen. Da waren nur ich und mein Mann und unsere Hände, als sie in diese Welt glitt. Kein anderer Moment in meinem Leben hat mir eine solche Kraft gegeben!

Aber vielleicht hatte ich ein paar Gebete zu viel darauf verwendet, diesen Moment langsam auskosten zu können. Denn es dauerte etwas länger als üblich, bis meine Tochter normal zu atmen begann. Es war, als würde sie zu lange mit mir in dieser Pause verharren, und als sie zu atmen begann, tat sie es flach und schnell, als könne sie nicht richtig zu Atem kommen und wirklich ankommen. Wir wurden nervös, also riefen wir »nur für den Fall« einen Krankenwagen.

Sie kamen an, zwei männliche Sanitäter und eine Frau. Die beiden Männer waren unausstehlich und schienen auch ein bisschen verängstigt, aber die Frau benahm sich einfach toll. Ehe sie mein Baby berührte oder irgendetwas anderes sagte, kniete sie sich neben mich, sah mir in die Augen und gratulierte mir. Sie verurteilte mich nicht dafür, dass ich zu Hause und allein geboren hatte. Mit allem, was sie tat und sagte, unterstützte sie mich in meiner Selbstbestimmung und meinen Entscheidungen. Ohne es zu wissen, erhielt sie zusammen mit mir diesen heiligen Augenblick aufrecht.

Sie ermutigte mich, meine Tochter in ein Krankenhaus zu bringen und untersuchen zu lassen, aber zu diesem Zeitpunkt atmete sie bereits normal. Als die Sanitäterin herausfand, dass meine Tochter mein viertes Kind war, lachte sie auf und sagte: »Ach, was solls, Mama. Du hast das schon im Griff.«

Dieser Moment war für mich unglaublich heilsam. Natürlich waren mir all diese Albtraumszenarien durch den Kopf gegangen. Die Angst, verurteilt, entmächtigt, wieder eines magischen Augenblicks beraubt zu werden. Und stattdessen begegnete man mir voller Respekt und Vertrauen darauf, dass ich mein Baby und meinen Körper kannte. Irgendwie heilte mich das komplett, bis in die Vergangenheit, hin zu meinem ersten Geburtserlebnis, und bis in die Zukunft, hin zu jedem Augenblick, in dem ich anderen Frauen meine Unterstützung anbieten würde. Selbst inmitten von »Komplikationen« rief mir diese Sanitäterin in Erinnerung, dass wir eine Wahl haben. Dass wir der Mutter in der Stille und Süße des Augenblicks beistehen und sie mit Respekt, Anerkennung ihrer Selbstbestimmtheit und Vertrauen behandeln können.

Jede Generation bildet sich ein, sie sei frei, und oft erkennen wir erst rückblickend, wie eingeschränkt wir in unseren Möglichkeiten wirklich waren. Meine Mutter beispielsweise hielt es wie so viele Frauen in den 1970ern für das Nonplusultra der Freiheit, dass ihre Wehen eingeleitet wurden, dass sie wusste, an welchem Wochentag ich zur Welt kommen würde, und sie die entsprechenden Vorkehrungen treffen konnte und dass sich eine nette Hebamme um ihr Neugeborenes kümmern würde, während sie sich ausruhte. Wenn sie heute, mehr als vierzig Jahre später, darauf zurückblickt, erkennt sie deutlich die Einschränkungen ihrer persönlichen Freiheit, die versinnbildlicht werden durch den Augenblick, in dem sie benebelt von den Medikamenten die Krankenhausgänge entlangirrte und nach dem Baby suchte, das sie gerade zur Welt gebracht hatte und das nun unauffindbar war.

Es wäre albern anzunehmen, dass das Vergangenheit ist und dass Frauen in der Geburtshilfe des 21. Jahrhunderts nichts mehr passiert, das nicht lächerlich oder sogar barbarisch wirken wird, wenn wir in vierzig Jahren darauf zurückblicken. Eigentlich braucht man dafür noch nicht einmal den distanzierten Blick aus der Zukunft – man braucht nur mit Frauen zu sprechen, die in unserem aktuellen Geburtshilfesystem ihre Kinder zur Welt bringen, um von unzähligen kleinen wie großen Restriktionen zu hören, die ihre Freiheit einschränken. Von einer Vielzahl an kleinen wie großen Übergriffen, die ihnen widerfahren und sich vor den Augen aller auf jeder Geburtsstation abspielen, ohne dass sie jemandem auffallen. Wenn ich mir diese Geschichten anhöre, denke ich jedes Mal dasselbe: Geburten benötigen eine feministische Revolution! Aber wo ist sie? Wo ist der Feminismus?

Endnoten

1 Zitiert nach Martin, W. P., *The Best Liberal Quotes Ever: Why the Left is Right*, Sourcebooks, Chicago 2004

2 Umfrage durchgeführt von der Wohltätigkeitsorganisation 4children im Jahr 2011, wie berichtet auf der Webseite des NHS unter www.4children.org.uk/Files/e5370a06-db65-4277-97ae-a0ed00b549c0/Suffering-in-Silence_NewCover.pdf

3 Forschungsprojekt durchgeführt im Jahr 2017 von einem Forscherteam von City, University of London. www.city.ac.uk/news/2017/february/maternal-ptsd-could-affect-up-to-28,000-women-in-the-uk-each-year,-says-new-review

4 Zitiert nach Kay, A., *This is Going to Hurt*, Picador, London 2018

5 www.dailymail.co.uk/health/article-6994943/Meghan-Markle-sparks-debate-global-obstetrics-summit.html

6 Holland, K., Are middle-class Holland, K., *Are middleclass »birthzillas« harassing hospital staff?*, The Irish Times, 4. Mai 2018. www.irishtimes.com/news/social-affairs/are-middle-class-birthzillas-harassing-hospital-staff-1.3484471

7 Wie berichtet in einem 2016 auf ethics.org.au erschienenen Artikel. www.ethics.org.au/on-ethics/blog/august-2016/don%E2%80%99t-throw-the-birth-plan-out-with-the-bath-water

8 Wayman, S., *The paradox of »safer« childbirth*, The Irish Times, 26. Juni 2018. www.irishtimes.com/life-and-style/health-family/the-paradox-of-safer-childbirth-1.3535891

9 Zitiert nach einem Onlineartikel auf birthtalk.org aus dem Jahr 2012. birthtraumatruths.wordpress.com/2012/03/26/the-pitfalls-of-going-with-the-flow-in-birth/

10 Onlineumfrage durchgeführt von Positive Birth Movement und Channel Mum im Jahr 2016. www.positivebirthmovement.org/birth-survey-2016/

11 Messager, S. *Was im Wochenbett wichtig ist*, Magas Verlag, 2022

12 Morton, C. H. et al., *Bearing witness: United States and Canadian maternity support workers' observations of disrespectful care in childbirth*, Birth Issues in Perinatal Care, vol. 45, issue 3, 30. Juli 2018. https://pubmed.ncbi.nlm.nih.gov/30058157/

13 *Doctor's comments on births at home angers group*, The Irish Times, 12. Juni 1996. www.irishtimes.com/news/doctor-s-comments-on-births-at-home-angers-group-1.57517

14 Zitiert nach: Rich, A., *Of Woman Born: Motherhood as Experience and Institution*, W. W. Norton & Company, New York, 1976

15 Turner, B. und Hill, M. *»Kidnapped« by the authorities: meet the woman forced to have a caesarean*, The Telegraph, 17. April 2014. www.telegraph.co.uk/women/mother-tongue/10767161/Kidnapped-by-the-authorities-meet-the-woman-forced-to-have-a-caesarean.html

16 www.globalhealthrights.org/wp-content/uploads/2013/03/EWCA-1997-Re-MB-Medical-Treatment.pdf

17 www.theguardian.com/world/2018/apr/15/caroline-criado-perez-suffragist-parliament-square-interview-millicent-fawcett-statue

18 Tao, T., Wang, L., Fan, C. und Gao, W., *Development of self-control in children aged 3 to 9 years: Perspective from a dual-systems model*, erschienen in Nature Scientific Reports Vol. 4, Article no. 7272 (2014). https://pubmed.ncbi.nlm.nih.gov/25501669/

19 Filipovic, J., *The Bad News on »Good« Girls*, New York Times, November 2017 www.nytimes.com/2017/11/24/opinion/sunday/girls-parents-boys-gender.html

20 Mobbs, N. et al., *Humanising birth: Does the language we use matter?*, British Medical Journal Blog, 8. Februar 2018. blogs.bmj.com/bmj/2018/02/08/humanising-birth-does-the-language-we-use-matter/

21 Rogers, J., *D-WORD ROW Midwives BANNED from saying »good girl« and »delivered« because they are disrespectful to pregnant woman*, The Sun, 9. Februar 2018. www.thesun.co.uk/news/5542921/midwives-banned-from-saying-good-girl-anddelivered-because-they-are-disrespectful-to-pregnant-woman/

22 www.mumsnet.com/Talk/am_i_being_unreasonable/1561173-To-hate-it-when-midwives-say-good-girl-when-women-are-giving-birth

23 *Cruelty in Maternity Wards: Fifty Years Later*, The Journal of Perinatal Education, 2010 Summer, 19(3): 33–42. www.ncbi.nlm.nih.gov/pmc/articles/PMC2920649/

24 Wie berichtet in Hayes-Klein, H., *Forced episiotomy: Kelly's story*, Transformation, 10. September 2014. www.opendemocracy.net/transformation/hermine-hayesklein/forced-episiotomy-kelly's-story

25 *Listening to mothers III: report of the third national U.S. survey of women's childbearing experiences.* https://pubmed.ncbi.nlm.nih.gov/24453463/

26 Übersetzt nach Sadler, M. et al., *Moving beyond disrespect and abuse: addressing the structural dimensions of obstetric violence*, Reproductive Health Matters 2016; X. eubirthresearch.files.wordpress.com/2015/09/wg4-moving-beyond-disrespect-and-abuse.pdf

27 Ebd.

28 Campbell, O. et al., The Lancet Maternal Health Series, 2016. www.maternalhealthseries.org/explore-the-series/too-little-too-late/

29 Campbell, O. et al., The Lancet Maternal Health Series, 2016. www.maternalhealthseries.org/explore-the-series/toomuch-too-soon/

30 *Making childbirth a positive experience: New WHO guideline on intrapartum care*, 15. Februar 2018. www.who.int/reproductivehealth/intrapartum-care/en/

31 Simelela, P. N., *A »good birth« goes beyond having a healthy baby*, WHO-Kommentar, 15. Februar 2018. https://apps.who.int/mediacentre/commentaries/2018/having-a-healthy-baby/en/index.html

32 *Cruelty in Maternity Wards: Fifty Years Later*, The Journal of Perinatal Education, 2010 Summer, 19(3): 33–42. www.ncbi.nlm.nih.gov/pmc/articles/PMC2920649/

33 Shabot, S. C., *Making Loud Bodies »Feminine«: A Feminist-Phenomenological Analysis of Obstetric Violence*, Human Studies 39(2), 2015 www.researchgate.net/publication/283286083_Making_Loud_Bodies_Feminine_A_Feminist-Phenomenological_Analysis_of_Obstetric_Violence

34 Shabot, S. C. und Korem, K., *Domesticating Bodies: The Role of Shame in Obstetric Violence*, Hypatia vol. 33(3) Summer 2018 onlinelibrary.wiley.com/doi/abs/10.1111/hypa.12428

35 Stevens, J. et al., *Who owns the baby? A video ethnography of skin-to-skin contact after a caesarean section*, Women and Birth vol. 31, Issue 6, December 2018. www.sciencedirect.com/science/article/pii/S1871519217302408?dgcid=coauthor

36 www.positivebirthmovement.org/about/our-campaigns/

37 Kay, A., *This is Going to Hurt*, Picador, London 2018

38 Odent, M., *The First Hour Following Birth: Don't Wake the Mother!* Midwifery Today, Issue 61, Spring 2002. midwiferytoday.com/mt-articles/first-hour/

39 Ebd.

40 *Procedure in the NICU Uppsala, University Hospital Sweden*, www.youtube.com/watch?v=VVwbVJpfgAc

41 Bartle, C., *Mothers' Experiences of Initiating Lactation and Establishing Breastfeeding in a Neonatal Intensive Care Environment*, 2005. Unveröffentlichte Masterarbeit, University of Otago, Neuseeland

42 Dybisz, N., *Victory Voyage: The Story of Evan*. www.positivebirthmovement.org/victory-voyage-the-story-of-evan/

43 https://birthrights.org.uk/wp-content/uploads/2018/08/Final-Birthrights-MRCS-Report-2108-1.pdf

44 O'Donovan, C. und O'Donovan, J., *Why do women request an elective cesarean delivery for non-medical reasons? A systematic review of the qualitative literature*, Birth vol. 45, November 2017. www.researchgate.net/publication/320906460_Why_do_women_request_an_elective_cesarean_delivery_for_non-medical_reasons_A_systematic_review_of_the_qualitative_literature

45 Pearlman, N., *Let's tell the truth about caesareans — I had one and it was great*, The Sunday Times, 23. August 2018. www.thetimes.co.uk/article/my-caesarean-was-great-i-want-other-women-to-have-that-choice-9h777sxm3

46 https://thewomenswitch.com/blog/2018/7/28/freebirth-is-a-feminist-statement-mama-bird-doula

47 Wie berichtet in Feeley, C. et al., *Why do some women choose to freebirth? A meta-thematic synthesis, part one,* Evidence Based Midwifery, 2015. www.rcm.org.uk/learning-and-career/learning-and-research/ebm-articles/why-do-some-women-choose-to-freebirth-a-meta

48 Feeley, C. und Thomson, G., *Why do some women choose to freebirth in the UK? An interpretative phenomenological study,* BMC Pregnancy and Childbirth, 2016. bmcpregnancychildbirth.biomedcentral.com/articles/10.1186/s12884-016-0847-6

Kapitel 2

Geburten: Das vergessene Land des Feminismus?

Frauen werden durch das Gesundheitssystem getrieben wie Schafe durch eine Senke. Die Krankheit, wegen der man sie behandelt, ist ihr Frausein.
Germaine Greer[1]

Als ich 2007 zum ersten Mal schwanger war, bekam ich regelmäßige Greer-Flashes. Für alle, die mit dem Phänomen nicht vertraut sind: Greer-Flashes* erinnern ein bisschen an Hitzewallungen, nur dass sie nicht auf die Wechseljahre beschränkt sind, sondern in jeder Lebensphase einer Frau auftauchen können, wenn sie sich innerlich gerade mit irgendeiner alltäglichen Diskriminierung beschäftigt. Greer-Flashes äußern sich darin, dass plötzlich und ohne jede Vorwarnung das Gesicht der australischen Feministin Germaine Greer vor dem inneren Auge auftaucht. In meinem Fall wurden die Greer-Flashes während meiner ersten Schwangerschaft immer stärker, wobei ich mir aber sicher bin, dass es irgendwo da draußen sicherlich jemanden gibt, der mich bereitwillig darüber aufklären wird, dass das »nur die Hormone« waren.

Ich war gebildet, redegewandt, professionell und gesund und war es deswegen wohl einfach gewöhnt, mich selbstbewusst zu fühlen

* Die Flashes können auch die Gestalt jeder anderen führenden Feministin annehmen.

und in der Regel wie eine Erwachsene behandelt zu werden. Doch sobald ich schwanger war, fühlte ich mich plötzlich bevormundet und hatte den Eindruck, dass man mir Vorschriften machte und mich auf eine subtile Weise pathologisierte, die schwer in Worte zu fassen war. All das ließ sich auf einen einzigen gemeinsamen Nenner bringen: Man behandelte mich von früh bis spät, als sei ich schwach und zerbrechlich, obwohl ich mich extrem stark fühlte. Auf einmal wollte man mir ausreden, mein Steak blutig zu essen, bot mir in der U-Bahn einen Platz an* und warnte mich einmal sogar bei Partyvorbereitungen davor, einen Luftballon aufzupusten und schalt mich streng dafür, dass ich auf einen Stuhl gestiegen war. Größe und Form meines Bauches schienen unter Dauerbeobachtung zu stehen, ebenso wie jegliche Entscheidungen bezüglich der Geburt, die ich zu äußern wagte. Ich weiß noch, wie ich einmal in meinem Stamm-Pub saß und gierig eine Portion Curry in mich hineinschaufelte, als eine andere Frau, die mich beobachtete, verkündete, ich sei »süß«. Ich fühlte mich auf eine Weise beobachtet und beurteilt, die ich so noch nie zuvor erlebt hatte, und langsam, aber sicher stellten sich meine Feminismusstacheln auf.

Das meiste davon ereignete sich natürlich, ehe ich in die Tiefen der Geburtshilfe abstieg und das dortige Machtgefälle nach und nach am eigenen Leib zu spüren bekam. Eine grobe Eipollösung, ein Dammschnitt im gynäkologischen Stuhl, ein eher mangelhaftes Verständnis für die Bedeutung von Einwilligungen und – als Tropfen, der das Fass zum Überlaufen brachte – die vielen Geburtsgeschichten traumatisierter Freundinnen und die Greer-Flashes wurden noch stärker. Ich fragte mich, was Greer wohl wirklich zum Thema Geburten zu sagen hatte. Denn wenn es überhaupt einen Bereich im Leben von Frauen gab, der meiner Meinung nach eine ordentliche Portion feministischen Einsatz nötig hatte, dann war es dieser.

Zum ersten Mal hatte ich Greer gelesen, als ich Mitte zwanzig war, und zwar während eines Strandurlaubs, in dem ich – vermutlich weil man Realitätsflucht nicht weiter nötig hat, wenn man 26 ist und gerade an seinem Teint arbeitet – beschlossen hatte, auf den neusten Kitschroman von Jilly Cooper zu verzichten und dafür lieber Greers neuen Band *Die ganze Frau* zu lesen. Das Buch, eine Art Sequel

---

* Mir ist klar, dass viele Leute es höflich finden, einer Schwangeren seinen Platz anzubieten. Aber ich empfand es damals als befremdlich und unnötig.

aus dem Jahr 1999 zu Greers bahnbrechendem Bestseller *Der weibliche Eunuch* von 1970, setzt sich damit auseinander, wie Frauen – so Greers trockene Zusammenfassung – sich daran gewöhnt haben, ihr Leben »unter dem Arzt« zu verbringen. »Für vieles, was im Namen der Gesundheit mit Frauen gemacht wird, gibt es keine andere vernünftige Erklärung als Kontrolle«, schreibt sie.[2]

Nun zog ich meine eselsohrige und immer noch etwas sandige Ausgabe von *Die ganze Frau* wieder aus dem Regal und las sie erneut, diesmal durch meine neue – und stereotypisch todmüde – Mamibrille. Das Thema Geburt spielte in dem Buch ebenfalls eine Rolle, wenn auch nur auf einer Handvoll faszinierender Seiten. Mit wenigen Pinselstrichen zeichnet Greer das Offensichtliche nach: dass die Ungleichheit in den Interventionsstatistiken weltweit bereits ein wichtiger erster Hinweis darauf ist, dass irgendetwas gewaltig schiefläuft. »Wenn es stimmen würde, dass Dammschnitte, Bauchgeburten und Gebärmutterentfernungen nur dann durchgeführt werden, wenn sie unbedingt nötig sind, dürfte es nicht so einen enormen Unterschied zwischen der Anzahl von Operationen in Ländern geben, die weitestgehend denselben Lebensstandard und ein ähnliches Gesundheitssystem haben«, schreibt sie.

Es war schön, diese »Postleitzahlen-Lotterie« in einem feministischen Kontext zumindest kurz erwähnt zu sehen. In meinem unmittelbaren Umfeld konnte ich aber beobachten, dass das Phänomen ein Problem von epidemischem Ausmaß war, eingebettet in die wahren Geschichten von Frauen, die ich kannte, und nicht versteckt in globalen Statistiken. Und doch warte ich bis heute vergeblich auf einen lauten Aufschrei seitens der feministischen Bewegung. Letztlich war das der Auslöser dafür, dass ich in Form des *Positive Birth Movements* die Macht der sozialen Medien nutzte, damit sich Frauen auch über größere geografische Distanzen hinweg vernetzen und ihre persönlichen Erfahrungen und die medizinischen Ratschläge, die sie erhalten, miteinander vergleichen können. Zum ersten Mal ging mir auf, was für ein mächtiges Werkzeug Facebook in diesem Themenbereich ist, als mich eine Freundin, die weiß, dass ich ein bisschen geburtsverrückt bin, anschrieb und fragte: »Was soll ich machen? Ich bekomme jetzt mein drittes Kind, und diesmal wollen sie die Geburt einleiten, weil ich 41 bin.« Als ich die Frage in den sozialen Medien postete, wurde Greers Postleitzahlenlotterie auf einmal für alle sichtbar, indem sich unterschiedliche Frauen aus unterschiedlichen Teilen des

Landes und der Welt zu Wort meldeten und die widersprüchlichen Ratschläge benannten, die sie selbst in der gleichen Lage erhalten hatten. Bei manchen war nie davon die Rede gewesen, die Geburt einzuleiten, anderen wurde zu einer Einleitung geraten, wieder anderen wurde sie als unabdingbar für die Sicherheit von Mutter und Kind verkauft. Aber worin lag denn nun das eigentliche Risiko? Niemand schien es zu wissen, aber meine Freundin fiel in die letztgenannte Kategorie, und sie entschied sich für die Einleitung.

Als ich selbst nach meinem zweiten, sehr großen Baby beim dritten eine Hausgeburt plante, teilte man mir mit, die Empfehlung, die ich erhalten würde, sei buchstäblich davon abhängig, ob ich beim Vorgespräch im Krankenhaus zu dem Frauenarzt auf der linken Seite des Ganges oder zu dem auf der rechten gehen würde. Hinter der Tür auf der linken Seite, der ich zugewiesen wurde, saß ein entspannter, freundlicher Typ, der sich fragte, was ich überhaupt dort wollte: »Sie haben Ihr letztes Baby ohne Probleme geboren, richtig? Es ging schnell? Kein Dammriss? Dann steht einer Hausgeburt nichts im Weg!« Auf der rechten Seite, hinter einer Tür, die ich niemals geöffnet habe, saß ein Frauenarzt, der dafür bekannt war, »nicht an Vaginalgeburten zu glauben«, und zwar in einem solchen Ausmaß, dass er »seine Frau alle Kinder per Sectio bekommen ließ«. Wie viel davon der Wahrheit entspricht und welche Aussagen Krankenhausmythen waren, kann ich nicht sagen, aber ich hatte das Gefühl, mit meinem Arzt einen Glückstreffer gelandet zu haben – eine wunderbare Zusammenfassung des Lotterieprinzips in der Geburtshilfe! Man darf dabei nicht vergessen, dass dieses Glückstreffersystem spürbare und langfristige Auswirkungen auf das Leben, den Körper und die seelische Gesundheit von Frauen hat. Es kann den großen Unterschied zwischen Operation und Nicht-Operation bedeuten, zwischen Macht und Entmachtung, zwischen Trauma und Transformation, Leben und Tod. Aber warum wird dann kein größerer feministischer Aufstand darum gemacht?

Auch über Dammschnitte hatte Greer etwas zu sagen. Sie zitierte hier die Geburtshilfe-Ikone Sheila Kitzinger, die Dammschnitte als »unsere westliche Methode der weiblichen Genitalverstümmelung«[3] bezeichnete. Das war ein Thema, mit dem ich persönliche Erfahrung hatte – auch wenn ich mir sehnlichst wünschte, es wäre anders gewesen. Denn während sich alles sonst an meinem Körper nach der Geburt wieder ganz gut »zurückbildete«, blieb da auch meine traurige, jämmerliche Narbe, die lange Zeit über meinen inneren Gesamtzustand zu repräsentieren schien: wütend, weinerlich, widerstrebend in der Heilung. Selbst heute noch, zehn Jahre später, kann ich sie spüren. Wie einen kleinen Knoten, der mich daran erinnert, dass ich nicht vergessen darf. Die Frage, die an mir und all den Frauen nagt, die diesen Schnitt erhielten, lautet: Habe ich ihn wirklich gebraucht? Falls ja, kein Problem. Falls nicht, bin ich deswegen ziemlich angefressen.

Feministinnen sollten Antworten auf diese Fragen fordern, um zu verhindern, dass eine weitere Frauengeneration unnötig fürs Leben mit dieser Narbe gezeichnet wird. Aber auch dieses Problem scheint unter dem feministischen Radar zu fliegen. Greer scheint die Meinung zu vertreten, dass viele Interventionen vermutlich gar nicht nötig wären und wir im Geburtsraum ebenso wie bei praktisch allen anderen Situationen unserem mangelnden Vertrauen in Frauen und ihrer Körper Ausdruck verleihen. Sie spricht davon, dass die Ärzteschaft »glaubt, die Vagina einer Frau hätte eine derart ausgeprägte Tendenz, bei der Verrichtung der Aufgabe, für die sie gedacht ist, einmal von vorn bis hinten aufzuplatzen, so dass sie besser im Vorhinein chirurgisch geöffnet werden sollte, um eine hässliche Sauerei zu verhindern«. Um der Verstümmelung durch einen Dammschnitt zu entgehen, wird vorgeschlagen, »sich stattdessen den Bauch aufschneiden zu lassen«. Und: »Viele dieser Frauen haben sich für eine aktive Geburt entschieden, nur um am Ende von ihren Betreuungspersonen davon überzeugt zu werden, dass das Baby Probleme hat und sie eigentlich inkompetent sind.«

Greers Botschaft ist klar: Frauenkörper *sind* zu diesem Zweck geeignet, aber wir wissen rein gar nichts darüber, wie sie funktionieren, und wurden darauf konditioniert, unsere Macht an die Medizin abzutreten. Und das tun wir unhinterfragt: »Frauen glauben, dass ihre Körper so geheimnisvoll sind, dass nur ein Mensch im weißen Kittel sie ergründen kann, und so fehlerhaft, dass eigentlich niemals Hoffnung bestand, sie könnten anständig funktionieren.« Als ich Greers Worte las, jubelte ich innerlich, weil sie exakt meine persönliche Erfahrung und die vielen Geburtsgeschichten von anderen Frauen widerspiegelt, die ich seitdem gehört habe. Aber ein paar kurze Abschnitte aus einem Buch, das vor zwanzig Jahren erschienen ist, haben an den reellen Erfahrungen, die Frauen machen, kaum etwas ändern können. Und so fragte ich mich, was wohl andere Feministinnen zu dem Thema zu sagen hatten.

Die unfähige Frau

Geht man noch einmal rund zwanzig Jahre weiter zurück als *Die ganze Frau*, stößt man auf einen weiteren feministischen Klassiker: Adrienne Richs Schlüsseltext *Of Woman Born*[4] aus dem Jahr 1976. Auch dieses Buch handelt nicht direkt von Geburten, sondern behandelt das Thema Mutterschaft als Ganzes. In ihrem Text beschreibt Rich Geburten als einen Bereich, der komplett von patriarchalischen Kräften an sich gerissen wurde, und gibt zu, dass auch sie selbst, die sonst stets geneigt ist, den Status quo infrage zu stellen, ihre Macht und Selbstbestimmung bereitwillig an die »Fachleute« abgegeben hat. Sie stellt die Vermutung auf, das habe daran gelegen, dass sie Passivität mit Fraulichkeit assoziierte und Fraulichkeit wiederum als Voraussetzung für Mutterschaft betrachtete. »Natürlich misstraute ich auch meinem Körper, und war ihm entfremdet«, fügt sie hinzu.

Spulen wir über ein Vierteljahrhundert nach vorn ins Jahr 2011, und wir stoßen auf Caitlin Moran, die ganz Ähnliches sagte. In ihrem feministischen Bestseller *How to Be a Woman*[5] vergleicht sie ihre erste »schlechte Geburt« mit ihrer zweiten »guten Geburt«. Moran glaubt, von ihrer Mutter gelernt zu haben, Geburten zu fürchten. Ihre Mutter sei »nach der Geburt jedes meiner Geschwister weiß wie der Tod zurückgekehrt. Siebenmal humpelte sie mit einer schrecklichen Geschichte mehr im Gepäck ins Haus«. Wie auch ich hatte Moran bei ihrem ersten Kind eine Hausgeburt geplant. Wie auch ich hatte sie tief in sich das Gefühl, eine natürliche Geburt sei physisch eigentlich gar nicht möglich. Wie bei mir wurde dieser Zweifel dadurch genährt, dass sie den Stichtag um zwei Wochen überschritt. »Ich fühle mich wie eine gescheiterte Schamanin, die ihren Stab gen Himmel reckt und brüllt: ›SEHET NUR, DER REGEN!‹, während auf den Feldern weiter die Ernte verdorrt«, schreibt sie. Anders als bei mir setzten ihre Wehen auf natürlichem Weg ein. Aber aufgrund des langsamen Geburtsfortschritts und der unvorteilhaften Position ihres Babys ging sie schließlich dennoch ins Krankenhaus.

Dort erklärte ihr die Hebamme, die die Erstuntersuchung durchführte: »Das passiert Mamis, die sagen, dass sie ihr Kind zu Hause zur Welt bringen wollen, ganz oft … Am Ende müssen sie herkommen, und dann wird ihnen der Bauch aufgeschnitten.« Wie so viele andere Frauen auch machte diese Einstellung Moran nicht weiter wütend, weil sie sie tief in ihrem Innersten für die Wahrheit hielt. »Endlich bin ich jemandem begegnet, der laut ausspricht, was ich doch eigentlich immer schon gewusst habe. Dieses Miststück sieht mich als das, was ich bin: unfähig.« Ihre Geburt war eine einzige traumatisierende Tortur und endete mit einer Sectio.

Ich habe Erlebnisse wie die von Moran in Tausenden von Geburtsgeschichten gehört. Frauen treten mit einem tiefen Mangel an Vertrauen in ihren Körper ins Geburtshilfesystem, und das System beweist ihnen, dass sie damit goldrichtig lagen. Letztlich zeigt sich bei Moran, Rich und Greer überall derselbe Grundtenor: Unsere Tendenz, Frauen und ihre Körper für zerbrechlich und zutiefst hilfsbedürftig zu halten, steigt während der Schwangerschaft sprunghaft und heftig an. Gepaart mit der unverhältnismäßig großen Angst, die sowohl die Frauen selbst als auch die Geburtsbetreuenden empfinden, führt das dazu, dass sich alle Beteiligten mitschuldig machen an einer meist irgendwo zwischen unschön und entsetzlich zu verortenden Geburtserfahrung, in der die Frau in der Regel eine passive Rolle einnimmt.

Die Rahmenbedingungen

Kommt dir folgendes Gespräch irgendwie bekannt vor?

»Und, wie war die Geburt?«

»Ach, weißt du, eigentlich nicht so toll. Ich hatte es auf natürlichem Weg versuchen wollen, aber dann zogen sich meine Wehen endlos hin – 38 Stunden, das war echt grauenhaft –, und am Ende musste ich all meine Pläne über Bord werfen, und es wurde eine Zangen-/Saugglocken-/Bauchgeburt.« Es ist eine altbekannte Geschichte, und auch wenn es heißt, wir würden uns aktuell in der »vierten Welle«* des Feminismus befinden, scheint das Narrativ von niemandem hinterfragt zu werden.[6] Das sind die Frauen, die sich nach Geburten am häufigsten schlecht fühlen, nicht nur körperlich, sondern auch emotional. Das sind die Frauen, die häufig Scham und Reue empfinden,

---

* Manche Ansätze betrachten die Geschichte des Feminismus als »wellenförmig«. Einfach gesagt: Erste Welle = die Suffragetten Anfang des 20. Jahrhunderts. Zweite Welle = 1960er bis 1980er, Gleichberechtigung. Dritte Welle = 1990er bis Ende der 2000er, Inklusion. Vierte Welle = 2010 bis heute, Kampf gegen Belästigung und Frauenfeindlichkeit, häufig mithilfe moderner Technologien und der sozialen Medien.

weil sie sich überhaupt je »Hoffnungen gemacht« haben. Weil sie so dumm waren, darauf zu vertrauen, dass ihr Körper sie nicht im Stich lassen wird. Wenn du mit deinen Nachfragen nur ein bisschen weiter in die Tiefe bohrst, wirst du feststellen, dass das die Frauen sind, die Opfer der Rahmenbedingungen geworden sind. Denn in der Mehrzahl der Fälle wurden sie nicht von ihren Körpern im Stich gelassen, sondern von einem System, das ihnen nicht die nötige Unterstützung geboten hat, und – noch umfassender – von einer Kultur, die dieses System als etwas akzeptiert und unterstützt, für das jede Frau dankbar sein sollte.

Ebenfalls wirst du feststellen müssen, dass bei diesen Frauen routinemäßig die Geburt eingeleitet wurde, obwohl sie den Stichtag erst um vielleicht eine Woche überschritten hatten. Du wirst erfahren, dass sie vom Empfangspersonal im Krankenhaus weggeschickt wurden, weil sie »noch keine Wehen hatten«, nach Hause, wo sie sich abgelehnt und verängstigt fühlten. Du wirst davon hören, wie sie alleingelassen wurden, als sie Unterstützung brauchten, und wie sie im Lauf ihrer stundenlangen »ineffizienten« Wehen mindestens einmal gestört, untersucht oder in anderer Weise in einen Gefühlszustand der Nervosität und Verletzlichkeit, des Ausgeliefertseins versetzt wurden. Du wirst erfahren, dass man Dinge zu ihnen sagte, die vielleicht beruhigend gemeint waren, tatsächlich aber dazu führten, dass sie noch mehr an Selbstbewusstsein verloren. Du wirst davon hören, wie man sie in Rückenlage auf einem Bett positionierte. Kurzum: Du wirst herausfinden, dass es Tausende Gründe dafür gab, warum sich ihre Körper nicht so öffneten, wie sie es hätten tun sollen, und dass viele dieser Gründe mit der Umgebung und den Umständen zu tun haben, unter denen diese Frauen gebären sollten. Und mit der Art und Weise der Betreuung und Unterstützung, die sie erhalten haben. Und – insbesondere – mit den Zweifeln und negativen Erwartungen, die die Frauen bereits hatten, ehe sie den blauen Streifen auf dem Schwangerschaftstest gesehen haben. Und du wirst erfahren, dass sie trotz alledem die Schuld bei sich selbst suchen.

Eine Lösung, die von Hebammen und Fachleuten zum Thema Geburt häufig vorgeschlagen wird, besteht darin, dass die Frauen innerlich anders an Geburten herangehen sollten. Zu lernen, an sich selbst und die natürlichen Fähigkeiten des eigenen Körpers zu glauben. So wie es Caitlin Moran vor ihrer zweiten Geburt tat. Das ist eine Herausforderung, der sich viele Frauen während der Schwangerschaft stellen. Moran wählte zu diesem Zweck die Technik Hypnobirthing. Zu lernen, die Schmerzen bei der Geburt als etwas Positives zu betrachten, half ihr, sie durchzustehen. »Anders als alle anderen Schmerzen auf dieser Welt sind diese hier kein Zeichen dafür, dass etwas schiefläuft, sondern dafür, dass etwas richtig läuft«, schreibt sie über ihre Wehen. Ihre ersten Worte nach der Geburt ihrer Tochter hätten gelautet: »Das war ja leicht! Wieso sagt einem niemand, wie leicht das ist?«

Dies ist meiner Erfahrung nach der Punkt, an dem jeder feministische Dialog rund um das Thema Geburt in unruhiges Fahrwasser gerät. Denn was Moran aus ihrer »schlechten Geburt« und ihrer »guten Geburt« gelernt hat, ist höchst kontrovers – ganz egal, wie viele Frauen ähnliche Erfahrungen gemacht haben und sie in ihrer Einschätzung stützen. Die Vorstellung, Geburten könnten »leicht«, triumphal oder sogar angenehm sein, dass sie eine positive Erfahrung fürs Leben darstellen können oder – noch schlimmer – dass sich Schmerz auf positive Weise umdenken lässt, führt nicht selten zu einem Aufschrei, der die Frauen meist in zwei rein fiktive und komplett nutzlose Lager spaltet: auf der einen Seite die »ganzkörperbehaarten Hausgeburtsökos«, auf der anderen Seite die »Tussis, die sich zu schade sind, beim Pressen zu schwitzen«. In der Realität sind die meisten Frauen viel zu komplex, um derartigen Stereotypen zu entsprechen. Aber spaltende und polarisierende Diskussionen wie diese bieten eine willkommene Ablenkung vom eigentlichen Thema. Und das lässt das hehre Ziel, gemeinsam etwas dafür zu tun, dass Frauen in Zukunft unter besseren Bedingungen gebären können, einigermaßen hoffnungslos wirken.

Außerdem reicht es einfach nicht, die eigene Denkweise zu ändern – abgesehen davon, dass dieser Ansatz leicht zu einem weiteren Baustein der Rahmenbedingungen werden kann. Die Augen zu schließen, dreimal die Hacken gegeneinanderzuschlagen und sich immer wieder zu sagen: »Schmerz ist Macht« mag zwar helfen. Aber wenn du in einem System gebärst, bei dessen Aufbau die weibliche Physiologie tendenziell wenig Berücksichtigung erfahren hat, kann es dir trotz all deiner Bemühungen passieren, dass du von deinem Kurs abkommst. Zusätzlich kann es dazu kommen, dass du faktisch medizinische Hilfe benötigst. Denn die vielen Geburtsaffirmationen, die besagen, dass wir »auf die Geburt vertrauen« müssen, weil unser Körper »weiß, was er zu tun hat«, entsprechen leider nicht in allen

Fällen der Realität. Entsprechend muss aus feministischer Warte auch betrachtet werden, wie Frauen, die nicht natürlich, vielleicht nicht einmal vaginal gebären wollen, trotzdem im Zentrum der Entscheidungsfindung stehen und sich während des gesamten Prozesses gut betreut fühlen können. Frauen zu sagen, dass sie »auf die Geburt vertrauen« sollen, ohne die tieferliegenden Probleme anzusprechen, bringt diese Frauen erstens in eine Position, in der sie Gefahr laufen, zu scheitern, und zweitens führt es zu einer Polarisierung, mit der niemandem geholfen ist.

Zwei Türen

Auch die prominente Feministin Naomi Wolf behandelt die Themen in ihrem 2001 erschienenen Buch *Misconceptions*[7], das ebenso wie *Die ganze Frau* und *Of Woman Born* Geburten im übergeordneten Kontext von Mutterschaft und Frausein untersucht, anstatt sie zum zentralen Thema zu machen. Wolf schreibt von den »zwei Türen« – eine Metapher, die zufällig mein Erlebnis mit den beiden Frauenärzten widerspiegelt, die so unterschiedliche Ansichten über Vaginalgeburten hatten. »Wenn sich Frauen auf die Reise in Richtung Geburt begeben, sehen die meisten von ihnen nur zwei Türen vor sich, die unterschiedlicher kaum sein könnten: die ›konventionelle‹ und die ›natürliche‹«, schreibt sie. Naomi Wolf, die selbst zwei Bauchgeburten erlebt hat, sagt richtigerweise, dass Brücken zwischen diesen beiden Polen geschlagen werden sollten. Jede »Tür« – der Hightech-Krankenhaus-Ansatz und der natürliche Ansatz – hat laut Wolf ihre Vorteile, von denen die jeweils andere profitieren könnte. »Die beiden müssen miteinander reden, auf Augenhöhe und mit gegenseitigem Respekt. Sie müssen zusammenarbeiten, um eine Geburtskultur zu erschaffen, in der Frauen aus dem gesamten Angebot beider Welten die jeweils für sie besten Optionen frei wählen können.« Aber heute, rund zwanzig Jahre nachdem Wolf diese Worte geschrieben hat, kann ich bezeugen, dass der Großteil dieser Brücken nach wie vor gebaut werden muss und dass Polarisierung in der Welt des Gebärens nach wie vor ein ungelöstes Problem ist, das vielen Frauen schadet.

In Wolfs Heimat, den USA, ist die Polarisierung von Geburten besonders extrem. Die Frauen, die sich für eine Hightech-Krankenhausgeburt entscheiden, werden mit einiger Wahrscheinlichkeit an einen Monitor und direkt auch an den Tropf angeschlossen und erhalten eine PDA. Zervix-Stripping ist Routine und auch das Aufstechen der Fruchtblase erfolgt standardmäßig. Erwartungsgemäß existiert in den Staaten auch eine starke Gegenkultur. Allerdings haben Frauen, die sich für die »alternative« Tür entscheiden, große Probleme, Fachpersonal zu finden, das sie betreut. Viele Schwangere entscheiden auch direkt, dass sie ihr Kind lieber ohne jede Hilfe zur Welt bringen wollen, als sich in das hochgradig medikalisierte System zu begeben.

Eine weitere Ideologie, die zur Vertiefung dieser Kluft beiträgt, ist die Vorstellung, dass gebärende Frauen entweder »mächtig« oder »machtlos« sind, aber nicht beides zugleich sein können. Es stimmt, dass Geburten eine Urgewalt darstellen, die größer ist als wir selbst und nicht ganz kontrolliert werden kann. Es stimmt aber auch, dass wir viel dafür tun können, unsere Chance auf ein positives Erlebnis zu vergrößern. Die Entscheidungen, die wir beim Gebären treffen, haben einen Einfluss darauf, wie die Geburt letztlich verläuft. Die Vorstellung, dass wir den mysteriösen Kräften von Mutter Natur schwach und hilflos ausgeliefert sind, ist ein weiterer Mythos, der Frauen entmutigt, bei ihren Geburtsentscheidungen auf täglicher Basis eine aktive Rolle einzunehmen. Neel Shah, geburtsbegleitender Arzt und Professor in Harvard, arbeitet daran, die Kultur in den Geburtsstationen der USA zu ändern, um die Sectioraten zu reduzieren, die derzeit durch die Decke gehen. »Der größte Faktor für die Frage, ob eine Frau eine Sectio bekommt oder nicht«, schreibt er, »ist die Tür, durch die sie vor der Geburt geht.«[8] Ja, Geburten lassen sich nicht komplett vorhersagen. Und trotzdem haben wir Handlungs- und Wirkmöglichkeiten.

Wie man sich in der Geburtshilfe durchsetzt

Kenne deine Rechte

Mach dir bewusst, dass du das juristische und moralische Recht hast, in allen Fragen rund um deine Schwangerschaft und die Geburt die Hauptentscheidungsträgerin zu sein. Du hast außerdem das Recht, respekt- und würdevoll behandelt zu werden und umfassend über die Entscheidungen, die du womöglich treffen musst, informiert zu werden. Hast du das Gefühl, dass diese Rechte nicht respektiert werden, wendest du dich am besten an eine der Hilfsgruppen, die du im Abschnitt »Ressourcen« auf S. 328 findest.

Mach dir klar, was du willst

Nimm dir Zeit, darüber nachzudenken, was für eine Art von Geburt du willst und welche Elemente dir wichtig sind. Sei flexibel in deinen Planungen und überlege dir, was du jeweils tun willst, falls es zu Abweichungen von deiner Traumgeburt kommt. Hast du deine Entscheidungen getroffen, brauchst du dich nicht für sie zu rechtfertigen, und du musst sie auch nicht sanft und vorsichtig an andere herantragen. Die Geburt deines Kindes ist ein gewaltiges Ereignis in deinem Leben, und du hast ein Recht darauf, eine klare Vorstellung davon zu haben, wie du dieses Ereignis erleben willst. Das bedeutet nicht, dass du unrealistisch, unflexibel oder fordernd bist. Es bedeutet einfach nur, dass du eine starke Frau bist und daran glaubst, dass du wichtig bist.

Mach dir klar, *weshalb* du es willst

Recherchiere die wissenschaftlichen Erkenntnisse über deine spezielle Situation – wenn du beispielsweise Zwillinge erwartest, eine Vaginalgeburt nach einer Sectio willst, den Stichtag überschritten hast oder dein Kind gern zu Hause bekommen möchtest. Du solltest stets parat haben, welche Möglichkeiten du hast und welche davon dir jeweils am liebsten ist. Sprich mit anderen Frauen (die sozialen Medien sind in dieser Hinsicht eine wahre Goldmine!) über die Entscheidungen, die sie jeweils getroffen haben und warum sie heute glauben, dass sie richtig – oder auch falsch – für sie waren. Umfassend informiert zu sein hilft dir, in Diskussionen mit deinem Geburtshilfeteam nicht das Selbstbewusstsein zu verlieren.

Sei selbstbewusst

Trau dich, selbstbewusst aufzutreten – und wenn dir das schwerfällt, nutze die Zeit vor der Geburt, um an deinem Selbstbewusstsein zu arbeiten. Dazu gehört auch, in Situationen, in denen du dich durchsetzen musst, eine angemessene Körpersprache an den Tag zu legen. Übe zu Hause vor dem Spiegel, aufrecht dazustehen, mit beiden Beinen fest auf dem Boden und gestrafften Schultern. Atme ruhig und tief. Wenn du etwas Unterstützung dabei brauchst, findest du sie in Selbsthilfebüchern, der Therapie oder vielleicht auch durch Yoga und Meditation. Mehr Selbstbewusstsein zu entwickeln und deine eigene Stimme zu finden, dürfte sich im Umgang mit der Geburtshilfe mit großer Wahrscheinlichkeit als ziemlich hilfreich erweisen – und noch viel mehr in der darauffolgenden Lebensphase, dem Elterndasein.

Bau dir ein Team auf

Es ist viel leichter, für sich selbst einzustehen, wenn man weiß, dass man Verstärkung hat. Wenn es in deinem Leben Menschen gibt, die dich bei der Geburt unterstützen wollen, sprich mit ihnen über deine Bedürfnisse und Wünsche. Achte darauf, dass sie alles auch wirklich genau verstanden haben und komplett auf deiner Seite sind. Such dir eine Doula – eine unabhängige Person, die dich bei der Geburt unterstützen kann – und nimm dir die Zeit, ein enges Verhältnis zu ihr aufzubauen, sodass ihr beide wisst, dass ihr einander versteht und aufeinander vertrauen könnt. Vielleicht hast du bei einer Krankenhausgeburt ja auch die Möglichkeit, eine Beleghebamme mit in den Kreißsaal zu nehmen. Wenn nicht, versuche, ein gutes, positives Verhältnis zum geburtsbetreuenden Personal im Krankenhaus aufzubauen.

Lass Taten sprechen

Wenn du den Eindruck hast, dass du in der Schwangerschaftsvorsorge und Geburtshilfe nicht das bekommst, was du willst, solltest du ernsthaft in Erwägung ziehen, dich anderweitig zu orientieren. Vielleicht gibt es bei dir in der Gegend eine andere Klinik, zu der du wechseln kannst. Wenn du eine geplante Sectio vornehmen lassen willst, kannst du dich sogar noch weiter von deinem Wohnort entfernen, um eine Einrichtung zu finden, die deinen Vorstellungen entspricht. Die Auswahl ist zwar abhängig davon, aus welcher Region du stammst, dennoch gibt es aber praktisch überall mehr als eine Möglichkeit. Auch hier sind die sozialen Medien eine hervorragende Möglichkeit, herauszufinden, was für Alternativen es in deiner näheren Umgebung gibt.

Erhebe deine Stimme

Sag klar und deutlich, was du willst und was nicht. Übe Sätze ein wie »Ich möchte gern noch etwas Zeit, um darüber nachzudenken, ehe ich eine Entscheidung treffe«, »Ich glaube, mir fehlen noch einige wichtige Informationen, um diese Entscheidung zu treffen. Bitte erzählen Sie mir mehr darüber«, »Hören Sie bitte auf der Stelle auf damit« oder »Dazu willige ich nicht ein«. Wenn du den Eindruck gewinnst, dass dich deine Geburtsbetreuung verbal entmutigt, unter Druck setzt oder respektlos mit dir redet, sprich es an! Wenn nötig, lege offiziell Beschwerde ein. Damit hilfst du nicht nur dir selbst, sondern auch den Menschen, die dort in Zukunft betreut werden.

Bedauern und Trauma

Die Aussage, dass wir beim Gebären nicht machtlos sind, kann für jene Frauen, die sich bei der Geburt ihres Kindes machtlos gefühlt haben, ein extremer Trigger sein. Das allein könnte schon erklären, weshalb der Feminismus dem Thema Geburten so wenig Aufmerksamkeit schenkt. Ein großer Prozentsatz an Frauen hat in den vergangenen Jahrzehnten grauenhafte Geburten durchlebt. Als wäre das nicht genug, waren diese Erlebnisse auch noch in ein wohlbewährtes kulturelles Päckchen verpackt, verziert mit einem Seidenband aus unerschütterlichem Glauben daran, dass die Schulmedizin die Frauen vor ihren mangelhaften Körpern erretten wird. Und die Schleife oben auf dem Geschenk ist das ewige Mantra, dass ein gesundes Baby alles ist, was zählt – ein Mantra, das den Frauen lebenslang das Gefühl gibt, sich eigentlich gar nicht fragen zu dürfen, ob die Geburt nicht weniger traumatisierend hätte ablaufen können. Anders. Vielleicht sogar ... schön!

Spricht man positiv über Geburten, kann es entsprechend zu heftigen Gegenreaktionen kommen, die häufig einer tiefen Verletztheit entspringen, einer Wunde in den Frauen, die sowohl persönlich als auch kulturell bedingt ist. Ich selbst habe diesen Schmerz empfunden, als nach meiner Zangengeburt im Krankenhaus eine Freundin von mir, die gleichzeitig schwanger gewesen war, genau die entspannte Hausgeburt durchlebt hatte, die ich mir so gewünscht hatte. Ich weiß noch genau, wo ich war, als ich davon erfuhr, und wie niedergeschmettert ich war. Ich war am Boden zerstört. Und ja, ich weiß, dass mir manche Leute jetzt sicherlich einreden wollen, das läge einfach daran, dass ich die eine Art von Geburt für »besser« hielt als die andere, dass ich das Gefühl gehabt hätte, einen Test nicht bestanden zu haben und meine Hausgeburtenfreundin schon. Aber ich war nicht am Boden zerstört, weil ich alberne, unrealistische Vorstellungen von einer perfekten Geburt hatte. Davon war ich weit entfernt. Ich war am Boden zerstört, weil ich traumatisiert worden war. Ich fand es grauenvoll, an das Geburtserlebnis meiner Freundin auch nur zu denken, weil dabei automatisch so viele »Was wäre gewesen, wenn«-Fragen über meine eigenen Erfahrungen hochkamen. Ich war durch mein Geburtserlebnis so tief verwundet, dass die Vorstellung, es hätte auch anders laufen können, nahezu unerträglich war.

Aber es *hätte* anders laufen können. Heute weiß ich das. Allerdings musste ich ziemlich schmerzhaft und tief in meiner Seele herumbohren, mehrere Jahre verstreichen lassen und ein zweites Kind zur Welt bringen, um auch nur ansatzweise meinen Frieden mit dieser Tatsache zu schließen. Heute weiß ich, dass eine andere »Tür« – eine andere Hebamme, ein anderer kultureller Hintergrund, eine andere Einstellung, ein anderer Arzt – vielleicht zu einer Hausgeburt geführt hätte, oder zumindest zu einer Krankenhausgeburt, bei der ich keine Bekanntschaft mit dem geburtsbegleitenden Arzt geschlossen hätte, dem ich den liebevollen Spitznamen »Klingen-Ken« verpasst habe. Humor ist schließlich ein probates Gegenmittel für Traumata, stimmt's? So oder so: Es hätte anders laufen können.

Mit dieser Aussage will ich nicht zu weiteren Polarisierungen einladen. Meine Schlussfolgerung, dass einige der Interventionen, die bei mir durchgeführt wurden, unnötig waren, bedeutet noch lange nicht, dass *alle* Interventionen unnötig sind. Mein eigener Wunsch nach einer Hausgeburt bedeutet nicht, dass ich der Meinung bin, jede Frau sollte diesen Wunsch haben. Aus meiner Sicht geht es bei meiner persönlichen Erkenntnis, dass meine Geburt auch anders hätte laufen können, ums große Ganze. Es geht um die Zukunft des Gebärens, nicht um seine Vergangenheit, obwohl es im Zuge dieses Fortschritts sicherlich nicht schaden würde, wenn die Frauen dieser Welt endlich mal eine kollektive Entschuldigung zu hören bekämen. Dass anerkannt wird, dass es für all die Frauen, die statt einer positiven und kraftspendenden Erfahrung eine Geburt erlebt haben, die sie lieber vergessen würden, auch ganz anders hätte laufen können. Und das Zugeständnis, dass all das nicht daran lag, dass ihre Körper sie im Stich gelassen haben, sondern daran, dass sie nicht die empathiebasierte Betreuung erfahren haben, die sie verdienten. Wer diese Entschuldigung abgeben soll? Da bin ich schon weniger sicher. Sicher bin aber, dass wir Frauen diese Entschuldigung dringend nötig haben. In der westlichen Welt besteht derzeit ein großer Mangel an Anerkennung all der unnötigen Traumata, die so viele Frauen bei der Geburt ihrer Kinder erlitten haben. Dazu kommt der starke Antrieb, die Überzeugung in Frauen aufrechtzuerhalten, dass es nicht anders hätte laufen können und sich daran auch nie etwas ändern wird. Dadurch wird die Möglichkeit eines Dialogs über Verbesserungsmöglichkeiten im Bereich der Geburtshilfe konsequent im Keim erstickt. Und ich bin der Meinung, dass wir als Feministinnen an einem Punkt angelangt sind, an dem wir etwas daran ändern sollten.

> *Das Baby ist das Ziel, und Frauen lernen, dass das Wie etwas ist, über das andere Leute zu entscheiden haben. So gelangen wir zu dem Eindruck, dass dies womöglich die erste wahre Lektion in Sachen Mutterschaft ist: sich selbst für einen höheren Zweck zu opfern und für dieses Privileg auch noch dankbar zu sein.*
>
> Clementine Ford[9]

Ein Mangel an Aufmerksamkeit

Als ich 2014 einen Artikel für *BestDaily* über Kimberly Turbins Zwangsdammschnitt schrieb, beschrieb ich Geburten als »das vergessene Land des Feminismus«. Inzwischen finde ich das selbst ein bisschen zu hart, da ich seitdem insbesondere im akademischen Bereich vielen Autorinnen und Autoren begegnet bin, die diese Themen bis in die Tiefe analysieren. Und natürlich gibt es auch Autorinnen und Aktivistinnen wie Ina May Gaskin, Sheila Kitzinger und Janet Balaskas, um nur einige zu nennen. Aber die meisten Menschen bekommen diese Stimmen nie zu hören, und im Mainstream-Feminismus herrscht ein erschreckender Mangel an Empörung darüber, was Frauen im Geburtsraum erleben müssen. In der aktuellen vierten Welle des »digitalen Feminismus« wurden bereits viele wichtige Themen angesprochen – gleicher Lohn bei gleicher Leistung, weibliche Genitalverstümmelung, das Seite-1-Girl, rassistische und sexistische Stereotypisierung, Missbrauch in der digitalen Welt, alltäglicher Sexismus und vieles mehr. Geburten aber haben es nicht auf diese Liste geschafft.[10] Ob das darauf zurückzuführen ist, dass viele Aktivistinnen der neuen Generation bislang noch keine Kinder haben? Das könnte eine Rolle spielen, aber ich glaube, es steckt mehr dahinter.

Einerseits das kollektive Geburtstrauma, das Frauen mit sich herumtragen. Andererseits die langjährige Ausrichtung des Feminismus auf »Gleichheit«, mit der ein gewisser Widerstand einhergeht, sich mit Themen zu befassen, bei denen die Unterschiede zwischen männlicher und weiblicher Biologie eine Rolle spielen – und dafür sind Geburten natürlich ein Paradebeispiel. »Man wird nicht als Frau geboren, man wird vielmehr zu einer«, schrieb Simone de Beauvoir in ihrem Klassiker *Das andere Geschlecht*[11] aus dem Jahr 1949 und gab damit bis zum heutigen Tag für praktisch den gesamten weiteren feministischen Diskurs den Ton an. Das Argument dahinter lautet, dass patriarchalische Unterdrückung darauf beruht, Frauen als das »Andere« zu behandeln, als das »zweite Geschlecht«, als Sie-der-etwas-fehlt. Der Mann ist der Prototyp des Menschen, die Frau hingegen ein etwas seltsamer und dysfunktionaler Nachklapp, geformt aus der überflüssigen Rippe eines Mannes, und das nicht einmal in sonderlich effizienter Form. »Das Weibliche ist weiblich durch den Mangel von Eigenschaften«, stellte der liebenswürdige Aristoteles fest, und de Beauvoir zitiert ihn mit der Bemerkung, diese Ansicht bilde das Fundament mehrerer Jahrtausende Frauenfeindlichkeit.

Und tatsächlich: Genau diese Ansicht von Aristoteles bildet offenbar auch den Hintergrund der Geburtshilfe. Argumentieren wir also, dass Geburten verbessert werden können und die meisten Frauenkörper weitaus besser funktionieren, als man ihnen derzeit zutraut, tun wir etwas offen Feministisches – jedenfalls, wenn Feminismus bedeutet, Frauenkörper als leistungsfähig zu betrachten, Frauen den Rücken zu stärken und zu verhindern, dass sie ungerecht behandelt werden. Seit Aristoteles bis heute in der modernen Geburtshilfe wird die Vorstellung, dass Frauen vor ihren minderwertigen, mangelhaften, dysfunktionalen Körpern gerettet werden müssen, kaum infrage gestellt.

In einer Welt, in der Feministinnen lange danach gestrebt haben, dieselben Privilegien zu erlangen, die mit dem Mannsein einhergehen, kann die Vorstellung, dass das Frausein an sich etwas Einzigartiges ist, das man auch für sich genommen zelebrieren kann, durchaus etwas unmodern wirken. Innerhalb dieses Kontextes werden Mutterschaft, Stillen und Geburten – insbesondere natürliche Geburten – häufig entwertet und als unwichtig für das Erleben des eigenen Menschseins betrachtet. Die Autorin Laurie Penny beispielsweise erklärte ihre Entscheidung, kinderlos zu bleiben, wie folgt: »Ich habe keine Zeit, mich damit herumzuplagen«, um anschließend die berechtigte Frage zu stellen, warum ihre Entscheidung überhaupt infrage gestellt wird: »Mutterschaft ist eine Frage der Einwilligung.«[12] Die – ebenfalls berechtigten – Sorgen einer weiteren Feministin des 21. Jahrhunderts, Chimamanda Ngozi Adichie, drehen sich nach der Geburt ihres ersten Kindes um das Recht, ihre Karriere weiterzuverfolgen: »Es gibt so viele Frauen, die durch ihre Schwangerschaft benachteiligt wurden, und darauf müssen wir dringend eingehen. Wir brauchen in jedem Arbeitsvertrag eine Klausel, laut der eine Frau, die schwanger wird, danach ihren Job in exakt derselben Form wiederbekommen kann.«[13] Penny und Adichie befassen sich mit Fragen der Einwilligung und der Rechte. Aber der Geburtsraum, wo beide Themen förmlich nach Aufmerksamkeit schreien, wird nicht mit einem Wort erwähnt.

Insgesamt neigt der allgemeine Diskurs über Geburten dazu, polarisiert zu werden. Einige Parteien betrachten natürliche Geburten, Hausgeburten und Freigeburten (und häufig auch Stillen und Kinderbetreuung, die sie über denselben Kamm scheren) als das ultimative feministische Statement und medikalisierte Geburten als repressiv. Andere Parteien wiederum argumentieren genau andersherum. Natürlich hört man, wann immer das Thema aufkommt, früher oder später den ewigen Refrain: »Natürlich muss das jede Frau für sich entscheiden«, gefolgt von allgemeinem zufriedenem Nicken, als sei das Problem damit gelöst. Denn persönliche Entscheidungen sind eine komplizierte Angelegenheit. Wir alle bilden uns gern ein, dass wir freie Entscheidungen treffen, aber wir alle sind ein Produkt unserer Kultur, der Geschichten, die wir gehört, der Werbungen und Fernsehserien, die wir gesehen und der Erwartungen, die wir auf dieser Grundlage bezüglich der verschiedensten Ereignisse entwickelt haben. Gebiert man beispielsweise im Bett auf dem Rücken liegend, mag sich das nach freier Entscheidung anfühlen – aber dieser Entscheidung liegt eine Myriade an Einflüssen zugrunde, von Fernseh-Dokus, in denen typische Krankenhausgeburten gezeigt werden, bis hin zu der Tatsache, dass im Zentrum der meisten Geburtsräume ein riesiges Bett steht. All diese Einflüsse haben womöglich dazu geführt, dass man denkt, so würden »Geburten eben ablaufen«. Der Feminismus muss tiefer graben. Er muss Entscheidungen rund um Geburten und die Erfahrungen, die Frauen beim Gebären machen, im Licht der Menschenrechte neu bewerten und dadurch eine Welt erschaffen, in der gebärende Frauen eine deutlich größere Bandbreite an Entscheidungen treffen können.

Der »Kult« um die natürliche Geburt

Einige feministische Kommentatorinnen vertreten die These, dass Frauen, die »gegenkulturell«, also beispielsweise zu Hause, per Wassergeburt, ohne Schmerzmittel oder unter Einsatz von Techniken wie Hypnobirthing, gebären wollen, auch dies nur deswegen tun, weil sie unter starkem äußerem Einfluss stehen, diesmal seitens der »Verfechterinnen der natürlichen Geburt«, die teilweise als »Industrie« oder sogar »Ideologie« und »Kult« beschrieben wird. Die Journalistin Hadley Freeman schrieb 2015 im *Guardian*, natürliche Geburten seien auch »nichts weiter als eine Möglichkeit mehr, über Frauen zu urteilen«. In Geburtsvorbereitungskursen würden Frauen »dafür gescholten, wenn sie einen Geburtsplan erstellen, in dem etwas anderes steht, als dass sie ihr Kind in einem tiefen Wald umgeben von Füchsen bekommen wollen.«[14] Eliane Glaser schrieb im selben Jahr ebenfalls im Guardian, natürliche Geburten seien ein »Kult«, der »zu weit gegangen sei«. Und: »Unter Feminismus verstehe ich etwas anderes, als zu einer natürlichen Geburt gedrängt zu werden.« Ihre Wortwahl in dem Artikel ist ziemlich drastisch: »Unsere Kultur betrachtet natürliche Geburten als eine Art brutales Aufnahmeritual ähnlich dem Hazing, als das passende Vorspiel zum Leidensweg Mutterschaft.«[15] Für alle, die so wie ich vorher keine Ahnung hatten, was Hazing ist: Hinter dem Begriff verbergen sich die häufig brutalen Initiationsrituale von Uni-Footballmannschaften und Elite-Studentenverbindungen, bei denen die Initiierten häufig gefesselt, verprügelt und zum Sex gezwungen werden.[16] Was für ein Vergleich.

Hans Peter Dietz, Professor für Geburtshilfe an der University of Sydney, der scharfe Kritik an den aktuellen Versuchen übt, die Sectioraten zu reduzieren, liefert ebenfalls eine interessante Beschreibung der von ihm so genannten »Ideologie der natürlichen Geburt«: Er bezeichnet sie als »Paternalismus im Röckchen.«[17] Dietz, Glaser, Freeman und andere Kritisierende der »vaginalen« Geburt nehmen unter anderem an, dass die Frauen, die sich dafür entschieden, ihren Gehorsam gegenüber der medizinischen Autorität vergangener Jahrzehnte einfach nur gegen eine neue Form der Hirnwäsche ausgetauscht hätten, kurzgesagt: Sie stehen unter einem Bann. Der Klemmbrett-wedelnde, bevormundende Arzt mag zwar verschwunden sein, aber er wurde einfach nur durch eine andere Art von Leitfigur ersetzt, der die Frauen unhinterfragt hinterherlaufen: der Öko-Leiterin ihres

Geburtsvorbereitungskurses mit ihren Sandalen und dem klobigen Schmuck, umwogt vom Duft von Patchouli-Öl und vielleicht sogar einem Flattergewand. Doch ganz gleich, wie sie auch aussehen mag – habt Acht: Sie ist nichts weiter als das Patriarchat im Fummel.

Es ist interessant für mich, diese Ansichten zu lesen. Denn sie zwingen mich, meine eigenen Entscheidungen bezüglich meiner Geburten neu zu überdenken. Wurde ich von außen beeinflusst? Stand ich unter einem Bann, als ich zum ersten Mal Interesse an natürlichen Geburten entwickelte und dachte: Ja, das ist es, was ich mir im Idealfall wünsche? Ich muss zugeben, dass ich die Geburtsgeschichten in einem Buch mit dem Titel *Die selbstbestimmte Geburt: Handbuch für werdende Eltern* gelesen habe und sie für mich eine Offenbarung waren. Als ich zum ersten Mal schwanger war, bestand meine bislang einzige Referenz zum Thema »Wie laufen Geburten eigentlich so ab?« aus einem brutalen Schulvideo, das eine Frau in Laura-Ashley-Kleid und Achtziger-Jahre-Brille zeigt, die auf dem Rücken liegt und der außerhalb des Bildausschnitts am Unterleib herumgefummelt wird. Die Frauen aus dem Buch brachten ihre Kinder in der Kommune von Autorin Ina May Gaskin in Tennessee zur Welt. Viele von ihnen kamen aus allen Winkeln der USA angereist. Sie mochten keine direkten »Hippies« sein, aber Ina May selbst, die Wehen als psychisch-sexuell-spirituelles Erlebnis versteht, versprühte durchaus einen gewissen Hippie-Flair. Trotzdem konnte ich mich sofort mit den Geschichten in ihrem Buch identifizieren – das waren keine Frauen, die die Wehen romantisierten. Sie sprachen durchaus über ihre Schmerzen und Ängste. Und doch konnte ich mich komplett identifizieren. Sie waren »ganz wie ich«, Frauen, die den Schmerz und die Angst wahrnahmen, gleichzeitig aber auch tough, aufsässig und stark waren und ihren Körper kannten. Ich hatte noch nie ein Kind zur Welt gebracht, aber ich hatte andere herausfordernde Situationen durchgestanden, und ich fand die Frage interessant, wie es wohl sein würde, die Herausforderung Wehen ganz bewusst anzugehen und dafür – zumindest laut Ina May – mit einer Geburt belohnt zu werden, die sich spirituell, ekstatisch, kraftspendend, gesund und stark anfühlte. Ich hatte also einen Plan für die Geburt: Ich wollte eine der toughen, kompetenten Frauen sein, von denen ich in Gaskins Buch gelesen hatte.

Aber meine Pläne für die Geburt waren nicht nur aus positiven und starken Motivationen heraus entstanden. Mein Wunsch, natürlich zu gebären, beruhte teilweise zwar auf dem, was ich wollte, vielleicht aber sogar noch mehr auf dem, was ich *nicht* wollte. Ich hatte eine tief sitzende Angst vor Krankenhäusern, insbesondere vor den Skalpellen und Spritzen, die in besagten Krankenhäusern benutzt werden. Mir wurde schon beim bloßen Gedanken an eine Sectio ganz anders, und ich war nicht sicher, ob ich es durchstehen würde, bei vollem Bewusstsein aufgeschnitten zu werden. Ich wurde ja schon bei Grippeimpfungen ohnmächtig – wie sollte ich da eine PDA überleben? Eigentlich ging es mir also darum, alles in meiner Macht Stehende zu tun, um all das zu verhindern. Ich hatte keine Ahnung, wie schmerzhaft Geburten sind, aber ich wusste, ehe ich mir eine Nadel ins Rückenmark stechen ließ, mussten die Schmerzen schon mittelalterliche Ausmaße annehmen. Gleichzeitig war ich in meinen Ansichten aber auch nicht festgefahren – sobald ich den Eindruck bekam, allein nicht mehr zurechtzukommen, würde ich mit Freuden alle Schmerzmittel in mich reinstopfen, die ich in die Finger bekam. Aber wie sich herausstellte, sollte ich nie Gelegenheit bekommen, herauszufinden, wie lange ich ohne Medikamente zurechtkam – was nicht heißen soll, dass die Geburt teilweise nicht auch so unbeschreiblich schmerzvoll und heftig war. Am Ende musste mein Baby mit der Zange geholt werden, was meine körperliche und emotionale Genesung stark erschwerte. Aber die nächsten beiden Geburten, beides Finger-weg-Geburten, bei denen ich zu Hause aufrecht im Wasser kniete, machten mir einen entscheidenden und gewaltigen Vorteil natürlicher Geburten klar: dass man sich *nachher* fantastisch fühlt. Ich weiß noch, wie ich nach der Geburt meines dritten Kindes im Licht dieses sonnigen Septembernachmittags auf unserer Türschwelle stand, meinen Sohn im Arm, und eine Nachbarin vorbeikam. Sie konnte kaum fassen, dass ich nur wenige Stunden zuvor ein Kind zur Welt gebracht hatte. »Das gibts doch nicht!«, rief sie. »Du siehst umwerfend aus!« Das tat ich, und ich fühlte mich auch so.

Inspirierende Geburtsgeschichten, meine Angst vor Spritzen und der Wunsch, meine Nachbarin zu beeindrucken, mögen allesamt Faktoren gewesen sein, die Einfluss auf meine Entscheidung hatten. Aber was mich wirklich dazu bewegte, mich für eine natürliche Geburt zu entscheiden, waren die Zahlen. Ich hatte meine Hausaufgaben gemacht. Tat das, was ich als Frau des 21. Jahrhunderts und Akademikerin schon in so vielen Situationen zuvor getan hatte: Ich las Bücher. Ich war eine Geburtsautodidaktin – keine Geburtsvorbereitungslehrerin stand hinter mir und verpasste mir eine indische Kopfmassage, während sie die wundersamen Fähigkeiten meiner Yoni pries. Ich ging auf Solomission, wollte so viel über das Thema herausfinden wie möglich und kam dabei zu dem Schluss, dass eine spontane physiologische vaginale Geburt nicht zwingend klappen musste, aber meine erste Wahl für mich und mein Baby war, und dass ich meine Chancen, eine zu erleben, maximieren konnte, indem ich mit einem Wissen um meine Rechte und meine Macht in den Geburtsraum eintrat und dort versuchte, dem »Interventionskarussell« so fern wie möglich zu bleiben. Meiner Meinung nach ist die (vielleicht sogar ungewollte) Andeutung, dass ich und Hunderttausende Frauen wie ich, die dieselben Hausaufgaben gemacht und zu denselben Schlüssen gekommen sind, nichts weiter sind als Schafe, die einem Trend hinterherlaufen und Mitglieder in einem besonderen Mädchenklub oder sogar Kult werden wollen, ohne ihre eigenen Motive weiter zu hinterfragen, bestenfalls problematisch. Die Haltung, dass Frauen, die eine natürliche Geburt wollen, gehirngewaschene Idiotinnen sind, lässt sich sogar als feministisch verpacken, und wieder einmal tröten die Wortführer die alte »Ein gesundes Baby ist das Einzige, was zählt«-Leier heraus. »Solange beide am Ende der Geburt am Leben und bei Gesundheit sind, ist es doch vollkommen egal, wie man entbindet«[18], schrieb Shannon Kyle in einem Artikel, der 2016 im *Independent* erschien und sich kritisch mit dem *National Childbirth Trust* auseinandersetzte. Hadley Freeman schloss ihre Gedanken im *Guardian* mit: »Geburten sind kein Lifestyle-Statement, sondern ein vorübergehender Zustand, dessen Ziel es ist, ein gesundes Baby auf die Welt zu bringen, das eine gesunde, glückliche Mutter hat, die sich um es kümmern kann. Ob dieses Ziel durch eine Sectio oder durch eine Geburt am Ende des Regenbogens erreicht wird, ist gleich – Hauptsache, der Weg dient dem Besten.«

Der Grund dafür, dass solche Ansichten mit meinen feministischen Prinzipien kollidieren, besteht weniger in meinen persönlichen Erfahrungen oder Vorlieben als in der großen Anzahl an Frauen, mit denen ich Woche für Woche spreche und deren Geburtstraumata durch solche Äußerungen komplett an den Rand gedrängt werden. Das sind Frauen, die gehofft haben, alles würde glattlaufen, und die am Ende zwar tatsächlich ein Baby in ihren Armen hielten, die auf dem Weg dorthin aber Kontrollverlust, Missachtung und teilweise sogar Misshandlungen erlebt haben. Was soll feministisch daran sein, ihre ursprünglichen Hoffnungen auf eine normale Geburt als »Lifestyle-Statements« zu bezeichnen und das Leid, das sie nach der Geburt erleben, abzutun, nur weil diese Frauen oberflächlich »gesund« wirken? Was wir hier, mitten im 21. Jahrhundert, erleben, ist eine Situation, in der erwachsene Frauen respektlos behandelt, zu Entscheidungen genötigt und in ihrer körperlichen Selbstbestimmung eingeschränkt werden, sich nicht über ihre Rechte im Klaren sind, schockierend schlechte postnatale Betreuung erhalten, während der Wehen nicht angemessen unterstützt oder behandelt werden und am Ende noch die Schuld dafür in die Schuhe geschoben bekommen, weil ihre Körper nicht angemessen »funktioniert« haben.

Dabei handelt es sich auch um ein intersektionelles Problem, da allen Frauen dasselbe passiert, unabhängig von ihrer ethnischen Herkunft, ihrem Bildungsgrad und ihrem sozioökonomischen Hintergrund. Tatsächlich weist allerdings einiges darauf hin, dass man in der Geburtshilfe sogar *noch* weniger gehört wird, wenn man einer Minderheit angehört oder aus finanziell benachteiligten Verhältnissen stammt. Eine weiße »Mittelschicht-Mama« zu sein – eine Formulierung übrigens, die im Gesundheitswesen häufig abfällig verwendet wird –, bedeutet, dass man zumindest über die Ressourcen verfügt, sich über die eigenen Möglichkeiten zu informieren, und das Selbstvertrauen hat, seine Bedürfnisse zum Ausdruck zu bringen. Zudem fallen hier die Beschränkungen des institutionalisierten Rassismus weg, die verhindern, dass man überhaupt richtig angehört wird. Der *MBRRACEUK*-Bericht 2018[19] hat gezeigt, dass die Wahrscheinlichkeit, an Schwangerschaftskomplikationen zu sterben, bei Schwarzen Frauen in Großbritannien fünfmal höher ist als bei Weißen. Asiatische Frauen sterben ungefähr doppelt so häufig wie Weiße. Wir wissen, dass Frauen in britischen Gefängnissen keine angemessene Schwangerschafts- und Geburtshilfe erhalten. Wir wissen, dass Frauen aus ärmeren sozioökonomischen Hintergründen im Durchschnitt schlechtere Geburtsausgänge haben und über schlechtere Geburtserfahrungen berichten. Global betrachtet ist das Bild identisch oder sogar noch düsterer, und unterm Strich lässt sich über die weltweite Situation sagen: Frauen wird nicht richtig zugehört.

Meiner Meinung nach geht es komplett am Thema vorbei, die Stimmen von Frauen, die aufstehen und sagen, dass sie sich eine schöne Geburtserfahrung wünschen und diese auch verdient haben, als unwichtig abzutun oder – noch schlimmer – als egozentrisches Gejammere abzustempeln. Immer wieder werden diese Frauen als fehlgeleitet und wie besessen von natürlichen Geburten dargestellt. Viele Frauen aus den verschiedensten Schichten durchleben Geburtserfahrungen, die ihnen schaden und Leid bereiten. Diejenigen herabzusetzen, die es wagen, die Stimme zu erheben, um sich zu beschweren, negiert nicht nur ihren persönlichen Wert als Individuen, sondern den Wert *aller* Frauen, und es untergräbt jegliche Versuche, die Geburtshilfe zukünftig zu verbessern.

#MeTooImKreißsaal

Aber das war 2015. Seitdem hat sich etwas ereignet, das oberflächlich betrachtet zwar nichts mit dem Thema Geburt zu tun zu haben scheint, in Wahrheit aber doch alles verändert hat: #MeToo. Diese riesige weltweite Diskussion über die körperliche Selbstbestimmung von Frauen, die durch das Verhalten von Weinstein und die darauffolgende Bewegung #TimesUp noch befeuert wurde, ist bahnbrechend. Dieser Wendepunkt in der Geschichte des Feminismus zwingt uns dazu, alle Lebensbereiche neu zu denken – und damit auch das Thema Geburten. Erste kleine Anzeichen dafür, dass sich die Erkenntnis durchsetzt, dass wir ein #MeTooImKreißsaal benötigen, gab es bereits. Im Oktober 2017, als die #MeToo-Bewegung gerade erst ins Rollen geriet, äußerte die britische Organisation *Birthrights*: »#MeToo zeigt, dass wir eine Geburtshilfe benötigen, die sich mit Traumata auskennt.« Besonders hervorgehoben wurde, dass eine »respektvolle Geburtshilfe, die Menschenwürde und Selbstbestimmung wahrt« nötig sei. Zudem wurde klar geäußert: »Eine Person sollte keine vorangegangenen Traumata preisgeben müssen, um eine Betreuung zu erhalten, die auf ihre Bedürfnisse achtet.«[20] Die Organisation veröffentlichte außerdem zwei anonyme Briefe von Missbrauchsopfern, die an die Entscheidungstragenden im Bereich Geburtsrichtlinien gerichtet waren. Eine der Verfasserinnen fühlte sich in ihrer Entscheidung für eine Hausgeburt bestärkt:

> *Mir war damals gar nicht klar, dass der sexuelle Missbrauch, den ich in meiner Kindheit erlebt habe, Einfluss darauf haben könnte, wie ich ein Baby zur Welt bringe. Aber heute erkenne ich ganz deutlich,*

dass das der zentrale Beweggrund dafür war, dass ich genau so gebären musste, wie ich es getan habe. Ich musste mich sicher fühlen, um mich öffnen zu können, sowohl körperlich als auch emotional, und ich brauchte Menschen um mich herum, die auf den Geburtsprozess und auf mich vertrauten ... Niemand hat irgendetwas in mich hineingesteckt, keine meiner schlechten Erinnerungen wurde getriggert, und ich hatte eine rundum positive Geburtserfahrung, die mir das Gefühl gab, ich könne wirklich alles schaffen.

Der andere Brief stammte von einer Frau, die ebenfalls eine Hausgeburt geplant hatte, am Ende aber das durchlebte, was sie als eine »ganz typische NHS-Geburt« bezeichnete:

Während der gesamten Schwangerschaft und Geburt wird von einer Frau erwartet, dass sie die Beine breitmacht, wieder und wieder, und dass sie verschiedenste Leute ihre Genitalien berühren lässt. Und es wird erwartet, dass sie all das lächelnd mit sich machen lässt wie ein braves Mädchen, während diese Leute – manchmal grob – ihre Hände und/oder Instrumente in sie schieben oder herumstehen und sich miteinander unterhalten, während sie mit weit gespreizten Beinen daliegt ... Wenn ich offen darauf zurückblicke, ohne zu versuchen, das Geschehen vor mir selbst zu schönen, war es eine der unpersönlichsten und erniedrigendsten Erfahrungen, die ich als Erwachsene erdulden musste ... Und ich habe es satt, zu sagen, dass das schon okay war, nur weil mein Baby und ich überlebt haben, und dass wir dankbar dafür sein sollten, dass es nicht noch schlimmer gekommen ist.

In Anbetracht der Tatsache, wie weitverbreitet sexueller Missbrauch, Vergewaltigungen und Überschreitungen der körperlichen Grenzen von Frauen sind – und wir sehen bislang mit Sicherheit nur die Spitze des Eisbergs – ist eine breit angelegte Diskussion über Selbstbestimmung und Handlungsfähigkeit im Geburtsraum dringend nötig. Aber wie Birthrights klarstellt, dürfen wir nicht von Frauen erwarten, dass sie dem geburtsbetreuenden Personal von ihren Missbrauchserfahrungen erzählen. Es sollten vielmehr standardmäßig *alle* Frauen freundlich, würdevoll, respektvoll und empathisch behandelt werden. *Jede* Frau sollte das erhalten, was derzeit noch als »Sonderbehandlung« gilt. Es besteht ein übergeordneter Zusammenhang zwischen #MeToo und dem Thema Einwilligung im Kreißsaal. Jede Interaktion zwischen der gebärenden Frau und dem Personal muss in diesem Kontext analysiert werden, nicht nur die Momente, in denen der Respekt vor der Frau ganz klar auf der Strecke geblieben ist. Wie durch #MeToo gerade erst nach und nach deutlich wird, kann es vorkommen, dass die eine Person absolut zufrieden mit einer Interaktion ist und sie als normal oder sogar witzig betrachtet, während die andere Seite stumm leidet. Unsere Kultur hat dringend mehr Empathie mit den Erfahrungen nötig, die Frauen machen – beim Gebären und überall sonst.

> *Wann immer in einer Gesellschaft ein Machtgefälle entsteht, steckt ein Mangel an Empathie dahinter. Jemand Mächtiges hat vergessen zu fragen: »Hast du es überhaupt genauso erlebt wie ich?« Wir müssen anfangen, Empathie zu entwickeln, und wir müssen sie überall entwickeln.*
>
> Deborah Frances-White *(in einem Kommentar zur #MeToo-Bewegung)*[21]

Für das Ziel, mehr Empathie zu erzeugen, ist es sicherlich förderlich, wenn Frauen anfangen, ihrer Unzufriedenheit offen Ausdruck zu verleihen, und sagen: »So und so war es für mich.« Das Erlebte zu erzählen, ist enorm wichtig. Aber Frauen wurden über lange Zeit hinweg tendenziell entmutigt, ihre Geburtserfahrungen zu schildern, wie Eva Wiseman im April 2018 im *Guardian* berichtete: »Viele von uns gehen mit einem gewissen Grauen an die Sache heran, weil wir die vielen Wahrheiten über das, was uns erwartet, nie gesehen oder gehört haben. Und einer der düsteren Effekte dieser Tatsache besteht darin, dass unsere einzige Vorstellung von unserem Platz in diesem Raum darin besteht, dass wir ein gebärendes Objekt sind, dem etwas widerfährt. Mit Sicherheit ereignen sich in Kreißsälen im ganzen Land Tausende von #MeToo-Momenten, was teilweise auch am Unwissen und der Angst der Frauen liegt. Wir wissen nicht, was richtig ist, was bedeutet, dass wir auch nicht wissen, was falsch ist.«[22] Wiseman hat sicher recht damit, dass Frauen oft nicht wissen, was richtig ist. Aber meiner Meinung nach wissen sie ganz genau, was *falsch* ist, weil es sich – so wie alle Übergriffe – falsch *anfühlt*. Die aktuelle Feminismuswelle, die durch #MeToo repräsentiert wird, verleiht Frauen plötzlich den Mut, über Erlebnisse zu sprechen, die sich jahrzehntelang falsch angefühlt haben. Und diese kollektive Bewusstseinsverschiebung erreicht nach und nach auch schwangere und gebärende Frauen.

Die New Yorker Journalistin Justine van der Leun schrieb im März 2018 über ihre Geburtserfahrungen und berichtete, wie sie ihrem geburtsbegleitenden Arzt eine Antwort auf die Frage abringen wollte, wie sich ihre Hochrisikoschwangerschaft auf ihr Berufsleben auswirken könnte. Er wurde daraufhin wütend und beschuldigte sie, sich »nur für ihre Arbeit zu interessieren«. In diesem Moment nahm sie das Machtgefälle ihrer Interaktion plötzlich auf ganz neue Weise wahr: »Ich bin keine, die Konflikten aus dem Weg geht, und man kann mir sicher nicht vorwerfen, ich würde es allen recht machen«, schreibt sie. »Aber hätte sich dieses Gespräch zwei Jahre früher ereignet, hätte es heimliche Ängste in mir ausgelöst, weil ich überzeugt gewesen wäre, dass ich diesem Mann auf Gedeih und Verderb ausgeliefert bin. Ich hätte mir gesagt, dass es meinem Baby zuliebe besser sei, nachzugeben, ihn zu besänftigen, ihm zuzustimmen, vom Thema abzulenken – und dann nach Hause zu gehen und dort im stillen Kämmerlein vor mich hinzubrodeln und mich jung, dumm und weiblich zu fühlen. Aber jetzt konnte ich die Situation von außen betrachten, durch die Brille des feministischen Aufstands, der gerade überall in den Medien war. Aus dieser Perspektive sah ich eine Frau auf der Untersuchungsliege sitzen und einen Arzt vor ihr stehen. Er war oben, sie unten. Er war der Experte, sie der Laie. Gerade eben hatte er noch bis zum Ellenbogen in ihr dringesteckt. Jedes Mal, wenn sie einander begegneten, trug nur eine dieser beiden Personen ein Baby in sich, das sie verlieren konnte. Und nur eine dieser beiden Personen hatte eine Hose an.«[23] Jede einzelne Frau, die im Augenblick Schwangerschaftsvorsorge oder Geburtshilfe in Anspruch nimmt, sollte es der #MeToo-Bewegung erlauben, ihre Erlebnisse auf diese Weise zu beeinflussen.

Die Erkenntnis, dass du – trotz deiner Schwangerschaft – noch genauso wichtig bist wie vor der Empfängnis und nach der Geburt deines Kindes, ist von großem Einfluss. Eigentlich sollte sie selbstverständlich sein, aber wir dürfen nicht vergessen, dass ihr eine lange Geschichte vorausgeht, während der schwangere Frauen als »Gefäße«[24] betrachtet wurden, als reine Behälter für das Baby, wodurch sie implizit als etwas galten, das man wegwerfen kann – wie jede andere Art von Verpackung auch. In Großbritannien hat es so wie überall sonst auf der Welt auch Zwangssectiones gegeben.[25]

Und in einer Welt, in der mit großer Sorgfalt darauf geachtet wird, sich die Einwilligung für Organspenden einzuholen, könnte man durchaus den Eindruck gewinnen, dass schwangeren Frauen weniger körperliche Selbstbestimmung zugebilligt wird als Leichen. Der erst kürzlich aufgehobene achte Zusatzartikel der irischen Verfassung, der dem Ungeborenen dasselbe Recht auf Leben zubilligt wie der Mutter, hatte katastrophale Auswirkungen auf Fälle von Frauen wie Savita Halappanavar,[26] die ihr 2012 Leben verlor, weil man ihr während einer Fehlgeburt lebensrettende Maßnahmen verweigerte. Und auf Umwegen findet er in irischen Kreißsälen immer noch sein Plätzchen. Eine Frau, die 2015 in Irland ein Kind zur Welt brachte, erzählte mir: »Sie sagten zu mir: ›Sie gebären, wann, wie und wo wir es Ihnen sagen.‹ Als ich ihre Entscheidungen infrage stellte, sagten sie: ›Irgendjemand muss ja Partei für Ihr Baby ergreifen, da Sie sich nicht sonderlich rational verhalten.‹« Durch eine unendliche Vielzahl kleiner Handlungen werden die Selbstbestimmtheit und Freiheit von schwangeren Frauen weltweit und permanent verletzt – angefangen damit, dass sie in eine unbequeme Geburtsposition gebracht oder ihnen Entscheidungen aufgedrängt werden, mit denen sie eigentlich nicht glücklich sind, bis hin zu Spott über den Versuch, Kontrolle über die Geburt zu gewinnen.

Wir müssen die Augen öffnen und diesen kulturellen Hintergrund infrage stellen, der individuellen Frauen auf subtile, aber effektive Weise das Gefühl nimmt, Forderungen stellen zu dürfen – genauso wie es Auswirkungen auf das individuelle Selbstwert- und Selbstbestimmtheitsgefühl einer jeden Frau hat, wenn im Weißen Haus ein Mann sitzt, der darüber redet, »Frauen bei der Muschi zu packen«[27] und nach der Zeugenaussage von Christine Blasey Ford über die sexuelle Belästigung, die sie erfahren hat, bemerkte, dies sei »für junge Männer in Amerika eine ausgesprochen gruselige Zeit«[28]. »Ich habe versucht, mich danach zu beschweren«, erzählte mir eine schwangere Frau, während ich an diesem Kapitel arbeitete. »Auf meine Beschwerde kam aber nur eine generelle Erklärung über die Hintergründe der Eingriffe, die bei mir durchgeführt wurden. Und danach wollte sich niemand wirklich anhören, was mir passiert war und warum ich diese Erlebnisse so verheerend fand. Heute, einige Jahre später, habe ich das Gefühl, dass es vermutlich zu spät ist, um mich zu beschweren.« Ihre Worte spiegeln die Geschichte von Blasey Ford und zahlreiche Geschichten aus der #MeToo-Bewegung wider:

»Damals versuchte ich, es zu melden, aber niemand hörte mir zu, und mein Erlebnis wurde heruntergespielt. Jetzt ist es zu lange her, und keiner wird mir mehr glauben.«

Vieles hat sich geändert, seit ich damals mit Mitte zwanzig am Strand lag, in der einen Hand ein Bier, in der anderen Greer. Auf persönlicher Ebene habe ich fast zwei Jahrzehnte lang nachgedacht, geschrieben, gelesen, geliebt, verloren und Fragen gestellt. Ich bin dreimal Mutter geworden. Jetzt ziehe ich zwei Mädchen und einen Jungen groß. In einer Welt, die sich so schnell verändert, dass ein paar Monate ausreichen, um uns plötzlich ganz deutlich erkennen zu lassen, was seit Menschengedenken alles falsch läuft, und uns dazu bringen, die gesamte Gesellschaft zu überdenken. Es ist aufregend, Teil dieser Welt zu sein, aber auch beängstigend. Denn ich frage mich immer häufiger, was ich verpasst habe. Wovon mich diese Fesseln – deren Existenz mir jetzt erst langsam bewusst wird – abgehalten haben. Was ich ohne sie getan, gefühlt, gewusst und erlebt hätte. Es ist an der Zeit, dieses grelle, harte, entblößende Scheinwerferlicht auf das Thema Geburten zu richten und sie als das zu sehen, was sie sind: ein Problem nicht nur für Freiheit, Selbstbestimmung und Handlungsspielraum von Frauen, sondern auch eine unnötige Einschränkung ihrer Kraft und Freude. Bislang hat der feministische Dialog nur am Rande angeschnitten, wie Frauen Geburten erleben, und diejenigen Feministinnen, die sich mit dem Thema befasst haben, wurden kaum gehört. Man sagte mir, Geburten würden in den Medien als »Nischenthema« gelten, obwohl ein jeder Mensch geboren wird und mindestens 80 % aller Frauen im Laufe ihres Lebens zumindest ein Kind zur Welt bringen. »Es ist doch nur ein einziger Tag«, hält man uns immer wieder vor. Doch die meisten von uns werden sich ihr Leben lang bis ins kleinste Detail an diesen Tag erinnern. Es ist an der Zeit, dass wir uns dagegen wehren, dass die Bedeutung von Geburten heruntergespielt wird. Das Thema Geburten ist wichtig, und es benötigt dringend die längst fällige Aufmerksamkeit des Feminismus.

Endnoten

1 Zitiert nach Greer, G., *The Whole Woman*, Doubleday, New York, 1999

2 Zitiert nach Greer, G., *The Female Eunuch*, MacGibbon & Kee Ltd, London, 1970

3 Zitiert nach Greer, G., *The Whole Woman*, Doubleday, New York, 1999

4 Rich, A., *Of Woman Born: Motherhood as Experience and Institution*, W. W. Norton & Company, New York and London, 1976

5 Moran, C., *How to Be a Woman*, Ebury Press, London 2011

6 Abrahams, J., *Everything you wanted to know about fourth wave feminism—but were afraid to ask*, Prospect, 14. August 2017. www.prospectmagazine.co.uk/magazine/everything-wanted-know-fourth-wave-feminism

7 Wolf, N., *Misconceptions: Truth, Lies, and the Unexpected on the Journey to Motherhood*, Doubleday, New York, 2001

8 Marcus, A. D., *To Reduce C-Sections, Change the Culture of the Labor Ward*, The Wall Street Journal, 12. September 2017. www.wsj.com/articles/to-reduce-c-sections-change-the-culture-of-the-labor-ward-1505268661

9 Ford, C., *How I added my voice to the war cry of millions of women who have given birth before me*, Clementine Ford, The Sydney Morning Herald, 31. August 2016

10 Cochrane, K., »The fourth wave of feminism: meet the rebel women«, The Guardian, 10. Dezember 2013. www.theguardian.com/world/2013/dec/10/fourth-wave-feminism-rebel-women

11 de Beauvoir, S., *Das andere Geschlecht. Sitte und Sexus der Frau*, Rowohlt Verlag, 2000. Zitat übersetzt nach *The Second Sex*, Knopf, New York, 2009

12 Penny, L., *Women shouldn't apologise for the pitter-patter of tiny carbon footprints*, The Guardian, 28. Juli 2017. www.theguardian.com/books/2017/jul/28/laurie-penny-women-shouldnt-apologise-for-carbon-footprints

13 Interview mit Lisa Allardice, The Guardian, 28. April 2018. www.theguardian.com/books/2018/apr/28/chimamanda-ngozi-adichie-feminism-racism-sexism-gender-metoo

14 Freeman, H., *The obsession with »natural« birth is just another way to judge a woman*, The Guardian, 29. Mai 2015. www.theguardian.com/commentisfree/2015/may/29/obsession-natural-birth-judge-women-pregnant-medical

15 Glaser, E., *The cult of natural childbirth has gone too far*, The Guardian, 5. März 2015. www.theguardian.com/commentisfree/2015/mar/05/natural-childbirth-report-midwife-musketeers-morcambe-bay

16 Glenza, J., *Student athlete hazing victims may number 800,000 per year*, The Guardian, 13. Oktober 2014. www.theguardian.com/sport/2014/oct/13/student-athlete-hazing-victims-800000-per-year

17 Dietz, H. P. und Exton, L., *Natural childbirth ideology is endangering women and babies*, Obstetrics & Gynecology, vol.56, issue 5, October 2016. obgyn.onlinelibrary.wiley.com/doi/abs/10.1111/ajo.12524

18 Kyle, S., *My NCT classes were so concerned with pushing an agenda they forgot to mention the realities of childbirth*, The Independent, 19. April 2016. www.independent.co.uk/voices/my-nct-classes-were-so-concerned-with-pushing-an-agenda-they-forgot-to-mention-the-realities-of-a6991321.html

19 www.npeu.ox.ac.uk/mbrrace-uk/reports

20 Schiller, R., *#Metoo shows we need trauma-informed maternity care*, birthrights.org.uk, 20. October 2017. www.birthrights.org.uk/2017/10/metoo-shows-we-need-trauma-informed-maternity-care/

21 Frances-White, D., *Taking control of the narrative*, The Guilty Feminist podcast, Episode 117

22 Wiseman, E., *Childbirth stories are the stuff of life. We should share them*, The Guardian, 8. April 2018. www.theguardian.com/lifeandstyle/2018/apr/08/lets-give-our-childbirth-stories-a-big-push-share-eve-wiseman

23 Van der Leun, J., *I felt I was being punished for pushing back: pregnancy and #MeToo*, The Guardian, 17. März 2017. www.theguardian.com/lifeandstyle/2018/mar/17/punished-pushing-back-pregnancy-metoo

24 Rothstein, D., *From Metaphor to Legal Idiom: The Depiction of Women as »Vessels« in Antiquity and its Implications for 4Q416*, Journal for Ancient Near Eastern and Biblical Law, vol.13, 2007. www.jstor.org/stable/10.13173/zeitaltobiblrech.13.2007.0056?

25 Hamilton, C., *Forced C-section was »the stuff of nightmares«: Social Services condemned for forcibly removing unborn child from woman*, The Independent, 1. Dezember 2013. www.independent.co.uk/news/uk/home-news/social-servicesforcibly-remove-unborn-child-from-woman-by-caesarean-aftershe-suffered-mental-8975808.html

26 *Timeline of Savita Halappanavar's treatment: AIMS Ireland*, Association for Improvements in the Maternity Services – Ireland. aimsireland.ie/timeline-of-savita-halappanavars-treatment-aims-ireland/

27 Wie berichtet in Jacobs, B., Siddiqui, S., und Bixby, S., *»You can do anything«: Trump brags on tape about using fame to get women*, The Guardian, 8. Oktober 2016. www.theguardian.com/us-news/2016/oct/07/donald-trump-leaked-recording-women

28 Wie berichtet auf der Webseite von BBC News am 2. Oktober 2018. www.bbc.co.uk/news/av/world-us-canada-45712545/brett-kavanaughvery-scary-time-for-young-men-in-america-trump

Kapitel 3

Als Frauenkörper Männersache wurden: Eine kurze Geschichte der Geburt

Ohne jeden Zweifel kann die Geschichte der Geburt als ein schrittweiser Versuch des Mannes betrachtet werden, der Frau den Geburtsprozess zu entringen und sich zu eigen zu machen.
Suzanne Arms: *Immaculate Deception*[1]

Blickt man zurück auf die Geschichte der Geburt, lässt sie sich zumindest streckenweise kaum anders beschreiben denn als feindliche Übernahme. Der Geburtsraum scheint eine Art Schmelztiegel für einen jahrhundertealten Machtkampf zu sein, in dem entschieden werden soll, wem die wahre Anerkennung dafür gebührt, dass neues Leben in diese Welt gelangt. Und dieser Machtkampf tobt noch heute. Frauen, die eine positive Geburtserfahrung gemacht haben, sprechen fast ausnahmslos in Begriffen wie »Kraft« und »Stärke« darüber. »Ich fühlte mich so stark, als könnte ich Bäume ausreißen« zählt zu den Sätzen, die ich in diesem Zusammenhang am häufigsten zu hören bekomme. Wenn Frauengesichter zu glühen beginnen, während sie erzählen, was für eine kraftvolle und transformierende Lebenserfahrung sie gerade gemacht haben, fängt man an, sich zu fragen, ob es nicht vielleicht eine Art weitverbreiteten patriarchalischen Versuch gibt, diese Macht zu zähmen, kleinzureden, zu reduzieren oder sich anzueignen. Vielleicht ist sogar Neid im

Spiel – in einer Welt, in der Männer in praktisch jedem Bereich das größte und beste Stück vom Kuchen bekommen, zählt Gebären zu den wenigen Dingen, die sie niemals am eigenen Leib erfahren oder besitzen können. Da ist die nächstbeste Option, zu versuchen, den Prozess wenigstens zu kontrollieren und dabei so viel Anerkennung einzuheimsen wie möglich.

Wir werden uns die Geschichte dieser Übernahme gleich genauer ansehen, aber vorher müssen noch zwei Dinge gesagt werden. Erstens, dass einige der Versuche der Menschheit, Geburten zu kontrollieren, Vorteile mit sich gebracht haben – es sind Entwicklungen, die Leben retten und Frauen und ihren Babys weltweit helfen. Zweitens, dass uns die Forschung zwar verrät, dass die meisten Frauen eine vaginale Geburt bevorzugen, dass sie aber auch verrät, dass diejenigen Frauen, die nicht vaginal gebären können oder wollen, ebenfalls das Gefühl haben, dass es für eine positive Geburtserfahrung unumgänglich ist, die Kontrolle zu haben und die zentrale Rolle bei der Entscheidungsfindung zu spielen.[2]

Doch wenn wir die Historie der Geburtshilfe betrachten, die in großen Zügen durch das Aufkommen verschiedener Interventionsmaßnahmen geprägt ist, müssen wir dennoch den Mut haben, infrage zu stellen, inwiefern das heutige Ausmaß an Geburtsinterventionen tatsächlich hilfreich für Frauen ist. Wo liegt das richtige Gleichgewicht zwischen der Sicherheit, die diese Interventionen mit sich bringen, und ihren schädlichen Auswirkungen auf das Erleben der Frauen? Denn wenn man mit Frauen spricht, die sich nach der Geburt ekstatisch, stark und triumphal fühlten, handelt es sich dabei fast ausnahmslos um Frauen, die natürlich und nach ihren eigenen Vorstellungen geboren haben. Wir mögen Macht mit Geld, Status oder Autorität assoziieren – »Wir haben keine Schablone dafür, wie eine mächtige Frau aussieht, außer dass sie ziemlich stark an einen Mann erinnert«, schreibt Mary Beard in *Women and Power*[3] –, aber wenn man selbst eine Frau ist, die ihr Baby mit wenig oder keiner Einmischung von außen zur Welt gebracht hat oder bei einer solchen Geburt anwesend war, wandelt sich dieses Bild.

Ich habe eine Frauengruppe in den sozialen Medien gebeten, ihre Gefühle bezüglich ihrer natürlichen Geburten zu beschreiben. »Niemand hat mich angeleitet oder mich und mein Baby angefasst, als es zur Welt kam. Wir haben alles selbst gemacht, und es hat sich einfach nur toll angefühlt. Als könne ich auf zehn Berge steigen und mit bloßen Händen einen Grizzly niederringen. Ich habe mich noch nie so stark und ungebändigt und voller Liebe gefühlt«, erzählte mir Samantha Norman. »Ich habe mich in das Mächtigste, was mein Körper je vollbracht hat, einfach hineinfallen lassen«, berichtete Katy Beale aus London. »Ich habe gebrüllt wie eine Löwin und mich gefühlt wie eine Königin«, fügte Millie Davis hinzu. »Ich fühlte mich wahnsinnig stark, als könnte ich einfach alles erreichen, weil ich etwas geschafft hatte, das mir alle Welt hatte ausreden wollen«, sagte Jen Higgins aus Lancashire.

Ich glaube nicht, dass es Zufall ist, dass viele dieser Frauen ihre Kinder zu Hause und im Wasser zur Welt brachten. Sich »auf der eigenen Scholle« aufzuhalten, trägt viel dazu bei, das derzeit so stark aus dem Lot geratene Machtgleichgewicht zu korrigieren. Denn zu Hause fühlt es sich für uns viel natürlicher an, die Rolle der »Erlaubnisgeberin« einzunehmen. Die Angehörigen des Gesundheitssystems dagegen sind nur zu Besuch und müssen die Rolle der »Erlaubniseinholenden« spielen. Im Krankenhaus ist das häufig genau andersherum – das geht schon los bei der Frage: »Darf ich mal aufs Klo?« Bei einer Krankenhausgeburt ist es die Frau, die diese Frage stellen muss. Zu Hause ist es die Hebamme oder wer sonst den privaten Wohnraum der gebärenden Frau betreten hat. Und das Geburtsbecken als »Kreis voller Wasser« wirkte auf mich stets ganz klar wie ein Symbol für Weiblichkeit: Die Frau befindet sich ganz buchstäblich »in ihrem Element«. Das Wasser im Becken verleiht der Frau automatisch Privatsphäre, Bewegungsfreiheit und Kontrolle. Einfach gesagt: Wenn man die Frau anfassen oder ihre Vagina sehen will, muss man vorher fragen, und außerdem wird man dabei vermutlich nass.

Als Nächstes müssen wir uns fragen, wieso diese unglaublich kraftvollen Erfahrungen bei Hausgeburten, Wassergeburten und Finger-weg-Geburten, bei denen die Frauen ungestört bleiben und ihr Baby sogar selbst auffangen, in unserer Kultur so wahnsinnig schwer durchzusetzen sind. Denn wenn es tatsächlich so etwas wie einen Kult um natürliche Geburten gibt, scheint er nicht sonderlich erfolgreich zu sein: Der Prozentsatz der Frauen, die tatsächlich eine komplett interventionsfreie Geburt erleben, geht gegen null. Im Geburtsinterventionsbingo würden vermutlich nicht wenige Leserinnen dieses Buchs, die bereits ein Kind haben, eine Reihe vollbekommen – wenn nicht sogar alle Kästchen. Na los, probier es ruhig mal aus!

Einleitung	Zervix-Stripping/ Eipollösung	Aufstechen der Fruchtblase	Oxytocin-Tropf
Elektronische Überwachung des Geburtsverlaufs	Anweisungen, wann wie gepresst werden soll	Periduralanästhesie (PDA)	Geburt mithilfe von Instrumenten
Unterschenkel in Halterungen	Injektion zur Beschleunigung des Ausstoßens der Nachgeburt	Sectio	Opioide
Dammschnitt	Lachgas	Routinemäßige Vaginaluntersuchungen	Antibiotika

Geburtsinterventionen werden häufig unter dem Aspekt der Sicherheit »vermarktet«, und es ist klar, dass sie in vielen Fällen notwendig und lebensrettend sind. Doch die angesehenste medizinische Fachzeitschrift der Welt, *The Lancet*, betonte, dass Frauen in einkommensstarken Ländern mit hoher Wahrscheinlichkeit bei ihrer Geburt mit einem »Zu schnell zu viel«-Ansatz betreut werden, bei dem Routine-Interventionen in schädlichem Ausmaß übermäßig zur Anwendung kommen.[4] Wir wissen auch, dass sich Eingriffe wie Sectio[5] und Geburtseinleitung[6] rapide und unproportional zur Verbesserung der Geburtsergebnisse immer mehr häufen und dass die Zahlen ortsabhängig stark variieren[7]. Beides legt nahe, dass viele Frauen Geburten mit Interventionen durchleben, die eigentlich gar nicht nötig gewesen wären. Selbst Geburten, die derzeit als »normal«, »komplikationslos« oder sogar »natürlich« betrachtet werden, beinhalten häufig zumindest ein paar Interventionen. Eine Frau oder eine Hebamme mag die Geburt beispielsweise als »normal« beschreiben, auch wenn sie künstlich eingeleitet, kontinuierlich überwacht oder das Baby vielleicht sogar mit Zange oder Saugglocke geholt wurde. Ein Bericht des Royal College of Midwives (RCM) aus dem Jahr 2016 ergab, dass der Anteil »normaler Geburten« zwar mit 65 % angegeben wurde, nach einer tieferen Analyse, bei der weitere Fragen über die Art der Interventionen, die bei den Geburten jeweils zum Einsatz kamen, diese Zahl aber auf rund 20 % reduziert werden musste.[8]

Eine von fünf? Wie konnte es so weit kommen? Es wirkt so, als hätten wir komplett aus dem Blick verloren, was Geburten »sind« und was sie »sein könnten«. Dadurch haben wir uns in eine Situation manövriert, in der die Art von Geburt, die früher einmal als erschreckend medikalisiert gegolten hätte, zur Norm geworden ist. Normale Geburten dagegen sind »abnorm« geworden, eine fragwürdige und riskante Entscheidung, die nur eine Minderheit treffen kann und trifft. Und von den geburtsbegleitenden Ärztinnen und Ärzten ist die ewige Leier zu hören, Geburten seien »nur rückblickend normal«. Mit anderen Worten: Alle Geburten müssen als *unnormal* betrachtet werden, bis sie vorbei sind. Vor diesem Hintergrund ist die Bezeichnung »normale Geburt« an sich schon ein Problem: weil sich niemand mehr so recht sicher ist, was eine normale Geburt überhaupt sein soll, und weil inzwischen so wenige Frauen eine solche »normale Geburt« erleben, dass dem Begriff etwas Exklusives anhaftet und er teilweise sogar genutzt wird, um Frauen ins Lächerliche zu ziehen. Zu behaupten, manche Geburten seien »normal«, bedeutet im Umkehrschluss auch, dass andere »unnormal« sein müssen. Das ist für all diejenigen verletzend, deren Geburten nicht die Kriterien für das Prädikat »normal« erfüllten – und das betrifft im Augenblick die Mehrheit der Frauen.

Deswegen sind Begriffe wie »positive Geburt« oder »erfreuliche Geburt« vielleicht hilfreicher, weil sie mehr Raum für Nuancen lassen. Positive Geburtserfahrungen können interventionsfreie Geburten, Geburten mit allen verfügbaren medizinischen Interventionen und alles dazwischen beinhalten. Aber viele Frauen erleben nun einmal keine positive oder erfreuliche Geburt und werden am Ende alleingelassen mit Gefühlen im gesamten Spektrum zwischen Enttäuschung und Traumatisierung, ohne infrage stellen zu können, was ihnen da eigentlich passiert ist. Sie fühlen sich entmachtet. Doch häufig wird es als sozial inakzeptabel betrachtet, sich über seine Geburt zu beschweren.

Als ich beispielsweise mit einer anderen Frauengruppe in den sozialen Medien über ihre traumatischen Geburten sprach, baten die meisten von ihnen darum, anonym zu bleiben, was ich als Zeichen für dieses Tabu werte. Häufig bleiben diese wichtigen Stimmen, die uns so viel darüber lehren könnten, was wirklich zählt, ungehört. »Ich fühlte mich entmächtigt, wie ein Kind, und erniedrigt. Leute blafften mich an, lachten über mich. Meine Fragen blieben unbeantwortet, meine Bitten ungehört. Als sei ich gar nicht da, als sei ich kein Mensch. Dann drückte man mir ein Baby in die Hand, als wäre gerade jemand für mich einkaufen gegangen. Ich konnte keine Verbindung zwischen diesem Baby und dem dicken Bauch erkennen, den ich gehabt hatte«, erzählte eine von ihnen. »Ich weiß noch, dass ich das Gefühl hatte, überhaupt keine Rolle zu spielen. Nur das Baby zählte«, sagte eine andere. Mehrere Frauen beschrieben das Gefühl, entmenschlicht zu werden. »Nach der Geburt meiner Tochter fühlte ich mich misshandelt. Leer. Vollkommen schockiert. Als sei ich nicht als Mensch, sondern als eine Art Dummy dabei gewesen«, erklärte eine Frau. Eine andere sagte: »Es fühlte sich so an, als würde all das *mit mir gemacht werden*, man nahm mir jegliche Kontrolle. Ich kam mir vor wie ein Stück Fleisch auf dem Fließband.« Eine von ihnen beschrieb, sie habe sich vergewaltigt gefühlt, aber dennoch Dankeskarten an das betreuende Personal geschrieben, was sie mit dem Stockholmsyndrom vergleicht, einem Begriff aus der Psychologie, mit dem beschrieben wird, wie manche Entführungsopfer als Überlebensstrategie positive Gefühle für die Entführer entwickeln.

Der Hexenhammer

Die Vorstellung, dass Geburten auch eine Kraftquelle anstatt eines Traumas sein können, wurde in letzter Zeit gehäuft als »Göttinnenmythos«[9] bezeichnet. Um zu verstehen, wie es dazu kommen konnte, müssen wir weit in der Zeit zurückgehen – bis zur Göttinnenkultur, einer Zeit vor Tausenden von Jahren, in der manchen Thesen zufolge die »göttliche Weiblichkeit« von großer spiritueller und kultureller Bedeutung war. Dann kam das Christentum, in dem es keine weiblichen Gottheiten gab. Im Zentrum stand »der Vater und der Sohn«. Obwohl auch hier Maria und die vielen weiblichen Heiligen als kleine Referenz an die göttliche Weiblichkeit dienten, war es niemals erlaubt, sie auch anzubeten. Denn die Anbetung gebührt alleine Gott. Es war diese patriarchalische Religion, die zwischen dem 14. und 16. Jahrhundert versuchte, die sogenannten »Hexen« auszumerzen. In durchorganisierten und kapitalkräftigen Kampagnen, die ihren Höhepunkt Mitte des 16. Jahrhunderts erreichten, schlossen sich Kirche und Staat zusammen, um nach Schätzungen von Historikern Millionen von Menschen zu foltern und zu verbrennen. Es wird davon ausgegangen, dass rund 85 % dieser Opfer Frauen und Kinder waren.

1487 veröffentlichten Heinrich Kramer und Jakob Sprenger ein Buch mit dem Titel *Malleus maleficarum* – der »Hexenhammer« –, ein Bestseller, der zum Standardwerk über Hexerei wurde. Er enthielt detaillierte Informationen darüber, wie Hexen identifiziert, gefoltert und getötet werden sollten. Wer der Hexerei beschuldigt wurde, wurde in der Regel nackt ausgezogen, am ganzen Körper rasiert, gefoltert, ausgehungert und geschlagen sowie verhört, um die Namen weiterer Hexen zu erfahren, ehe man sie ermordete. Um wen handelte es sich bei diesen Frauen? Meist war es die »weise Frau« der Gegend, eher älter, alleinstehend oder verwitwet, erfahren im Umgang mit Heilpflanzen und Naturheilmitteln und die erste Anlaufstelle bei Krankheiten, Geburten und Todesfällen. Mit anderen Worten: Viele der Frauen, die auf dem Scheiterhaufen brannten, waren Hebammen.[10]

Wer bezüglich Heilung, Geburt und Tod eine aktive Rolle einnahm, verstieß gegen die kirchliche Doktrin der »göttlichen Verantwortung«, griff in Gottes Plan ein und versuchte damit, seine göttliche Macht an sich zu reißen. »Niemand schadet dem katholischen Glauben mehr als die Hebammen«, sagten die Autoren des *Malleus maleficarum*. »Eine Frau, die eigenständig denkt, ist böse«, heißt es dort weiter. Unsere moderne, frauenverachtende Vorstellung von der Frau als »Gefäß« oder »Wirt« des Fötus wurzelt womöglich in der damaligen religiösen Überzeugung, dass während des Sexes ein voll ausgeformter kleiner Mensch oder »Homunkulus« in die Frau eingepflanzt würde, die ihn daraufhin bis zur Geburt beherbergt. Diese Vorstellung eines winzigen Menschleins, das in unsere Gebärmutter geschossen wird, wäre eigentlich ziemlich witzig, wenn sie nicht eine ganz reale Herabsetzung des menschlichen Werts von Frauen bedeuten würde. Diese Reduktion von Frauen auf die Funktion eines wandelnden Brutkastens, gepaart mit dem häufig vorkommenden Argwohn gegenüber Schwangerschaften und den Menschen, die sich schwangerer Frauen annehmen, bietet in vergangenen wie in heutigen Zeiten praktisch eine Steilvorlage für Hetze und Verfolgung. Das Echo dieser Einstellung findet sich beispielsweise in den Äußerungen zweier US-Abgeordneter des 21. Jahrhunderts, die wie folgt gegen das Recht auf Abtreibung argumentierten:

Ich kann schon nachvollziehen, dass sie finden, es sei ihr Körper. Ich aber finde, es ist ein anderer – ich würde sie als »Gastgeberin« bezeichnen. Und man weiß, wenn man eine Beziehung eingeht, wird man zur Gastgeberin. Und da man das weiß, kann man auch die entsprechenden Vorkehrungen treffen, um eine Schwangerschaft zu verhindern. Das ist mein Standpunkt. Ich sehe es so: »Hey, dein Körper ist dein Körper, also geh verantwortungsbewusst damit um. Aber wenn du verantwortungslos gehandelt hast, kannst du nicht einfach losziehen und einem anderen Körper so etwas antun. Denn du bist die Gastgeberin und hast diesen Körper eingeladen.«

Justin Humphrey, Abgeordneter des Staates Oklahoma, 2017[11]

Das ist ein komplexes Thema, denn es gibt da den Gastgeberkörper, und dieser Gastgeberkörper muss selbst ein gewisses Ausmaß an Rechten haben, denn am Ende des Tages ist dies der Körper, der den gesamten anderen Körper bis zum Ende austrägt. Aber es ist noch ein weiteres Leben im Spiel.

Jose Oliva, Abgeordneter des Staates Florida, 2019[12]

Vor und während des Zeitalters der Hexenverfolgung im Mittelalter setzte sich noch ein weiterer Beruf durch: der des Arztes. In ganz Europa schossen medizinische Lehranstalten aus dem Boden. Der Arztberuf, der weitestgehend nur von Männern ausgeübt wurde, distanzierte sich anfangs von Geburten sowie von jeglicher Art sezierender chirurgischer Eingriffe, die genaueren Aufschluss über die Funktionsweise des Körpers geboten hätten. Die Ärzte, die ihren Beruf nahezu ausschließlich in der Oberschicht ausübten, setzten Methoden wie Blutegel und Aderlass ein und beriefen sich dabei auf die Lehre der »vier Temperamente«. Vom Wissensschatz der Kräuterkunde, der von »Hexen« entwickelt worden war, distanzierten sie sich klar. Und doch waren es die Ärzte, deren Methoden sich durchsetzten – vor allem wohl deshalb, weil sie durch Kirche und Staat unterstützt wurden. Heilerinnen dagegen gerieten in Verruf. »Wagt es eine Frau, zu heilen, ohne studiert zu haben, ist sie eine Hexe und muss sterben«, heißt es im *Malleus maleficarum*. Nicht erwähnt wird dort allerdings, dass Frauen das Studium verweigert wurde.

All die Verfolgungen waren zwar nicht das Ende des Hebammenberufs, aber sie dienen als frühes Beispiel für das beständige Ringen um die Macht in der Arena Geburt. Sie spiegeln den breit angelegten Versuch des Patriarchats wider, in jedem Lebensbereich die Oberhand zu erlangen. Im Wesentlichen lässt sich sagen, dass es sich um eine umfassende und ausgesprochen erfolgreiche PR-Kampagne handelte: Männer wurden als wissenschaftliche Experten etabliert, die Frauen tat man als »Kräuterhexen« ab. Diese polarisierte Unterteilung – deren Erbe sich bis in die Gegenwart fortsetzt – war für keine Seite von Vorteil. Wie Adrienne Rich sagt: »Die Verschwendung von weiblichem Leben während dieser Jahrhunderte wäre teilweise vermeidbar gewesen. Die Sterblichkeit beider Geschlechter aus den verschiedensten Gründen war hoch, bis die Asepsis (Keimfreiheit) erfunden wurde und sich das Wissen über die Anatomie des menschlichen Körpers durch das Aufkommen des Sezierens weiterentwickelte. Aber vieles davon wäre vermeidbar gewesen, wenn man bedenkt, dass eine Schwangere, eine Frau in den Wehen, in der Regel nicht an einer Krankheit leidet. Das Unwissen der Hebammen über die Fortschritte in Medizin und Chirurgie auf der einen und das Unwissen der Ärzte über die weibliche Anatomie und Geburtstechniken auf der anderen Seite waren nicht unausweichlich, sondern Konsequenz einer internalisierten Frauenverachtung.«[13] Hätten beide »Seiten« einander zugehört und voneinander gelernt, hätte die Geschichte womöglich einen ganz anderen Verlauf genommen.

Handwerkszeug

Im 16. und 17. Jahrhundert, als Geburten noch ein Ereignis waren, dem fast nur Frauen beiwohnten, begannen die Hebammen, hin und wieder die Bader (einerseits die »Ärzte der kleinen Leute«, andererseits waren sie aber bis ins 18. Jahrhundert wichtige Gehilfen der akademisch gebildeten Ärzteschaft) um Hilfe zu bitten – Männer, die sich ansonsten damit beschäftigten, Zähne zu ziehen und Haare zu stutzen. Die Bader brachten eine Reihe an Instrumenten ins Spiel, die gleichermaßen hilfreich und zerstörerisch waren: Manchmal richteten sie verheerenden Schaden an, in vielen Fällen retteten sie aber auch das Leben der Mutter, da mit ihrer Hilfe Ungeborene, die im Geburtskanal feststeckten, zerstückelt wurden. Das bekannteste dieser Instrumente, die Geburtszange, hat eine ausgesprochen interessante Geschichte. Denn sie erzählt einmal mehr von Macht und Kontrolle bei der Geburt.

Erfunden wurde sie Anfang des 17. Jahrhunderts von dem Bader Peter Chamberlen. Die Geburtszange, die damals in einer riesigen, goldbeschlagenen Kiste aufbewahrt wurde, die so schwer war, dass zwei Männer nötig waren, um sie zu tragen, war gleichzeitig eine effiziente Geldquelle und ein sorgsam gehütetes Geheimnis. Sie wurde ausschließlich hinter verschlossenen, bewachten Türen eingesetzt, um Kinder zu entbinden, die im Geburtskanal stecken geblieben waren. Der Preis lag bei – auf heutige Maßstäbe umgerechnet – rund 6.000 Euro, und das Wissen um Aussehen und Funktionsweise dieses Werkzeugs, das vermutlich vielen Frauen und Babys das Leben hätte retten können, wurde im Namen des Profits über mehrere Generationen von Chamberlen-Männern strikt geheim gehalten. 1693 dann verkaufte ein Nachfahre Chamberlens das Konzept an einen holländischen Chirurgen. Doch nachdem das Geld den Besitzer gewechselt hatte, entpuppte sich der Handel als Schwindel. Denn in der Kiste befand sich nur ein einzelner Greifarm der Zange. Am Ende tauchte die ursprüngliche Chamberlain-Zange, die lange als verloren gegolten hatte, im 19. Jahrhundert in einer Kiste unter den Dielen eines Hauses auf, wo sie von Chamberlens Ehefrau 130 Jahre zuvor versteckt worden war.

Doch sobald öffentlich geworden war, wie der einzelne Greifarm der Zange beschaffen war, reimten sich andere Bader zusammen, wie das gesamte Instrument wohl aussehen mochte, was zu einer langfristigen Wandlung im Geburtsbereich führte. Geburtszangen, deren Nutzung Frauen verboten war, wurden mehr und mehr genutzt, um den Geburtsprozess zu beschleunigen. Ein Chirurg brüstete sich in den 1880er-Jahren sogar damit, keine Frau so lange in den Wehen leiden zu lassen, bis sich der Gebärmutterhals vollständig geöffnet hatte – eine Technik, die zu tödlichen Blutungen führen konnte. Dieser schießwütige Ansatz war damals nicht unüblich. Noch 1920 führte der US-amerikanische Chirurg Joseph DeLee seine sogenannte »prophylaktische Zangengeburt« als Standard bei allen Geburten ein. Das Ergebnis? Jede Frau, bei der die Methode angewandt wurde, erhielt einen riesigen Dammschnitt und ihr Baby wurde so schnell wie möglich aus ihr herausgezerrt, ganz gleich, ob es nötig war oder nicht – und DeLee machte ein Vermögen.

Chamberlen und DeLee waren mit die Ersten, die begriffen, dass überall dort, wo eine Frau in den Wehen lag, ein Haufen Geld zu machen war. Dies waren die Anfänge der Geburtshilfe als Wirtschaftszweig, wie wir sie heute kennen. Besonders treffend dargestellt wird sie in der Doku »The Business of Being Born«[14] von Ricki Lake und Abby Epstein aus dem Jahr 2008, die zeigt, wie gewaltig der Einfluss der Pharmakonzerne auf die individuellen Erlebnisse gebärender Frauen in den USA ist. Das Milliarden-Dollar-Geschäft mit Medikamenten wie dem wehenverstärkenden Pitocin mit dem Wirkstoff Oxytocin würde, so Lake und Epstein, Frauen ihrer Macht berauben und sie in einem Augenblick zu Patienten machen, indem sie eigentlich aufrecht und krafterfüllt ihre weibliche Kraft erleben sollten. Ich fragte die beiden, inwiefern sich Geburten in den USA ihrer Einschätzung nach in dem Jahrzehnt seit Erscheinen des Films verändert haben. »Obwohl der Film dazu beigetragen hat, ein umfassendes neues Bewusstsein für die Thematik zu schaffen und eine Bewegung zu begründen, die die Wahlmöglichkeiten von Frauen in bestimmten Bereichen vergrößert hat, ist es für viele Frauen immer noch schwer, eine Hebammenbetreuung zu organisieren«, antworteten sie. »Es ist entmutigend, mitansehen zu müssen, wie die Sterblichkeit unter gebärenden Frauen ansteigt, besonders bei Schwarzen Frauen. In Manhattan, wo ein Großteil von *The Business of Being Born* entstanden ist, wurde kürzlich das letzte an ein Krankenhaus angeschlossene Geburtszentrum dichtgemacht, um mehr Platz für Privatzimmer zu schaffen. Geld ist also nach wie vor die treibende Kraft hinter dem Mangel an Wahlmöglichkeiten in der Geburtshilfe.«

Die Priorisierung von Profit im Geburtsraum begann mit der Geburtszange. Dort, wo Ärzte zuvor eigentlich nur in Geburten involviert waren, die »schiefliefen« – meistens, um mithilfe von Instrumenten das Baby zu zerstückeln, da dies die letzte Hoffnung auf das Überleben der Mutter war –, verlieh ihnen die Geburtszange bei jeder Geburt, der sie beiwohnten, eine scheinbar sinnvolle Aufgabe – und einen Grund, sich bezahlen zu lassen. Diese eine Intervention festigte den Platz der Ärzte in der Arena der Geburtshilfe – und diese »männlichen Hebammen« zögerten keine Sekunde, ihre weiblichen Gegenstücke aus dem Geburtsraum zu verdrängen. Der Einsatz der Geburtszange war auch der Hauptauslöser für die Einführung der Geburt in »Steinschnittlage«* – also auf dem Rücken liegend mit im

* Der Begriff kommt aus der historischen Medizin: Blasensteine wurden früher vom Steinschneider ausschließlich in dieser Lagerung entfernt. Auch Lithotomieposition genannt.

90-Grad-Winkel gebeugten Knien und abgestützten Unterschenkeln. Sie versetzt die gebärende Frau in eine komplett passive Lage und reduziert das Sichtfeld der Geburtshelfenden tendenziell auf eine gebärende Vagina, statt sie den ganzen Menschen sehen zu lassen. Allerdings erleichtert sie den Einsatz der Instrumente stark.

Seitens der Hebammen kam es natürlich zu Protesten gegen diese Entwicklung. Besonders hervorzuheben ist Elizabeth Nihell, die man rückblickend nur als Feministin bezeichnen kann und die vermutlich die erste Geburtsaktivistin überhaupt war. In ihrem 1760 erschienenen *Treatise on the Art of Midwifery*[15] bezeichnete sie die männlichen Hebammen als »ruinierte Bader, Schneider oder Schweineschlachter« und äußerte sich entschieden gegen all jene, die ihrer Meinung nach Profit auf Kosten der Gesundheit von Frauen und Babys machten. Männer hätten weniger Wissen und Erfahrung, protestierte sie, und würden dennoch die Macht im Geburtsraum an sich reißen. »Die Finger der Frauen – jene bescheidenen Instrumente, die Gottes Hand erschuf, würden besser und sicherer all jenes tun, das angeblich von jenem prahlerischen Instrument getan wird« – gemeint ist die Geburtszange. Sie war zudem der Meinung, Geburten sollten nicht beschleunigt werden, denn wenn sich die Natur länger Zeit ließe, habe sie dafür »fraglos einen sehr guten Grund«. »Die Kunst sollte darauf abzielen, die Natur nachzuahmen. Und die Natur geht gemächlich vor, während dagegen die Geburtszange zu schnell zu Werke geht«, schrieb sie. Darüber hinaus drängte sie ihr lesendes Publikum, der gebärenden Frau zuzuhören, und beschrieb – aus heutiger Sicht besonders interessant – ein Szenario, das stark an das im Geburtsraum von heute erinnert, in dem die Frau und ihre Betreuungspersonen die Geduld mit Mutter Natur verloren haben, die Frau Schmerzen hat und einfach nur will, dass sie vorbei sind, die »männliche Hebamme« mit den Instrumenten anrückt, und

> *... dann ist der Zeitpunkt gekommen, zu dem die verblendeten Beteiligten mit aller Unschuld in Kopf und Herzen ihre Hände zum Himmel erheben und fromm ausrufen: »Wie knapp die Patientin doch mit dem Leben davongekommen ist, dank sei dem studierten Arzt. Was für ein Segen war es, dass sie nicht einer so ignoranten Kreatur anvertraut wurde, wie es eine Hebamme sein muss.«*
>
> Elizabeth Nihell[16]

Der Krieg um die Geburt hat also tiefe Wurzeln. Und tief sind auch die Wurzeln unserer Gefühle bezüglich Geburtsinterventionen, die Frauen damals wie heute offenbar vor bohrende Fragen stellte: Hätten wir nicht länger damit warten können? Musste das wirklich sein? Wurden dadurch Leben gerettet? Sollte ich dem Arzt dankbar sein oder es ihm übel nehmen?

> *Währenddessen fühlte ich mich in die Entscheidungsfindung eingebunden. Erst nachher begriff ich, dass ich Teil einer Fließbandabfertigung gewesen war und mir überhaupt nur diejenigen Optionen vorgeschlagen worden waren, die in ihren Zeitplan passten. Die Alternativen wurden gar nicht genannt. In meinen Erinnerungen füllt die Hebamme meistens Formulare aus, anstatt mir eine emotionale und körperliche Stütze zu sein.*
>
> Gem aus Somerset, *Geburt im 21. Jahrhundert*

> *Ich fühlte mich kontrolliert und dazu genötigt, Dinge zu tun, die ich nicht wollte. Ich wusste, dass sie nicht nötig waren, aber als eine Hebamme und ein Arzt auf mich einredeten, dass sei »Krankenhausleitlinie«, fühlte ich mich machtlos. Als hätte ich keine Wahl. Als würde meine Stimme nichts zählen. Als wären meine Entscheidungen und Wünsche bezüglich der Geburt meines Babys wertlos.*
>
> Charlotte Keyworth, West Yorkshire, *Geburt im 21. Jahrhundert*

Elizabeth Nihell starb in einem Armenhaus und wurde in einem Armengrab beerdigt, während William Smellie, der Geburtshelfer, den sie in ihrer Abhandlung hauptsächlich kritisierte, erfolgreich praktizierte, dadurch zu großem Wohlstand kam und als »Vater der britischen Hebammenkunst« angesehen wird. Es lässt sich leicht erkennen, wer diesen Kampf gewonnen hat. Im 18. Jahrhundert wurden die Geburtsräume immer häufiger von Arzt und Hebamme gleichzeitig besucht, und die Entourage aus weiblichen Begleitpersonen, die die gebärende Frau traditionell unterstützt, mit Essen und Trinken versorgt und massiert hatten, wurden aus dem Raum verbannt. Zwar fand die Geburt immer noch zu Hause statt, doch durch diese Maßnahmen veränderte sich ihre Dynamik auf eine Weise, die sie den Geburten von heute deutlich ähnlicher machte. Ein rein weibliches, soziales, fast schon festliches Ereignis wich einer Situation, in der die gebärende Frau von Personen betreut wurde, zu denen sie wenig bis keinen Bezug hatte. Und als Bestandteil dieser neuen, medikalisierten Form des Gebärens kam ein neues, entzweiendes und durch und durch modernes Thema auf: Schmerz.

Evas Fluch

> *Zur Frau sprach er: Viel Mühsal bereite ich dir, sooft du schwanger wirst. Unter Schmerzen gebierst du Kinder. Du hast Verlangen nach deinem Mann; er aber wird über dich herrschen.*
>
> Genesis 3,16

Die Vorstellung, dass Geburtsschmerzen, auch »Evas Fluch« genannt, Gottes Strafe für die Frauen ist, ist nur eins der zahlreichen fragwürdigen Elemente dieses netten kleinen Bibelzitats, das zudem immer wieder als Rechtfertigung für Vergewaltigung in der Ehe herangezogen wurde. So wie Frauen im Mittelalter dafür verfolgt wurden, andere Menschen heilen zu wollen, weil sie damit »in Gottes Plan eingriffen«, wurden sie auch dafür zur Rechenschaft gezogen, Frauen in den Wehen schmerzstillende Kräuterheilmittel zu verabreichen, da dies bedeutete, die Strafe zu mildern, die der Allmächtige dem Weibsvolk doch ganz bewusst auferlegt hatte. Dennoch begannen die Ärzte des 19. Jahrhunderts, Äther und Chloroform an gebärenden Frauen auszuprobieren, deren Schmerzen durch die Steinschnittlage und den häufigen Einsatz von Geburtszangen vermutlich weitaus größer waren als zuvor. Ein Produkt zu erfinden, um ein Problem zu beheben, das man selbst erschaffen hat, ist der vielleicht genialste Marketingschachzug überhaupt. Und auch in diesem Fall wurde die Bibel genutzt, um diesen Schritt zu rechtfertigen: Hatte nicht Gott selbst Adam in einen »tiefen Schlaf« versetzt, als er ihm die Rippe entnahm? Und war die Intelligenz des Mannes, die nötig war, um die Wirkweise von Medikamenten zu entdecken, nicht selbst eine gottgegebene Kraft? Die Welt schien gern bereit, diese neue Sichtweise zu akzeptieren. Breite Akzeptanz fand sie aber erst, als Königin Victoria höchstpersönlich während der Wehen Chloroform einsetzte. So wie wir heute Kate Middleton und Meghan Markle als Vorbilder in Sachen Mode und Geburten betrachten, legten die Frauen der Oberschicht in Großbritannien und den USA damals Wert darauf, dieselbe royale Erfahrung zu machen, die bekannt wurde als »Chloroform à la reine«.

Es lohnt sich, an dieser Stelle ein wenig über das Thema Wehenschmerzen selbst zu sprechen. Was soll das Ganze überhaupt? Wieso haben wir sie? Und sollten wir überhaupt versuchen, sie abzustellen? Manche Leute argumentieren: »Einen Zahn würdest du dir ohne Schmerzmittel doch auch nicht ziehen lassen, oder?« Und wenn man sich Geburten als eine Art »medizinische Entfernung« vorstellt, ist dieses Argument kaum von der Hand zu weisen. Aber Wehenschmerzen sind anders gelagert. Geburten sind nichts, was im Körper »falsch läuft« und betäubt werden sollte, und sie sind auch nichts Schreckliches, das der Frau von außen zugefügt wird, wie beispielsweise eben das Ziehen eines Zahns. Geburten sind etwas Richtiges, Gesundes, Kraftvolles – der Ausdruck eines Körpers auf der Höhe seiner Kraft schlechthin. Wehen werden der Frau nicht »angetan«, sondern sie sind etwas, das die Frau selbst tut. Gegen eine Betäubung spricht nicht nur, dass man eine menschliche Erfahrung verpasst, sondern auch, dass die Medikamente andere Probleme verursachen können, beispielsweise in Form von Nebenwirkungen auf die Frau[17] und das Baby[18], einer Beeinträchtigung der Produktion körpereigener Wehenhormone[19], einer Erhöhung des Interventionsrisikos[20], Schwierigkeiten beim Bonding oder Stillen[21] und negativer Langzeiteffekte, die entweder durch die Interventionen entstehen – wie langfristige Beckenbodenprobleme[22] – oder durch die Medikamente, beispielsweise durch die PDA hervorgerufene Nervenschäden[23].

Ina May Gaskin schreibt, dass Wehenschmerzen »sauber« seien – sind sie vorbei, sind sie vorbei. »Wenn in der Geburtsbegleitung die Vermeidung von Schmerzen zum obersten Ziel wird, führt das paradoxerweise dazu, dass mehr Frauen unter Schmerzen leiden, *nachdem* sie ihre Kinder zur Welt gebracht haben«,[24] erklärt sie. Die meisten Frauen, die sich entscheiden, eine Geburt ohne Schmerzmittel anzustreben, haben dabei diesen Gedanken im Hinterkopf. Sie wollen aktiv und mobil bleiben, mit ihren körperlichen Bedürfnissen arbeiten und den Geburtsfortschritt von der natürlichen Hormonproduktion vorantreiben lassen, das Interventionsrisiko senken und ihr Baby vor möglichen schädlichen Nebenwirkungen schützen. Immerhin haben sie eine ganze Schwangerschaft damit verbracht, im Namen der Gesundheit ihres Kindes Alkohol, Medikamente und sogar Rohmilchkäse zu meiden!

Und könnten diese Schmerzen womöglich auch einen Zweck erfüllen? Wenn du je den weißgrellen Schmerz einer Wehe gespürt hast, ballst du womöglich schon beim bloßen Lesen die Fäuste und stellst dir vor, wie du mir einen Schwinger in die Eierstöcke verpasst, weil ich es wage, so etwas auch nur anzudeuten. Gebären tut weh. Wahnsinnig weh. Und zwar fast allen Frauen, inklusive mir. Manche Frauen erleben diese Empfindungen – meist durch Mental-Reframing-Techniken – zwar als machtvoll oder sogar erotisch. Aber das ist die absolute Minderheit. Evolutionär betrachtet könnten die scharfen Schmerzen, die mit Wehen einhergehen, als Signal dazu dienen, sich »ein sicheres Plätzchen« zu suchen. Aber es steckt mehr dahinter – Wehenschmerzen spielen auch eine Rolle für den Hormoncocktail, der dabei produziert wird. Genauso, wie man seinen samstäglichen Fünf-Kilometer-Lauf vielleicht ziemlich anstrengend findet, sich nachher dank der dabei ausgeschütteten Endorphine aber herrlich fühlt, sieht es auch mit Geburten aus.

Mehrere Studien haben ergeben, dass Frauen nach der Geburt mithilfe einer PDA entweder ein gesteigertes[25] oder gesenktes[26] »Zufriedenheitsgefühl« empfanden. Bedauerlicherweise gibt es bislang keine Studien zu Triumph-, Erfolgs-, Euphorie- und Stolzgefühlen nach der Geburt, sei es mit oder ohne Schmerzmittel. Viele Frauen berichten aber darüber, es sei ihnen wichtig, während der Geburt die zentrale Rolle zu spielen, und ein Teil der »Unzufriedenheit« mit PDA-Geburten entspringt diesem Bedürfnis. Eine Studie ergab beispielsweise, dass rund ein Drittel der Frauen den Gefühlsverlust nicht mochte und sich »beraubt« und »betrogen« fühlte. Es habe sich so angefühlt, als hätten sie an der Austreibungsphase nicht »teilgenommen« oder »keinen Beitrag geleistet«.[27]

Geburtspädagogin Penny Simkin unterschiedet zwischen »Schmerzen« und »Leid« bei der Geburt. Schmerz wertet sie als unangenehme körperliche Empfindung, die mit Verletzungen, aber auch mit körperlicher Anstrengung einhergehen kann, während sie Leid als ein Gefühl der Hilflosigkeit und des Überrolltwerdens definiert. »Viele Frauen leiden bei der Geburt, weil sie unfreundlich behandelt und nicht respektiert werden. Sie fühlen sich ungeliebt und allein«, sagt sie. »Dadurch können Schmerzen zu Leid werden. Keine Frau sollte bei der Geburt leiden müssen – wenn sie an diesem Punkt die Grenze zum Leid überschreitet, dann haben wir sie im Stich gelassen.«[28]

Stellt man diese Aussage neben die Historie der Geburt, die wir in diesem Kapitel untersucht haben, klingen ihre Worte besonders richtig. Denn im Wesentlichen bedeutete diese Historie eine Entfremdung der gebärenden Frau von den Kräften, die sie einst unterstützt hatten: Schwestern, Mütter und weise Frauen wurden aus dem Geburtsraum vertrieben, und mit ihnen verschwanden ihre Fähigkeiten, die sie sich während ihrer Anwesenheit bei zahlreichen weiteren Geburten angeeignet hatten, und ihr Wissen über die vielen Möglichkeiten, zu helfen und Linderung zu bieten. Wie wir aus verschiedenen modernen, qualitativ hochwertigen Studien[29] wissen, reduziert diese Form der Unterstützung die Notwendigkeit von Geburtsinterventionen und den Einsatz von Schmerzmitteln drastisch.[30] Stattdessen positionierte man Frauen auf dem Rücken und ließ sie von Männern mit Werkzeugen betreuen – Männern, die anfangs kaum etwas über den weiblichen Körper wussten und denen einen Großteil des 18. und 19. Jahrhunderts über davon abgeraten wurde, sich weibliche Genitalien auch nur anzusehen. Selbst in unserer heutigen Zeit noch kann die Erwartungshaltung, »natürlich« ohne Medikamenteneinsatz zu gebären, durchaus unrealistisch sein, wenn alle anderen Bereiche rund um die Geburt – Unterstützung, eingeschränkte Mobilität, wenig Wissen über alternative Maßnahmen für das Wohlbefinden und eine Umgebung, die sich fremd und Furcht einflößend anfühlt – unverändert bleiben. Zu einer »natürlichen Geburt« gehört mehr dazu, als einfach nur Nein zu Medikamenten zu sagen. Wir müssen anfangen, auch »natürlich« darüber nachzudenken, was Frauen wirklich brauchen, anstatt uns darauf zu konzentrieren, was sie vermeiden sollten.

Alles oder nichts: Der Engel im Geburtsraum

Einige moderne feministische Positionen glauben, derzeit einen »Trend« hin zur »natürlichen Geburt« zu sehen, und verurteilen diesen. Mit »natürlich« ist in diesem Kontext nur gemeint, dass die Geburt ohne die Verabreichung von Schmerzmitteln stattfindet. Ihr Argument: Die »Natur« ist nicht die freundliche Mutterfigur, als die sie gern dargestellt wird, sondern eine grausame und willkürliche Kraft. Alison Phipps argumentiert in *The Politics of the Body*[31], die »normale Geburt« sei einfach nur Teil eines modernen »Mittelschichtpakets« wettbewerbsorientierter und »intensiver Mutterschaft«, »ein Erlebnis, das es Frauen ermöglicht, sich durch Selbstaufopferung selbst zu finden und aufzuopfern«. In diesem Narrativ, so schreibt sie, »ist das Durchstehen der Geburtsqualen der Weg zu authentischer Mutterschaft«. Im Oktober 2017 bezeichnete Claire Howorth dieses Konzept in der Titelgeschichte der *Times* als »Göttinnenmythos«[32], der im Kern besage, dass »sie dazu geschaffen ist, einen Menschen zu schaffen, dass sie sich umso stärker fühlen wird, wenn sie tut, was die Natur angeblich vorgesehen hat, und dass die Zukunft des Babys davon abhängt«. Dieser »Mythos«, so Howorth, wurde zu einer Vision perfekter Mutterschaft, die unmöglich zu erfüllen ist und an der wir uns ewig selbst messen. Ähnlich erkennt Elizabeth Badinter, Autorin von *Der Konflikt*, eine Besessenheit von der »Natur« als modernes Phänomen: »Für mich war die PDA ein Sieg über den Schmerz. Sie aber sagen Nein, sie wollen *fühlen*, was es heißt, eine Frau zu sein. Die Vorstellung dahinter: Wenn man nicht leidet, hat man darin versagt, wahre Mutterschaft zu erleben. Man ist eine ›denaturierte Frau‹.«[33]

Meiner Meinung nach ist die natürlich gebärende Frau fast schon zur Karikatur geworden. Man stellt sie sich automatisch als weiße Mittelschichtsfrau im Flattergewand vor, die ihren Geburtsplan fest umklammert, während sie mit einem seligen Lächeln auf den Lippen per Hypnobirthing ihre Wehen in etwas umwandelt, das sie als »Wellen« bezeichnet. Doch unter ihrer tiefenentspannten Oberfläche lauert ein Kontrollfreak, dessen einzige Motivation dafür, sich dieser extremen Prüfung zu unterziehen, darin besteht, sich selbst zu beweisen, dass sie die ultimative Mutter ist – was in ihren Augen gleichbedeutend ist mit »die ultimative Märtyrerin«. Sie erinnert an die Heldin des viktorianischen Gedichts »The Angel in the House«[34], der Inbegriff lieblichen, unterwürfigen Frauseins, das 1931 von Virginia Woolf in einem feministischen Essay demontiert wurde.[35] »Sie war durch und durch selbstlos … Sie opferte sich täglich. Gab es Hühnchen, wählte sie den Schenkel. Gab es im Raum eine zugige Ecke, setzte sie sich dorthin.« Dieses unerreichbare Abbild der Vollkommenheit, das stets über uns schwebt und uns einflüstert, wie unzulänglich wir sind, wie häufig wir versagen, muss laut Woolf »getötet« werden, wenn wir je kreative, authentische Wesen sein wollen. Allerdings stellt sie fest: »Es ist weitaus schwieriger, ein Phantom zu töten als eine Realität.« Als Frauen müssen wir meiner Meinung nach alle zusammenarbeiten, um diese idealistische Fantasievorstellung, diesen »Engel im Geburtsraum« zu zerstören. Und das lässt sich unter anderem dadurch besonders gut bewirken, dass wir uns gegenseitig unsere wahren Geschichten erzählen. Denn deren Komplexität allein reicht schon aus, um den polarisierten »Schatten« zu zerstören, der letztlich nichts weiter ist als eine Projektion an eine Wand, die den zahlreichen und vielfältigen Entscheidungen, Wünschen und Motivationen gebärender Frauen nicht gerecht wird.

Zudem sollten wir dringend damit aufhören, uns über Frauen lustig zu machen, indem wir über ihre Versuche, so gut sie können zu gebären und die Mutterrolle auszufüllen, in Begriffen sprechen, die andeuten, sie würden übereifrig wirken. »Intensive Mutterschaft«? Als Mutter dreier recht junger Kinder würde ich gern mal von jemandem darüber aufgeklärt werden, wie unser Alltag anders als »intensiv« ablaufen könnte – die Liebe, die endlosen niederen Tätigkeiten, die emotionalen Dynamiken, die umgekippten Becher, die Verwüstung meines Körpers, meines Schlafs, meines Bankkontos, meiner Samstagabendpläne: All das wirkt auf mich ziemlich intensiv. Habe ich einzig aus dem Grund ohne Medikamente geboren und anschließend gestillt, weil ich das Mutterdasein als einen Wettbewerb betrachte, den ich unbedingt gewinnen wollte? Ich frage mich, wieso die Motivationen von Frauen überhaupt in solchen Begriffen beschrieben werden müssen. Mein inzwischen verstorbener Dad arbeitete 72 Stunden die Woche in einem Spirituosenladen und schob sogar Nachtschichten an der Tankstelle, um mir den Besuch einer Privatschule zu ermöglichen, die mir seiner – vielleicht berechtigten, vielleicht auch unberechtigten – Meinung nach die besten Startchancen im Leben verleihen würde. Wurde ihm jemals vorgeworfen, sich zum Märtyrer zu machen? Ich kann mich nicht erinnern, dass seine Entscheidungen je infrage gestellt worden wären – man betrachtete ihn einfach als »guten Mann«, der »hart arbeitete«, weil er »das Beste für sein Kind wollte«. Natürliche Geburt oder geplante Sectio, PDA oder Hypnose, Fläschchen oder Brust – es ist endlich an der Zeit, damit aufzuhören, jeder Entscheidung, die Frauen treffen, einen negativen Beigeschmack zu verleihen.

Natürlich hat mir die Herkulesarbeit meines Vaters immerhin einen Platz in der »Mittelschicht« erkauft – ein Begriff, dem inzwischen fast schon etwas Beleidigendes anhaftet. Für mich bedeutet »Mittelschicht« Privilegien und Möglichkeiten, die vielen Menschen verwehrt bleiben – darunter allen Generationen meiner Familie, die vor mir kamen. Und es bedeutet, dass ich bei den Geburten meiner

Kinder – wie in vielen anderen Situationen in meinem Leben auch – das Glück hatte, über den Bildungshintergrund zu verfügen, um meine Optionen recherchieren, hinterfragen und verstehen zu können. Sollten Feministinnen nicht dafür kämpfen, dass alle Frauen diese Möglichkeiten haben, anstatt den »Birthzilla«-Mythos am Leben zu halten, der Frauen, die derart gut informiert sind, verurteilt, weil sie tatsächlich die Frechheit besitzen, ihre Betreuungspersonen aufzufordern, unnötige Interventionen zu unterlassen? Tja. Ich war so eine Frau. Meine Erwartungen waren hoch, und mein Selbstwertgefühl war ein Störfaktor – im positiven Sinne. Danke, Dad.

»Eine Nacht, die aus meinem Leben gefallen ist«

Niemand trifft Entscheidungen in einem Vakuum. Trends, also welche Art von Geburt wir gerade als »normal« ansehen, beeinflussen unsere Geburtsentscheidungen. Es geht weniger um die Frage, ob pharmakologische Schmerzmittel während des Geburtsprozesses nötig oder unnötig sind, als um unser aktuelles Verständnis von Normalität in der Geburt. Zudem hat das eigene Erleben der Geburt einen starken Einfluss auf unsere Geburtsentscheidungen. Mit anderen Worten: Geburtsschmerzen sind für bestimmte Frauen in bestimmten Situationen leichter zu ertragen als in anderen, und wir müssen die Bedürfnisse von Frauen individuell betrachten. Wir können nicht einfach Pauschalaussagen treffen, mit denen wir Frauen dazu auffordern, »bei der Stange zu bleiben« oder »die PDA zu nehmen«, ohne ihre persönlichen Umstände, ihre innere Einstellung, ihr Umfeld und die Unterstützung, die sie erhalten, in das Gesamtbild einzuflechten. In den 1920er-Jahren wurden Schmerzmittel zu einem feministischen Thema, da die Frauen, die auf beiden Seiten des Atlantiks für ihr Wahlrecht kämpften, Geburten als einen von vielen Bereichen betrachteten, in denen es Frauen an Handlungsmacht und Kontrolle mangelte. Sie hatten recht. Aber auch hier wieder müssen wir die Art von Geburt berücksichtigen, der sie entgehen wollten. In diesem Fall hatten sie häufig nur die Wahl zwischen einer Hausgeburt, bei der sie mit einiger Wahrscheinlichkeit von einem Arzt samt Geburtszange betreut wurden, oder – falls sie Angehörige der Arbeiterklasse waren – einer unhygienischen, schlechtgeführten Geburtsklinik. In letzteren nahm der Tod im Wochenbett häufig epidemische Ausmaße an. Die Ursache hierfür war das Wochenbettfieber, eine Infektion, die einzig durch das mangelnde Wissen seitens der Ärzte um die Bedeutung des Händewaschens ausgelöst wurde. Häufig wechselten die Ärzte dort zwischen verschiedenen Frauen und teils sogar der Leichenhalle und den Krankensälen hin und her, ohne einen Gedanken daran zu verschwenden, dass sich tödliche Keime an ihren Händen und Instrumenten befinden könnten.[36]

Es ist verständlich, dass Frauen bei solch grauenerregenden Geburten am liebsten nicht anwesend sein möchten. Und für die Frauen des frühen 20. Jahrhunderts schien sich eine ideale Möglichkeit zu bieten, genau das zu erreichen: der Dämmerschlaf unter Sedierung. Diese Methode der Schmerzlinderung wurde hervorgerufen durch eine Mischung aus Morphin und dem starken Narkotikum Scopolamin. Der Cocktail versetzte Frauen in einen Bewusstseinszustand, der ihnen jegliche Erinnerungen an die Geburt nahm. Wie ein Lauffeuer verbreitete sich die Kunde von einer Klinik in Deutschland, die solche »schmerzfreien« Geburten anbot: »Die Nacht meiner Niederkunft wird auf ewig eine Nacht sein, die aus meinem Leben gefallen ist«,[37] sagte eine Frau, die eine solche Geburt durchlebt hatte – und sie meinte das positiv. Frauen begannen im Rahmen der neuen Diskussion über ihre Selbstbestimmung den Dämmerschlaf lautstark einzufordern, und die Methode verbreitete sich in den USA, Großbritannien und Europa rasant. Selbst Königin Elisabeth II. nutzte in den 1940er- und 1950er-Jahren eine Version des Medikaments bei den Geburten ihrer ersten drei Kinder.

Die Frauen, die im Dämmerschlaf entbanden, erinnerten sich zwar an nichts – und zwar häufig bis hin zu dem Punkt, dass sie ihr eigenes Baby nicht erkannten und teilweise nicht einmal glauben wollten, dass sie ein Baby auf die Welt gebracht hatten –, doch die Ärzte und Krankenschwestern wohnten einem weitaus weniger friedlichen Prozess bei. Ursprünglich mochte die Methode dazu gedacht gewesen sein, Frauen mehr Kontrolle über die Geburt zu verleihen, doch die Realität war weit davon entfernt. Die Frauen wurden in gepolsterte Gitterbetten gelegt, man verband ihnen die Augen, stopfte ihnen Baumwollkugeln in die Ohren und band ihnen die Arme fest oder steckte sie sogar in Zwangsjacken. Bei Bewusstsein, aber ohne die leiseste Ahnung über ihr eigenes Handeln warfen sich die Frauen im Dämmerschlaf hin und her, schrien aus vollem Hals und erwachten in einem dissoziativen Zustand und mit Scheuermalen an den

Armen, die sie sich im Kampf gegen ihre Fesseln zugelegt hatten. All dies in Kombination mit einem erhöhten Risiko von Geburtskomplikationen und den Nebenwirkungen, zu denen grauenhafte Flashbacks und sogar Todesfälle zählten, führte dazu, dass die Methode an Beliebtheit verlor. Aber der Einsatz von Scopolamin und das gesamte Konzept der »Knockt sie aus und zerrt es raus«-Geburtshilfe hielt sich im 20. Jahrhundert noch mindestens sechzig weitere Jahre lang, interessanterweise bis eine weitere »Welle« des Feminismus angerollt kam, um den Status quo infrage zu stellen.

Wie so häufig änderte sich die Lage, als ein Mann sagte, was vor ihm bereits viele, viele Frauen gesagt und gedacht hatten, ohne dass die Welt ihnen Gehör schenkte. In seinem Buch *Childbirth Without Fear*[38] aus dem Jahr 1942 berichtete Grantly Dick-Read von einer Frau aus armen Verhältnissen, die im Londoner Stadtteil Whitechapel rund dreißig Jahre zuvor ohne jegliche Komplikationen ein Baby geboren hatte, ohne sein Angebot anzunehmen, ihr Chloroform zu verabreichen. »Es hat nicht wehgetan«, sagte sie zu ihm. »Aber das sollte es ja auch nicht, oder, Doktor?« Der Satz brannte sich bei ihm ein und führte dazu, dass er über die Macht des Geistes über den Körper bei der Geburt nachdachte. Das Konzept verbreitete sich durch einen weiteren bekannten Arzt, den Franzosen Fernand Lamaze, auch in den USA. Dick-Read führte das Konzept der Angst-Spannung-Schmerz-Spirale ein – wir gehen ängstlich und in der Erwartung von Schmerzen an die Geburt heran, dadurch ist unser Körper angespannt, deswegen erleben wir den Schmerz intensiver, entsprechend verstärken sich die Schmerzen und so weiter und so fort. Wegen dieses wegweisenden Denkansatzes (dessen, so mag man annehmen, sich Hebammen und Geburtsbegleiterinnen weltweit vermutlich schon seit Anbeginn der Zeit bewusst waren) bezeichnet man Dick-Read auch als den »Vater der natürlichen Geburt«.

Feministisches Erwachen

Dick-Read mag der »Vater« gewesen sein, aber diese neue Denkweise hatte auch viele »Mütter«. Angefangen bei den gebärenden Frauen selbst, die sich öffentlich über den Verlust der Würde äußerten, der mit den Schamrasuren, den Einläufen, den Beinstützen, den fixierten Armen und Händen und den obligatorischen Narkotika einherging. Bridget Baker, heute Doula, arbeitete 1964 auf einer britischen Geburtsstation als Säuglingsschwester. »Was ich im Kreißsaal immer wieder sah und hörte, führte dazu, dass ich mir schwor, nie selbst in Kind zu bekommen, sondern zu adoptieren. Die Frauen wurden häufig geohrfeigt und angebrüllt, wenn sie zu laut schrien. Man sagte ihnen: ›Sie haben geholfen, es da reinzubekommen, jetzt helfen Sie auch, es da wieder rauszubekommen!‹« Den Frauen standen kaum Informationen zur Verfügung, und die wenigen Ratschläge, die sie erhielten, stellten die gebärende Frau als vollkommen passiv dar: »Im Kreißsaal, weiß mit hellen Lichtern, befördert man Sie von der Krankenhausliege auf den Geburtstisch. Die Krankenschwestern stehen dem Arzt zur Seite, und mit ihrer sanften Hilfe und Ermutigung, unterstützt von der Wissenschaft, die diese Menschen so gründlich studiert haben, wird Ihr Baby auf die Welt kommen«,[39] hieß es im *Sunday Express Baby Book* aus dem Jahr 1950. 1960 weihte Königin Elisabeth II. ein neues Gebäude des *Royal College of Obstetricians and Gynaecologists (RCOG)* ein, das sie unübersehbar glühend befürwortete. »Sie haben Wordsworths Aussage, dass ›unsere Geburt kaum mehr ist als ein Schlaf und ein Vergessen‹ beinahe wörtliche Bedeutung verliehen«[40], sagte sie.

Nicht alle Frauen wollten weiterschlafen. Nicht alle wollten Passagierinnen und Zuschauerinnen ihres eigenen Lebens bleiben. Auch wenn die Galionsfiguren der feministischen Bewegung in den 1960ern Geburten nicht zu einem ihrer Kernthemen erhob, schwang im Zeitgeist des Gedankenguts und Aktivismus dieser neuen »zweite Welle« des Feminismus auch dieses Thema mit. Inspiriert von ihren eigenen Erlebnissen bei der Geburt und durch die Lektüre von *Childbirth Without Fear* gründete Prunella Briance 1956 die *Natural Childbirth Association*, aus der später der weithin bekannte *National Childbirth Trust*, kurz: NCT wurde. Sein oberstes offizielles Ziel bestand darin, dass »Frauen während der Schwangerschaft und der Geburt menschlich behandelt und nicht gedrängt, unter Druck gesetzt oder lächerlich gemacht werden sollten«[41]. 1962 veröffentlichte Sheila Kitzinger, damals bereits im Beirat des NCT, ihr erstes Buch *The Experience of Childbirth*[42], das sich vor dem Hintergrund der damaligen Zeit auch heute noch revolutionär und außergewöhnlich liest. Kitzinger hatte die durch ihre anthropologischen Studien befeuerte Vision einer »psychosexuellen Methode«, in der die Geburt »untrennbar verbunden ist mit Ehe und Liebe, deren direktem Ausdruck das Baby seine Existenz verdankt.« Zur Geburt gehörte »die eigene Beziehung zum Leben als Ganzes, der Rolle, die man in der Ordnung der Dinge spielt«. Aus ihrer Sicht war es vernünftig, nicht »Leid«, sondern »Freude« zu erwarten: »Für viel zu viele Frauen sind Schwangerschaft und Geburt noch immer etwas, das ihnen passiert, statt etwas, das sie bewusst herbeiführen und voller Freude selbst aktiv tun«, schrieb sie.

Keine zehn Jahre nach Erscheinen von Kitzingers Buch gründeten Ina May Gaskin und ihr Mann Stephen eine Kommune in Tennessee, die als »die Farm« bekannt wurde.[43] Dort eröffnete Gaskin ihr *Midwifery Centre,* eine Geburtsgemeinschaft ohne Anbindung an ein Krankenhaus, in der Frauen dazu ermutigt wurden, natürlich und in Anwesenheit ihrer Partner:innen und Hebammen zu gebären, dabei aktive Positionen einzunehmen und die psychosexuelle Energie von Geburten und die Beziehung zwischen Körper und Geist zu respektieren. 1979 veröffentlichte sie das Buch *Spiritual Midwifery,* heute ein Standardhandbuch für natürliche und Hausgeburten. Es war voll mit Bildern von langhaarigen Hippies und handelte von »Yonis«, »psychedelischen Wellen« und »Highwerden« durch die Wehen und stand entsprechend vermutlich bei kaum einem Gynäkologen auf der Liste der Literaturempfehlungen. Vermutlich wären Gaskins Ideen auf ewig eine Randerscheinung geblieben, hätte sie nicht 2003 in ihrem *Guide to Childbirth,* auf Deutsch erschienen unter dem Titel *Die selbstbestimmte Geburt: Handbuch für werdende Eltern,* die Geburtsstatistiken der Farm veröffentlicht. Zwischen 1970 und 2000 hatten über zweitausend Geburten auf der Farm stattgefunden, der Anteil an Hausgeburten lag bei über 95 %, die Sectiorate bei 1,4 %, die Müttersterblichkeit bei 0 % und die Neugeborenensterblichkeit bei 0,39 %*.[44]

Diese außergewöhnliche Statistik ließ keinen anderen Schluss zu, als dass man Gaskins Konzept ernst nehmen musste, auch wenn diese Erkenntnis zu spät kam für den Großteil der Frauen, die in den 1960ern und 1970ern mit einer stark medikalisierten Geburt rechnen mussten trotz Gaskin, Kitzinger und der NCT, die die herrschenden

* Updates auf der Webseite der Farm bis zum Jahr 2010 bestätigen, dass sich diese Ergebnisse halten konnten. Der Anteil der Hausgeburten in den USA liegt bei 0,9 % (2017), die Sectiorate bei 32 % (2018) und die Neugeborenensterblichkeit bei 0,58 % (2014). Die Müttersterblichkeit gibt weltweit Anlass zur Sorge.

Verhältnisse infrage stellten. Der Standardansatz in der Geburtshilfe wurde bekannt als »aktives Wehenmanagement«[45], dessen Fokus auf der Friedman-Kurve lag, die 1955 entwickelt wurde, um die Weitung des Muttermundes in Form eines einfachen Graphen darzustellen. Bis heute ist sie die Standardmethode, um den Geburtsfortschritt zu messen. Wie die Hebamme und Wissenschaftlerin Dr. Rachel Reed anmerkt, entmenschlicht der Graph an sich Frauen bereits, indem er sie auf eine Ansammlung von Datenpunkten reduziert und sie so »verschwinden« lässt und durch ein Diagramm ersetzt, anstatt sie als vollständigen Menschen zu begreifen.[46] Diese Entmenschlichung der Geburt, bei der das Personal auf Graphen, Zahlen, Instrumente und Maschinen blickt statt auf die gebärende Frau, konnte sich in jenen Jahrzehnten durchsetzen, und da sie sich so eng mit dem Sicherheitsdenken der Menschen verknüpft hat, ist es heute extrem schwer, sie wieder aufzugeben. Und die Frauen des 21. Jahrhunderts? Sie entscheiden nicht nach ihrem »Gefühl«, ob sie Wehen haben und wie schnell die Geburt voranschreitet, sondern anhand der Ergebnisse ihrer Wehen-App. Wenn Geburtspraktiken die Epoche widerspiegeln, in der man lebt, dann kann man wohl guten Gewissens behaupten, dass wir in einem Zeitalter leben, das Gefahr läuft, zwischenmenschliche Bindungen gegen digitale Bildschirme einzutauschen.

Nicht, dass ich Bildschirme komplett verdammen würde: Das technisch-medizinische Geburtsmodell hat in puncto Sicherheit große Verbesserungen mit sich gebracht. Bei Frauen mit »Hochrisikoschwangerschaften« oder in Notfällen wie postnatalen Blutungen, Frühgeburten, Placenta praevia oder Babys, die wirklich »feststecken«, können medizinische Interventionen Leben retten. Doch leider erhalten auch gesunde Frauen mit »Niedrigrisiko«-Schwangerschaften diese Art von Geburtshilfe, egal ob sie sie brauchen oder nicht.

Die Verbesserung der Geburtsergebnisse im 20. Jahrhundert hat nicht nur mit der Verlagerung hin zum krankenhausbasierten Modell zu tun, sondern auch viel damit, dass sich unsere Gesundheit insgesamt verbessert hat, die Hygiene gestiegen ist und es wirksame Antibiotika gibt. Manchmal höre ich Leute, selbst Mediziner:innen sagen: »Man darf nicht vergessen, dass Frauen bei Geburten früher gestorben sind«, oder: »Vergiss nicht, wie Geburten im Kongo oder so ablaufen.« Als wären Geburten an sich gefährlich, wenn sie nicht medizinisch betreut werden. Aber das ist zu einfach gedacht: Die

Frauen vergangener Jahrhunderte starben nicht einfach, weil es keine moderne Geburtshilfe gab, sondern je nach Jahrhundert, Jahrzehnt, Region aus unterschiedlichen Gründen – an Infektionen, die von den Ärzten selbst herbeigeführt worden waren, bis hin zu Wehenschwäche, wie sie beispielsweise durch Rachitis verursacht werden konnte. Sie starben auch an Gebrechen und in Situationen, die mithilfe der modernen Medizin zweifellos hätten verhindert werden können – es gibt hier kein Entweder-oder. Und in einkommensschwachen Ländern tragen Faktoren wie eine schlechte Ernährung, Gesundheit und Hygiene, ein sehr niedriger Altersdurchschnitt bei den gebärenden Frauen und mangelnder Zugang zu fachlich geschulter Betreuung auch heute noch dazu bei, dass Geburten gefährlich sind.[47]

Aber Frauen sterben *auch* in Situationen, die durch Zugang zu den Möglichkeiten einer modernen Geburtshilfe sicherlich hätten verhindert werden können. Die sicherste Form von Geburt scheint bei gesunden Frauen eine Kombination aus beidem zu erfordern: den Einsatz von möglichst wenig Technologie und die Federführung durch eine Hebamme mit leichtem Zugang zu medizinischer Versorgung für den Notfall. Aber in unserer angstgeprägten Kultur der Rechtsstreitigkeiten scheint es schwer zu sein, das richtige Gleichgewicht zu finden.

Männerfreuden, Männervorteile

Der konkrete Inhalt des modernen Medizinpakets hat sich von Jahrzehnt zu Jahrzehnt verändert. Gleich blieb, dass es den Frauen selbstverständlich und ohne jede Rechtfertigung serviert wurde. Die Einleitungsquote stieg in Großbritannien von Mitte der 1960er bis Mitte der 1970er von rund 15 % auf 40 % an[48] – eine Quote, an die wir uns mit 31,6 % im Jahr 2017/2018[49] in Großbritannien wieder annähern. Damals verlagerten sich die Geburten auch deutlich von zu Hause in die Kliniken – Mitte der 1970er waren nur 5 % der Geburten in Großbritannien Hausgeburten, und auf diesem Stand ist die Quote bis heute geblieben. Zwischen den 1940er- und 1980er-Jahren waren prophylaktische Dammschnitte gängige Praxis – Ende der 1970er erhielten ihn in den USA 60 % der gebärenden Frauen.[50] Weltweit ist die Quote bis heute hoch: Eine Studie aus dem Jahr 2017 ergab, dass in der Türkei über 90 % der Erstgebärenden einen Dammschnitt erhalten.[51] Wo geschnitten wird, muss auch genäht werden. Und Frauen, die seit Mitte des 20. Jahrhunderts Kinder zur Welt brachten, berichten immer wieder über ein weiteres Symptom der Frauenverachtung im Gesundheitssystem: den sogenannten »Husband Stich« – den Extrastich für den Ehemann.

Die Vorstellung, dass eine ärztliche Fachkraft einen zusätzlichen Stich macht, um die Frau enger zusammenzunähen als nötig, damit die Vagina für den (mutmaßlich männlichen) Partner enger wird, ist so schockierend, dass es vielen Menschen schwerfällt, zu akzeptieren, dass das tatsächlich vorkommt. Frauen aber berichten anderes. Viele sagen, dass sie zwar nicht einschätzen können, ob sie tatsächlich einen Husband Stitch erhalten haben, aber sie können sich erinnern, dass in ihrer Gegenwart von Ärzten wie Partnern darüber gewitzelt wurde, ein Szenario, das in der 2017 erschienenen Kurzgeschichte »Der Extrastich« von Carmen Maria Machado[52] beschrieben wird, die diese Praxis erneut ins Gespräch brachte:

> *Sie fixieren mich, damit sie mich nähen können, wo sie geschnitten haben. Sie geben mir etwas, das mich schläfrig macht, verabreicht durch eine Maske, die mir sanft auf Mund und Nase gepresst wird. Mein Ehemann witzelt mit dem Arzt herum, während er meine Hand hält.*
>
> *Wie viel wollen Sie für den Extrastich?, fragt er. Den bieten Sie doch an, oder?*
>
> *Bitte, sage ich zu ihm. Aber ich lalle, und es kommt undeutlich heraus, vermutlich ist es kaum mehr als ein leises Stöhnen.*
>
> *Keiner der beiden Männer dreht sich zu mir.*
>
> *Der Arzt lacht leise auf. Da sind Sie nicht der Erste.*

Bedauerlicherweise ist dieses Szenario nicht rein fiktiv. Hebammen berichten, dass Sprüche wie »Legen Sie einen für mich obendrauf, Doc« von Partnern häufiger gebracht werden. Das medizinische Fachpersonal macht solches Verhalten sprachlos und verlegen, und für die Frau ist es erniedrigend. Aber auch die Angestellten im Gesundheitswesen witzeln darüber. Eine Frau aus Cambridge erzählte mir, sie sei während des Nähens gefragt worden: »Also, wollen wir es mit der Pornostar-Variante versuchen?« Eine andere Frau, diese aus Wales, bekam zu hören: »Keine Sorge, ich verpasse Ihnen eine Designer-Vagina.« Eine weitere, die in Oxford behandelt wurde, erzählte mir, während ihre Gynäkologin einen schlecht genähten Dammschnitt korrigiert habe, hätte sie gewitzelt, sie »könne mich für meinen Mann ein bisschen enger machen, wo sie schon da unten zugange sei«. Und eine vierte, die in West London ein Kind zur Welt gebracht hatte, berichtete, ihre Hebamme habe nach der Geburt ihren Ehemann gebeten, sich die Naht anzusehen und Bescheid zu geben, ob er »glücklich damit sei«.

In den USA, wo prophylaktische Dammschnitte bis heute in vielen Krankenhäusern praktiziert werden[53], wird häufiger über den »Husband Stitch« berichtet – eine Flut an Zeitungsartikeln[54], die nach Erscheinen von Machados Kurzgeschichte veröffentlicht wurden, konnte mit einer ganzen Reihe an Erfahrungsberichten aufwarten.[55] Und eine ungarische Doula erzählte mir, eine ihrer Klientinnen habe sich von ihrem geburtsbetreuenden Arzt während des Nähens anhören müssen: »Von jetzt an werden Sie jedes Mal an mich denken, wenn Sie Sex mit Ihrem Mann haben.« In Kroatien wurde kürzlich über den Fall einer Frau berichtet, die noch ihr Neugeborenes im Arm hatte und ohne Betäubung genäht wurde, als der Arzt zu ihr sagte: »Hören Sie auf zu zittern und halten Sie still, ich mache Sie hübsch für Ihren Mann.«[56] Eine brasilianische Doula erzählte mir: »Das kommt ständig vor. Die meiste Zeit wird viel herumgewitzelt – ›Ich mache Sie wieder zur Jungfrau‹, ›Ihrem Ehemann wird meine Arbeit gefallen.‹ Erschreckenderweise bitten viele Frauen sogar darum. Unsere gesamte Kultur ist von Sexismus durchdrungen.« Ob der »Husband Stitch« bei einer Frau tatsächlich durchgeführt wird oder nicht oder ob er nur Thema »harmlosen Geplänkels« ist – die zugrunde liegende Objektifizierung von Frauen bleibt die gleiche. Dem gesamten Konzept des Extrastichs liegt die Vorstellung zugrunde, dass Frauenkörper ohne Zustimmung der Frauen modifiziert werden können, um Männern Vergnügen zu bereiten. Das allein sagt doch schon alles aus, was man wissen muss, um die aktuelle »Vergewaltigungskultur« zu verstehen, oder wie Gewalt gegen Frauen in der Schwangerschaft und bei der Geburt derart normalisiert und akzeptiert werden konnten wie in allen anderen Lebensbereichen – und wieso wir die #MeToo-Debatte endlich auch in den Geburtsraum bringen müssen.

Ganz gleich, ob du einen Dammschnitt oder das Angebot für einen Extrastich »für den Papa« erhalten hast – wenn du seit den 1950er-Jahren irgendwo in der westlichen Welt ein Kind zur Welt gebracht hast, hast du dabei höchstwahrscheinlich auf dem Rücken gelegen.

Der Legende nach war es Ludwig XIV. von Frankreich, der im 17. Jahrhundert die Idee etablierte, im Liegen zu gebären, weil es ihm Spaß machte, seinen zahlreichen Mätressen dabei zuzuschauen, wie sie Kinder zur Welt brachten, und er auf diese Weise besser sehen konnte.[57] Auch dem französischen Arzt François Mauriceau wird zugeschrieben, die Verbreitung dieser Geburtsposition vorangetrieben zu haben, die jeglicher Datenlage über schnelleres, leichteres Gebären widerspricht und bei indigenen Völkern und im Altertum selten bis gar nicht beobachtet wird. Mauriceau, der im 17. Jahrhundert praktizierte, soll auch einer der Ersten gewesen sein, die Schwangerschaften als Krankheit oder »Tumor im Bauch« bewerteten. Er schrieb: »Das Bett muss so gemacht sein, dass die Frau, die entbunden werden soll, auf dem Rücken darauf lieget, sodass ihr Körper sich in günstiger Haltung befindet.«[58] Günstig für die Betreuenden und Beobachter, aber ganz klar wenig hilfreich für die Frauen selbst, da in dieser Haltung die Beckenöffnung kleiner wird und sie ihre Babys »bergauf« entgegen der Schwerkraft pressen müssen.[59]

Dennoch setzte sich die Haltung durch: Laut einem Bericht aus dem Jahr 2018 lagen rund 60 % der Frauen, die in Großbritannien gebaren, auf dem Rücken, 36 % von ihnen mit den Unterschenkeln in Stützen.[60] In den USA liegen bei der Geburt über 90 % der Frauen auf dem Rücken[61], und in Australien sind es rund 78 %[62].

1982 gingen im Rahmen der Londoner Birthrights Rally über 6.000 Menschen auf die Straße, um gegen die Äußerung des Chefarztes der Geburtshilfe im Royal Free Hospital zu protestieren, der behauptet hatte, aufrecht oder auf allen vieren zu gebären, sei »tierhaftes Verhalten«, und eine gebärende Frau gezwungen hatte, eine Ausschlusserklärung zu unterzeichnen, in der sie das Krankenhaus von jeglicher Verantwortung entband, weil sie sich weigerte, in Rückenlage zu gebären.[63] Die fragliche Frau schüttete eine Kanne Wasser über den Krankenhausmitarbeitern aus. Der Marsch wurde angeführt von Janet Balaskas, die damals federführend bei der Verbreitung des Konzepts der aktiven Geburt war. Unter anderem nahmen auch Sheila Kitzinger, Michel Odent und Nachrichtensprecherin Anna Ford an dem Marsch teil. »Es war fast so, als sei der Körper der Frau, nachdem sie das Kind ausgetragen hat, überflüssig«, sagte Balaskas. »Als sei es der Plan, uns ins Krankenhaus zu verfrachten, am Bett festzubinden und mit künstlichen Hormonen vollzupumpen, um die Sache ins Rollen zu bringen, uns eine PDA zu verpassen, und wenn das alles nicht reichte, am Ende eine Sectio durchzuführen.«

Geburtsfreiheiten

Während Balaskas für die aktive Geburt kämpfte – ein Begriff, der nicht nur auf die Wahl mobiler Positionen abzielt, sondern auch einschließt, dass die Frau bei ihren Entscheidungen eine »aktive« statt »passive« Rolle einnimmt –, setzte sich die PDA als Schmerzmittel der Wahl für gebärende Frauen durch. Bis heute ist sie die Nummer 1: Rund ein Drittel der Frauen in Großbritannien entschieden sich für diese Option[64], und in anderen Teilen der Welt ist der Anteil noch höher: In den USA liegt er bei über 60 %[65] und in Frankreich sogar bei 80 %[66].

PDAs, die Frauen von der Taille abwärts betäuben, führen meist zu einer stark eingeschränkten bis nicht vorhandenen Mobilität, durchgängiger elektronischer Überwachung und einer gesteigerten Wahrscheinlichkeit für eine Geburt mithilfe von Instrumenten[67] (wobei diese durch die niedriger dosierten modernen PDAs reduziert werden kann). Und: In der absoluten Mehrheit der Fälle findet die Geburt in Rückenlage statt.[68] Aufgrund des Gefühlsverlusts müssen die Hebammen und andere Betreuungspersonen der Frau sagen, wann sie eine Wehe hat und »pressen« soll. Es wird teilweise angenommen, dass die verbreitete Praxis des »angeleiteten Pressens« bei allen Frauen, ganz gleich, ob sie betäubt wurden oder nicht, überhaupt erst durch die Nutzung von PDAs entstanden ist.

Einige Feministinnen betrachten PDAs als das Symbol für Freiheit schlechthin, weil sie die Frau von ihrem biologischen Schicksal und »Evas Fluch« befreit. »Es ist auffällig, dass offenbar niemand sonderlichen Wert darauf legt, dass Frauen irgendetwas auf ›natürliche Weise‹ tun, außer es bedeutet, dass sie unmenschliche Schmerzen leiden«, schrieb Jessi Klein 2016 in einem Artikel für die *New York Times*.[69]

Andere argumentieren für das genaue Gegenteil: Die PDA sei weibliche Entmachtung in Reinkultur, laut Adrienne Rich ein »verheerendes Abbild weiblicher Fesselung«: »Bedeckt, auf dem Rücken liegend, betäubt, die Handgelenke festgebunden und die Beine in Halterungen, und das in dem Augenblick, in dem sie ein neues Leben in diese Welt setzt. Diese ›Schmerzfreiheit‹ hat die Frau – genauso wie die ›sexuelle Befreiung‹ – dem Mann körperlich verfügbar gemacht. Was bleibt, ist ihre Entfremdung von den Möglichkeiten ihres eigenen Körpers.«[70]

Und wer hat nun recht? So polarisiert wie unsere Gegenwart ist, vermutlich beide Seiten. Frauen werden inzwischen gezwungen, zwischen zwei Betreuungsmodellen zu wählen: dem Hebammenmodell und dem medizinischen Modell. Und auch die Hebammen müssen sich entscheiden, welchem Modell sie treu bleiben wollen – wollen sie »radikale Hebammen« werden, die häufig in den Randbereichen des Systems und unabhängig vom NHS tätig sind, fast ausnahmslos Hausgeburten betreuen und sich nonkonformistischer Entscheidungen wie Hausgeburten nach einer Sectio, Steißlagengeburten und Geburten lang nach dem Stichtag annehmen? Oder werden sie »Kreißsaalhebammen«, die sich an das Krankenhaussystem anpassen und sich seiner Politik und seinen Vorschriften unterwerfen?

Es ist schwer, als gebärende Frau aus der medizinisch basierten Geburtshilfe auszusteigen, und meist erfordert dieser Ausstieg das Privileg eines hohen Bildungsniveaus und entweder umfassender Unterstützung durch die Familie und zu einer Hausgeburt passender Wohnverhältnisse und/oder das nötige Einkommen, um eine unabhängige Hebamme bezahlen zu können. Eine unabhängige Hebamme zu finden, ist im vergangenen Jahrzehnt aber immer schwieriger geworden, da die Versicherungsbedingungen für unabhängige Hebammen immer strenger wurden, wodurch viele von ihnen aus dem Beruf gedrängt wurden.[71] Steigst du dennoch aus dem System aus, wirst du zur Schmerzreduzierung vielleicht auch auf die Hilfe von Hypnobirthing, ein Geburtsbecken, eine Doula oder alle drei zurückgreifen. Vielleicht wappnest du dich auch mit Wissen über natürliche hormonelle Prozesse und sorgst dafür, dass es in deinem Geburtsraum dunkel und warm ist und du ungestört bist. Während du dein Baby mit deinen eigenen Händen auffängst, hast du womöglich das Gefühl, dass dir diese »Freiheit« Kraft gibt und dich von der patriarchalischen Kontrolle befreit.

Wenn du dich andererseits für das medizinische Modell entscheidest (oder aus persönlichen oder finanziellen Gründen zu dieser Wahl gezwungen bist), wirst du womöglich feststellen, dass deine Geburt weniger Elemente beinhaltet, die den Schmerz erträglich machen. Womöglich wirst du feststellen, dass man dir den Zugang zu einem Geburtsbecken verweigert, dass man dich regelmäßig stört oder dass du deine Hebamme nicht kennst. Vielleicht ist der Kreißsaal hell erleuchtet und steril. Vielleicht wirst du feststellen, dass sich deine Betreuungspersonen fest ans Protokoll klammern und dir nicht die Möglichkeit lassen, länger in den Wehen zu liegen, damit sich deine Geburt in ihrem eigenen Tempo entwickeln kann. In einer solchen Situation kann man sich, wie es Jessi Klein ausdrückt, bei dem Gedanken erwischen: »Niemand würde je einen Mann fragen, ob er sich für eine ›natürliche Wurzelbehandlung‹ entschieden hat. Niemand fragt je, ob ein Mann eine ›natürliche Vasektomie‹ erhält.« Und da hat sie recht. Wenn deine Geburt wie eine medizinische Prozedur ähnlich einer Zahn-OP oder eines kleinen Eingriffs südlich des Bauchnabels abläuft, dann muss ich ihr absolut zustimmen: In diesem Fall kann man mit keiner Entscheidung mehr Macht zeigen als mit der für eine PDA.

Der dritte Weg: Die beziehungsbasierte Betreuung

Die Geschichte der Geburt ist eine Geschichte der Machtkämpfe, und im Augenblick sieht es schwer danach aus, als hätten wir uns für den technozentrischen, enthumanisierten Ansatz entschieden. Die Versuche, die die Menschheit in den vergangenen 600 Jahren unternommen hat, um Geburten kontrollierbarer zu machen, haben uns an einen Punkt geführt, an dem wir zwar den Eindruck haben, den Kampf gegen die Risiken beinahe vollständig gewonnen zu haben, dabei aber etwas anderes verloren haben – auch wenn es uns schwerfällt, das zuzugeben. Sheila Kitzinger schreibt wunderschön und umfassend über den Einsatz von körperlichen Berührungen bei der Geburt und im Wochenbett in anderen Kulturen und wie diese wohltuenden, beruhigenden und angenehmen Berührungen bei westlichen Geburten durch manipulative, fixierende und strafende Berührungen ersetzt wurden.[72] Viel zu oft nehmen Drähte und Maschinen den Platz von Menschenhänden ein, und selbst die Berührungen durch Menschenhände sind in viele Fällen entwürdigend und untersuchend statt unterstützend. Ihre anthropologischen Studien über Geburten sind erhellend und zeigen uns, wie viel von der Menschlichkeit und Spiritualität, die diesem Ereignis zu eigen sind, durch das medizinische Streben nach Sicherheit verloren gegangen sind.

Vielleicht haben wir vergessen, dass wir »das Tor des geheimnisvollen Weiblichen« sind, wie es im Daodejing heißt, dass es sich bei unserem Körper um das »Haus der Menschheit« handelt, wie die Maori sagen, dass wir vielleicht zelebriert, massiert und besungen werden wollen, während wir schwanger sind und gebären, und uns in unserem Geburtsraum ein Miteinander der weiblichen Fürsorge und Gemeinschaft wünschen. Auch im Wochenbett wollen wir vielleicht gar nicht unbedingt so schnell wie möglich wieder »normal aussehen« und »unseren Körper zurückhaben«. Vielleicht hätten wir es viel lieber, dass unsere Kurven und all das, was an uns jetzt weicher ist als zuvor, mit Ölen massiert wird. Dass man uns besonderes Essen vorsetzt und uns schlafsanfte Lieder vorsingt, die davon handeln, dass wir es geschafft haben, ein Leben in die Welt zu setzen. Könnte auch das ein Aspekt von Weiblichkeit sein? Eine verlorene Dimension, die wir als Feministinnen vielleicht zurückerobern sollten?

Stattdessen tendieren wir dazu, unseren techno-medizinischen Geburtsansatz als *das* Geschenk schlechthin an indigene Kulturen weiterzugeben. Auch diesen Aspekt sollten wir lieber nicht in polarisierten Begriffen betrachten – als gäbe es nur die glorifizierte Geburt in einer entlegenen Hütte oder das spartanische, sterile Gebären im Krankenhaus. Brigitte Jordan, die Mutter der Geburtsanthropologie (hurra, manche Bereiche haben eine Mutter!), vertritt einen zweiteiligen Ansatz, den sie als »fruchtbares Zusammenkommen« bezeichnete und in der sowohl die indigenen Kulturen als auch die westlichen Mediziner:innen einander respektvoll zuhören und anerkennen, dass beide etwas zu der Diskussion beitragen und voneinander lernen können. Dieser Ansatz könnte beiden Seiten dabei helfen zu wachsen und verhindern, dass der westliche Ansatz einfach über den indigenen gestülpt wird.[73] In ähnlicher Weise wurden Aspekte der Hebammenkunst wie beispielsweise Intuition[74] und emotionale Unterstützung[75], die im medizinischen Modell nur schwer messbar sind, häufig an den Rand gedrängt oder sogar als unsicher verunglimpft. Jordans »fruchtbares Zusammenkommen« könnte auch hier Anwendung finden und den Brückenschlag zwischen diesen beiden Ansätzen zum Thema Geburtshilfe unterstützen. Keine der beiden Seiten würde als überlegen betrachtet, beide könnten voneinander lernen. Wie Prof. Soo Downe schreibt, sollten wir aufhören, in Entweder-oder-Kategorien zu denken, und uns lieber Sowohl-als-auch-Kategorien aneignen: »Alle, die Ergebnisse für

Mutter und Kind sowie die Geburtsbetreuung allgemein verbessern möchten, müssen zwingend einen Sowohl-als-auch-Ansatz einnehmen. Dabei geht es sowohl um Sicherheit als auch um ein positives Erleben. Sowohl um die Mutter als auch um das Kind. Sowohl um klinische als auch um psychosoziale Ergebnisse. Sowohl um kurzfristige als auch um langfristige Vorteile.«[76]

Sowohl-als-auch. Medizinische Ansätze haben im Geburtsbereich so viel Gutes bewirkt, aber wenn wir ein humanisierteres Modell entwickeln wollen, in dem die Betreuung von echtem Respekt geprägt ist, müssen wir gleichzeitig an diesen Fortschritten festhalten und zu den Wurzeln der Hebammenkunst zurückkehren, der Betreuung von Frau zu Frau, die auf Berührungen und Verbundenheit basiert. Und zu der gemeinschaftsbasierten Unterstützung, die uns in den vergangenen Jahrzehnten weitestgehend verloren gegangen ist. Eine solche Form der Betreuung zu bieten, erfordert ein anderes Modell von Geburtsbetreuung als das, das derzeit den meisten Frauen weltweit zur Verfügung steht.

Alles – von den messbaren Fakten bis zu den Ansichten der Frauen selbst – deutet darauf hin, dass eine Form von Betreuung, die als »Kontinuitätsmodell« bekannt ist und darin besteht, durchgängig von denselben Personen betreut zu werden, die größte Wahrscheinlichkeit bietet, dass die Geburt sicher verläuft und die Erfahrung als positiv wahrgenommen wird. Beim Kontinuitätsmodell ist meist die Hebamme federführend und zieht Fachpersonen anderer Disziplinen falls nötig hinzu. Bei diesem Modell kennt man seine Hebamme und kann bereits während der Schwangerschaft eine Beziehung zu ihr aufbauen, sodass man eine zwischenmenschliche Verbundenheit zu ihr empfindet, die gegenseitiges Vertrauen und gegenseitigen Respekt ermöglicht. Die Arbeit mit diesem Ansatz verbessert die Geburtsergebnisse erwiesenermaßen drastisch: In einer Erhebung durch Cochrane, die auf 15 Versuchsgruppen mit insgesamt 17.674 Frauen mit und ohne Risikoschwangerschaft basierte, die allesamt während der Schwangerschaft und bei der Geburt kontinuierlich durch dieselbe Hebamme betreut worden waren, hatten (im Vergleich zu Frauen mit medizinisch basierter oder zwischen Ärztinnen und Ärzten sowie Hebammen aufgeteilter Betreuung) eine um 24 % gesenkte Wahrscheinlichkeit für eine Frühgeburt, eine um 19 % gesenkte Wahrscheinlichkeit, ihr Kind vor der 24. Woche zu verlieren, und eine um 16 % gesenkte Wahrscheinlichkeit, ihr Baby überhaupt zu verlieren.[77] Zudem stieg die Wahrscheinlichkeit, dass bei der Geburt weniger Interventionen notwendig waren, dass die Frauen vaginal gebaren und dass sie zufriedener mit ihrem Informationsgrad, der Beratung, den Erklärungen, dem Ort, der Vorbereitung auf Wehen und Geburt sowie der Auswahl an Methoden zur Schmerzlinderung waren. Außerdem sahen sie ihre Geburtserfahrung insgesamt positiver und berichteten über ein stärkeres Gefühl der Handlungsmacht und des Kontrollgefühls sowie über geringere Ängste. Hinzu kommt, dass das Kontinuitätsmodell als kostenneutral gilt.[78]

Aus diesen Gründen – aber auch, weil eine überwältigende Mehrheit der Frauen sagt, dass sie es sich wünscht – wurde das Modell in Großbritannien von der 2016 *Maternity Review*, bekannt als *Better Births*, empfohlen,[79] mit dem Ziel, »eine sichere Betreuung sicherzustellen, die auf einer von gegenseitigem Vertrauen und Respekt durchdrungenen Beziehung beruht und den Entscheidungen der Frau entspricht«. Doch die landesweite Verbreitung des Kontinuitätsmodells in Großbritannien erwies sich als kontrovers – vor allem, weil der Bereitschaftsdienst für individuelle Frauen, die spontan und unvorhersehbar in die Wehen kommen, so wenig mit dem Schichtdienst harmoniert, an den sich viele Hebammen gewöhnt haben und auf den das NHS-System nun bereits seit mehreren Jahrzehnten baut. Während manche Hebammen sich durchaus für das Kontinuitätsmodell begeistern können, argumentieren andere, es sei unmöglich mit ihrem eigenen Familien- und Alltagsleben vereinbar. Manche prophezeien auch, dass sich am Ende nur heruntergeschraubte Versionen des Modells, in denen die Frauen nicht wirklich die Chance erhalten, eine echte Bindung zu ihrer Hebamme aufzubauen, etablieren können. Eine Hebamme, die lieber anonym bleiben wollte, twitterte die ziemlich deprimierende Aussage, ihr Arbeitgeber habe vor, die »Zahlen zu frisieren«, um die Kontinuitätszielsetzung zu erreichen. Andere berichten, ihre Arbeitgeber würden morgendliche Kaffeerunden veranstalten, um ein Häkchen hinter den Punkt »Frau hat Hebamme vor der Geburt kennengelernt« setzen zu können. Ein Kaffeeklatsch mag zwar zweifellos ein nettes soziales Ereignis sein, hat aber ebenso zweifellos nichts mit dem zu tun, was mit »Kontinuitätsmodell« gemeint ist. Der Versuch, auf diese Weise die Vorgaben zu erfüllen, ist respektlos nicht nur gegenüber den Forschungsergebnissen, die das Kontinuitätsmodell stützen, sondern auch gegenüber den Frauen, die in Sachen Sicherheit und Erlebnisqualität von diesem Modell profitieren würden.

In Großbritannien wird aber immerhin versucht, sich an ein kontinuitätsbasiertes Hebammen-geführtes Modell anzunähern – während an vielen anderen Orten der Welt die Hebammen praktisch vollständig an den Rand der Geburtshilfe gedrängt werden. In den USA, von denen behauptet wurde, sie seien »der gefährlichste Ort in der westlichen Welt, um zu gebären«[80], erfolgt nahezu die gesamte Betreuung durch ärztliches Personal. Und in Australien beschuldigte 2018 ein führender geburtsbetreuender Arzt Hebammen, die alternative Therapieformen wie Akupressur einsetzten, die »dunklen Künste«[81] anzuwenden. Die Australian Medical Association (AMA) forderte die Untersuchung des »verstörenden nationalen Trends«[82] hin zu einer Hebammen-geleiteten Geburtsbetreuung. »Geburtshelfende Ärztinnen und Ärzte sind die Anführer«[83], heißt es bei der AMA, die darauf beharrt, die gesamte Datenlage würde darauf hinweisen, eine von Ärztinnen und Ärzten angeführte Betreuung sei sicherer, während Endverbrauchergruppen wie das *Maternity Consumer Network* das Gegenteil behaupten und zudem das Argument ins Feld führen, ein Hebammen-geleitetes Kontinuitätsmodell in der Betreuung sei das, was Frauen unbedingt wollen, auch wenn sie es nur unter Schwierigkeiten durchsetzen können.[84]

Hunderte von Jahren nach dem *Malleus maleficarum* hat der Kampf um die Macht über Geburten noch immer kein Ende gefunden. Selbst der Vorwurf der Hexerei hat nach wie vor Bestand. Und obgleich überlastete Geburtshilfesysteme sicherlich ihren Teil dazu beitragen, dass eine humanisierte, frauzentrierte Betreuung so schwer zu erlangen ist, besteht das tieferliegende Problem darin, dass die Welt nach wie vor den Fähigkeiten von Frauen misstraut und darauf bedacht ist, ihnen bei dem Akt, neues Leben in diese Welt zu setzen, keine freie Hand zu gewähren. Können wir einen Zustand erreichen, in dem Macht und Kontrolle im Geburtsraum tatsächlich geteilt werden? Einen Zustand, in dem sie jeweils auf die Person übertragen werden, die für den Augenblick das Beste für die Frau erreichen kann? Damit das geschieht, müssen Brücken geschlagen werden, und die Macht, die über Jahrhunderte hinweg von einem patriarchalischen System in Beschlag genommen wurde, muss wieder jenen zurückgegeben werden, die sie einst innehatten: den gebärenden Frauen. Gleichzeitig müssen vergangene Vertrauensbrüche gekittet werden, damit die Frauen wieder bereit sind, ihre Macht den ärztlichen Fachkräften anzuvertrauen, sollte es wirklich nötig sein. Zweiteres dürfte leichter zu erreichen sein als Ersteres: Jahrzehntelang haben wir bei unseren Geburten auf die Medizin vertraut und werden es mit der Nachsicht, die so vielen Frauen zu eigen ist, vermutlich auch weiterhin tun. Die eigentliche Frage lautet, ob wir als Kultur verhindern können, Frauen die Macht über die Geburt ihrer Kinder zu entziehen. Trauen wir Frauen zu, dass sie die zentralen Entscheidungsträgerinnen über ihre Körper sind? Anders gesagt: Trauen wir Frauen überhaupt etwas zu?

Endnoten

1 Arms, S., *Immaculate Deception: A new look at women and childbirth in America*, Houghton Mifflin, Boston, 1975

2 Downe, S., et al., *What matters to women during childbirth: A systematic qualitative review*, PLOS ONE, 17. April 2018. journals.plos.org/plosone/article?id=10.1371/journal.pone.0194906

3 Zitiert nach Beard, M., *Women and Power: A Manifesto*, Profile Books, London, 2017. Deutsche Ausgabe: *Frauen und Macht*, Fischer Verlag, 2018

4 Miller, S., et al., Beyond too little, too late and too much, too soon: a pathway towards evidence-based, respectful maternity care worldwide, The Lancet, vol.388, issue 10056, 29. Oktober 2016. www.thelancet.com/pdfs/journals/lancet/PIIS0140-6736(16)31472-6.pdf

5 Wie erwähnt in *Optimising caesarean section use*, The Lancet, 12. Oktober 2018. www.thelancet.com/series/caesarean-section

6 Griffiths, J., *Proportion of induced labours rise*, rcm.org.uk, 26. Oktober 2018. www.rcm.org.uk/news-views-and-analysis/news/proportion-of-induced-labours-rise

7 New European Perinatal Health Report, herausgegeben vom Projekt Euro-Peristat, November 2018. www.europeristat.com/images/2018_11_26_PR_PerinatHealthFrEU2015_V2.pdf

8 *Interventions in Normal Labour and Birth*, RCM Umfragebericht, März 2016. www.rcm.org.uk/sites/default/files/Labour%20Interventions%20Report.pdf

9 Howorth, C., *Motherhood Is Hard to Get Wrong. So Why Do So Many Moms Feel So Bad About Themselves?*, Time, 19. Oktober 2017. time.com/4989068/motherhood-is-hard-to-get-wrong/

10 Ehrenreich, B., und English, D., *Witches, Midwives & Nurses: A History of Women Healers*, the Feminist Press, New York, 1973

11 Smith, J., *Oklahoma lawmakers want men to approve all abortions*, The Intercept, 13. Februar 2017. theintercept.com/2017/02/13/oklahoma-lawmakers-want-men-to-approve-all-abortions/

12 Russo, A., *GOP Florida law maker apologises for calling a pregnant woman a »host«*, Huffington Post, 1. März 2019. www.huffingtonpost.co.uk/entry/jose-oliva-host-abortion_n_5c7962ffe4b0de0c3fc06257

13 Rich, A., *Of Woman Born: Motherhood as Experience and Institution*, W. W. Norton & Company, New York and London, 1976.

14 www.thebusinessofbeingborn.com/

15 archive.org/details/treatiseonartofm00nihe/

16 Ebd.

17 www.nhs.uk/conditions/epidural/side-effects/

18 *Intrapartum care for healthy women and babies*, NICE Clinical Guideline 190, Dezember 2014, ungedatet im Februar 2017. www.nice.org.uk/guidance/cg190/ifp/chapter/pain-relief

19 *Hormones in labour: Oxytocin, prolactin and what they are really doing*, nct.org.uk, www.nct.org.uk/labour-birth/your-guide-labour/hormones-labour

20 Jones, L., et al., *Pain management for women in labour – an overview of systematic reviews*, Cochrane Database of Systematic Reviews 2012, Issue 3. www.cochrane.org/CD009234/PREG_painmanagement-for-women-in-labour—-an-overview

21 Burchell, T., et al., *The effect of intrapartum pethidine on breastfeeding: a scoping review*, rcm.org.uk, 30. Juni 2016. www.rcm.org.uk/learning-and-career/learning-and-research/ebm-articles/the-effect-of-intrapartum-pethidine-on

22 O'Mahoney, F., et al., *Choice of instruments for assisted vaginal delivery*, Cochrane Database of Systematic Reviews 2010, Issue 11. www.cochrane.org/CD005455/PREG_instruments-for-assisted-vaginal-delivery

23 Anim-Somuah, M., et al., *Epidural versus non-epidural or no analgesia for pain management in labour*, Cochrane Database of Systematic Reviews 2018, Issue 5. www.cochrane.org/CD000331/PREG_epidurals-pain-relief-labour

24 Übersetzt nach Gaskin, I. M., *Ina May's Guide to Childbirth*, Vermilion, 2003. Deutsche Ausgabe: *Die selbstbestimmte Geburt: Handbuch für werdende Eltern. Mit Erfahrungsberichten*, Penguin Random House, 2015

25 Camaiora Kollman, A., et al., *Main determinants of maternal satisfaction after epidural analgesia for labour*, European Journal of Anaesthesiology, June 2013, vol. 30. journals.lww.com/ejanaesthesiology/Fulltext/2013/06001/Main_determinants_of_maternal_satisfaction_after.529.aspx

26 Jian An Tan, D., et al., *Investigating determinants for patient satisfaction in women receiving epidural analgesia for labour pain: a retrospective cohort study*, BMC Anesthesiology, vol. 18, May 2018. www.ncbi.nlm.nih.gov/pmc/articles/PMC5944055/

27 Beech, B. A. L., *Epidurals – Dead from the waist down*, AIMS Journal 1998, vol. 10, no.1. www.aims.org.uk/journal/item/epidurals-dead-from-the-waist-down

28 www.youtube.com/watch?v=rlj9ehB-hLc

29 Bohren, M. A., et al., *Continuous support for women during childbirth*, Cochrane Database of Systematic Reviews 2017, Issue 7. www.cochrane.org/CD003766/PREG_continuous-support-women-during-childbirth

30 Sandall, J., et al., *Relationships: the pathway to safe, high-quality maternity care*, Bericht des Sheila Kitzinger Symposium im Green Templeton College, Oxford, Oktober 2015. www.gtc.ox.ac.uk/wp-content/uploads/2018/12/skp_report.pdf

31 Phipps, A., *The Politics of the Body: Gender in a Neoliberal and Neoconservative Age*, Polity Press, Cambridge, 2014

32 Howorth, C., *Motherhood Is Hard to Get Wrong. So Why Do So Many Moms Feel So Bad About Themselves?*, Time, 19. Oktober 2017. time.com/4989068/motherhood-is-hard-to-get-wrong/

33 Badinter, E., *Der Konflikt. Die Frau und die Mutter, C.H.Beck, München, 2010*

34 Patmore, C., *The Angel in the House*, John W. Parker and Son, London, 1858.

35 Woolf, V., *Professions for Women*, 1931, veröffentlicht in *The Death of the Moth, and Other Essays*, Harcourt Publishers Ltd, San Diego, 1974

36 Chamberlain, G., *British maternal mortality in the 19th and early 20th centuries*, Journal of the Royal Society of Medicine, November 2006. www.ncbi.nlm.nih.gov/pmc/articles/PMC1633559/

37 www.atlasobscura.com/articles/twilight-sleep-childbirth-1910s-feminists

38 Dick-Read, G., *Childbirth Without Fear*, Heinemann Medical Books, 1942. Zweite Auflage, Pinter & Martin Ltd, London, 2013.

39 Zitiert nach Moorhead, J., *Prunella Briance obituary*, The Guardian, 22. August 2017. www.theguardian.com/lifeandstyle/2017/aug/22/prunella-briance-obituary

40 Zitiert nach Kitzinger, S., *The Experience of Childbirth*, Victor Gollancz, London, 1962. Zweite Auflage *The New Experience of Childbirth*, Orion, London, 2004

41 Moorhead, J., *Prunella Briance obituary*, The Guardian, 22. August 2017. www.theguardian.com/lifeandstyle/2017/aug/22/prunella-briance-obituary

42 Kitzinger, S., *The Experience of Childbirth*, Victor Gollancz, London, 1962. Zweite Auflage *The New Experience of Childbirth*, Orion, London, 2004

43 thefarmmidwives.org/

44 Aktuelle Statistiken finden sich auf der Webseite der Farm:
thefarmmidwives.org/preliminary-statistics/

Hintergrundstatistiken für die USA aus der Fußnote stammen von:

Hausgeburtenquote:
www.acog.org/Clinical-Guidance-and-Publications/Committee-Opinions/Committee-on-Obstetric-Practice/Planned-Home-Birth?

Sectioquote:
www.cdc.gov/nchs/fastats/delivery.htm

Neugeborenensterblichkeit:
www.healthsystemtracker.org/chart-collection/infant-mortality-u-s-compare-countries/#item-infant-mortality-higher-u-s-comparable-countries

Besorgnis über Müttersterblichkeit:
www.nationalgeographic.com/culture/2018/12/maternal-mortality-usa-health-motherhood/

45 O'Driscoll, K., et al., *Active Management of Labour*, British Medical Journal, 1973 vol. 3. www.ncbi.nlm.nih.gov/pmc/articles/PMC1586344/pdf/brmedj01567-0029.pdf

46 midwifethinking.com/2015/05/02/vaginal-examinations-a-symptom-of-a-cervix-centric-birth-culture

47 www.maternityworldwide.org/what-we-do/three-delays-model/

48 Davis, A., *Choice, policy and practice in maternity care since 1948*, historyandpolicy.org, 30. Mai 2013. www.historyandpolicy.org/policy-papers/papers/choice-policy-and-practice-in-maternity-care-since-1948

49 Griffiths, J., *Proportion of induced labours rise*, rcm.org.uk, 26. Oktober 2018. www.rcm.org.uk/news-views-and-analysis/news/proportion-of-induced-labours-rise

50 *Episiotomy during childbirth: not just a »little snip«*, The Conversation, 15. Januar 2015. theconversation.com/episiotomy-during-childbirth-not-just-a-little-snip-36062

51 Kartal, B., et al., *Retrospective analysis of episiotomy prevalence*, Journal of the Turkish-German Gynecological Association, December 2017. www.ncbi.nlm.nih.gov/pmc/articles/PMC5776158/

52 Übersetzt nach Machado, C. M., *The Husband Stitch*, Granta 129: Fate, 28. Oktober 2014. granta.com/the-husband-stitch/

53 Wiener, J., Episiotomies Still Common During Childbirth Despite Advice To Do Fewer, npr.org, 4. Juli 2016. www.npr.org/sections/health-shots/2016/07/04/483945168/episiotomies-still-common-during-childbirth-despite-advice-to-do-fewer?t=1540375207264

54 Halton, M., *The »Husband Stitch« Leaves Women in Pain and Without Answers*, Broadly, 26. April 2018. broadly.vice.com/en_us/article/pax95m/the-husband-stitch-real-stories-episiotomy

55 Murphy, C., *The Husband Stitch Isn't Just a Horrifying Childbirth Myth*, Healthline, 24. Januar 2018. www.healthline.com/health-news/husband-stitch-is-not-just-myth#1

56 www.roda.hr/en/reports/complaints-sent-to-un-bodies-on-obstetric-violence-in-croatia.html

57 Dundes, L., *The Evolution of Maternal Birthing Position*, American Journal of Public Health, May 1987, vol. 77, no. 5. ajph.aphapublications.org/doi/pdf/10.2105/AJPH.77.5.636

58 Chang, M., *The bizarre reason why women started giving birth lying down*, Now to Love, 28. Februar 2018. www.nowtolove.com.au/parenting/pregnancy-birth/lying-down-birth-history-45385

59 Dekker, R., *The Evidence on: Birthing Positions*, evidencebasedbirth.com, Oktober 2012, upgedatet am 2. Februar 2018. evidencebasedbirth.com/evidence-birthing-positions/

60 www.cqc.org.uk/publications/surveys/maternity-services-survey-2018

61 Dekker, R., *The Evidence on: Birthing Positions*, evidencebasedbirth.com, Oktober 2012, upgedatet am 2. Februar 2018. evidencebasedbirth.com/evidence-birthing-positions/

62 Dahlen, H., *Stand and deliver – upright births best for mum and bub*, The Conversation, 6. Mai 2013. theconversation.com/stand-and-deliver-upright-births-best-for-mum-andbub-13095

63 Bowes, C., *Janet Balaskas: campaigner for active birth movement*, BBC World Service, 4. April 2012. www.bbc.co.uk/news/health-17589544

64 www.cqc.org.uk/publications/surveys/maternity-services-survey-2018

65 Daten nach CDC-Bericht, zitiert in Flanagan, M., *How Many Women Are Getting Epidurals Now Compared To Previous Generations? The Majority Do*, Romper.com, 30. September 2016. www.romper.com/p/how-many-women-are-getting-epidurals-now-compared-to-previous-generations-the-majority-do-19464

66 *Why do so many French women have epidurals?*, The Local, 4. September 2015. www.thelocal.fr/20150904/why-do-so-many-french-women-have-epidurals

67 Antonakou, A., und Papoutsis, D., *The Effect of Epidural Analgesia on the Delivery Outcome of Induced Labour: A Retrospective Case Series*, Obstetrics and Gynecology International, November 2016. www.ncbi.nlm.nih.gov/pmc/articles/PMC5136389/

68 Anim-Somuah, M., et al., *Epidural versus non-epidural or no analgesia for pain management in labour*, Cochrane Database of Systematic Reviews May 2018, Issue 5. www.cochrane.org/CD000331/PREG_epidurals-pain-relief-labour

69 Klein., J., *Get the Epidural*, The New York Times, 9. Juli 2016. www.nytimes.com/2016/07/10/opinion/sunday/get-the-epidural.html

70 Rich, A., *Of Woman Born: Motherhood as Experience and Institution*, W. W. Norton & Company, New York and London, 1976

71 *Indemnity provision for IMUK midwives is »inappropriate«, says NMC*, nmc.org.uk, 13. Januar 2017. www.nmc.org.uk/news/news-and-updates/indemnity-provision-for-imuk-midwives-is-inappropriate-says-nmc/

72 Kitzinger, S., *Rediscovering Birth*, Little, Brown, London, 2000. Überarbeitete Ausgabe: Pinter & Martin, London, 2011.

73 Wie dargestellt in Davis, Floyd, R. E., *Childbirth and Authoritative Knowledge: Cross Cultural Perspectives*, University of California Press, California, 1997

74 Davis, Floyd, R. E., Intuition as Authoritative Knowledge in Midwifery and Homebirth, Medical Anthropology Quarterly, June 1996. www.researchgate.net/profile/Robbie_Davis-Floyd/publication/227668442_Intuition_as_Authoritative_Knowledge_in_Midwifery_and_Homebirth/links/0fcfd511ea267c4902000000.pdf

75 Hunter, B., *Emotion work in midwifery: a review of current knowledge*, Journal of Advanced Nursing, vol. 34, issue 4, May 2001. onlinelibrary.wiley.com/doi/abs/10.1046/j.1365-2648.2001.01772.x

76 Downe, S., *Getting To Grips With The »Normal« Birth Debate*, Huffpost, 19. Oktober 2017. www.huffingtonpost.co.uk/soo-downe-obe/getting-to-grips-with-the_1_b_18227714.html

77 Sandall, J., et al., *Midwife-led continuity models versus other models of care for childbearing women*, Cochrane Database of Systematic Reviews, 2016, Issue 4. www.cochrane.org/CD004667/PREG_midwife-led-continuity-models-care-compared-other-models-care-women-during-pregnancy-birth-andearly

78 Sandall, J., et al., *Relationships: the pathway to safe, high-quality maternity care*, Bericht des Sheila Kitzinger Symposium im Green Templeton College, Oxford, Oktober 2015. www.gtc.ox.ac.uk/wp-content/uploads/2018/12/skp_report.pdf

79 www.england.nhs.uk/wp-content/uploads/2016/02/national-maternity-review-report.pdf

80 Zitiert nach *U.S. »Most Dangerous« Place To Give Birth In* Developed World, USA Today Investigation Finds, CBS Chicago,

26. Juli 2018. chicago.cbslocal.com/2018/07/26/u-s-most-dangerous-place-give-birth/

81 Prentice, A., *Doctor claims midwives are putting babies' lives at risk with their alternative methods and »dark arts«*, Daily Mail Australia, 17. August 2018. www.dailymail.co.uk/news/article-6069237/Adelaide-doctor-questions-controversial-courses-midwives-assist-child-birth.html

82 ama.com.au/media/obstetricians-and-gp-obstetricians-excluded-maternity-care-disturbing-trend-ama-0?

83 ama.com.au/media/maternity-services-must-be-obstetric-led?

84 www.facebook.com/maternityconsumernetwork/posts/789473558059431?

Kapitel 4

Ungezähmte Frauen

Frauen verfügen offenbar über ein angeborenes Wissen darüber, was es bedeutet, zu brennen … und verbrannt zu werden. Sie kennen die Gefahr bis ins Mark. Und das macht sie vorsichtig.
Lucy Pearce: Burning Woman[1]

Unsere Freiheit lässt sich womöglich am besten daran messen, wie andere reagieren, wenn wir versuchen, diese Freiheit auch wirklich auszuleben. Frauen aus dem Westen wird immer wieder eingeredet, sie hätten »Wahlmöglichkeiten« was die Geburt ihres Kindes betrifft,. Aber die Berichte von »ungezähmten Frauen« – Frauen, die Dinge infrage stellen und versuchen, außerhalb gewisser Normen und Erwartungen zu gebären, erzählen eine andere Geschichte. Die Vorstellung, dass sich Frauen am Ende stets dem medizinischen Rat zu beugen haben, da dieser in jedem Fall die sicherste Alternative darstellt, und dass sie dies »zum Wohl ihres Babys« zu tun hätten, ist das Überbleibsel einer langen Geschichte religiöser und patriarchalischer Eingriffe in Leben und Körper von Frauen, die bis in die heutige Zeit und bis in jeden Geburtsraum reicht.

»Ich bin hier die Expertin«

2012 gründete ich ein Netzwerk kostenloser Schwangerschaftsdiskussionsgruppen, die durch die sozialen Medien miteinander vernetzt waren – das *Positive Birth Movement* (PBM).[2] In diesen Gruppen gibt es keine Lehrenden oder Fachleute, sondern nur eine »Moderatorin«. Die Frauen reden miteinander und hören einander zu, ein

Ansatz, der manchmal auch als »Peer-to-Peer-Support« bezeichnet wird. Auf den Social-Media-Seiten des PBM können Frauen kostenlos Fragen zu anstehenden Entscheidungen posten und die Perspektiven einer gewaltigen Bandbreite an Menschen kennenlernen, zu der sie noch vor zehn Jahren vermutlich niemals Zugang gefunden hätten. Jetzt fragst du dich vielleicht: Was soll daran schon verkehrt sein? Aber in den vergangenen Jahren kam es immer wieder vor, dass ich die Struktur des PBM beschrieb und mir daraufhin die Frage gestellt wurde: »Aber ist das denn sicher? Das ist ja einfach nur eine Gruppe von Frauen, die mit anderen Frauen über ihre Geburten und ihre Entscheidungen sprechen. Ist das nicht riskant?«

Die Besorgnis erwächst aus der Tatsache, dass es keine »Fachperson« gibt, die die Frauen anleitet und ihnen bei ihren Entscheidungen assistiert – einmal abgesehen von den Wissenschaftlerinnen, geburtshelfenden Ärztinnen und Hebammen, die häufig an den Gruppen teilnehmen. Denn auch Frauen, die in der Geburtshilfe tätig sind, können schwanger werden. Doch selbst wenn die Gruppen und Onlinegespräche vollkommen »unüberwacht« wären und ausschließlich von »unqualifizierten« Personen besucht würden – was sollte daran riskant sein? Wenn wir an den Punkt gekommen sind, an dem es uns schwerfällt, darauf zu vertrauen, dass Frauen ein einfaches Gespräch über Geburten mit anderen Frauen führen können, dann sollte es uns nicht weiter überraschen, dass auch im Geburtsraum die Frage, wer denn nun Hauptentscheidungsträger ist, mit großen Ängsten besetzt ist. Der dadurch entstehende Machtkampf – man erinnere sich nur an Kimberlys Arzt, der sagte: »Ich bin hier der Experte!«[3] – dreht sich häufig um das Thema Fachwissen, darum, wer es »am besten weiß«. Polarisierte Diskussionen stellen die »Frau im Flattergewand«, die auf ihren Körper und Mutter Natur vertraut, in direkten Kontrast zum hochausgebildeten medizinischen Fachpersonal. Dabei sollte sich die Diskussion wegbewegen von Kleinkriegen darüber, wer nun die Expertise innehat, und sich stattdessen auf die Erkenntnis stützen, dass die Mitarbeitenden des Gesundheitssystems zwar fantastische Ratschläge erteilen können und vielleicht sogar über mehr Wissen und Erfahrung verfügen, ihre Rolle aber darin besteht, dieses Wissen und diese Erfahrung an die von ihnen betreuten Frau weiterzugeben und von da an zu respektieren, dass am Ende sie allein die Entscheidungen trifft. Ihr Körper, ihre Entscheidung.

Wenn du jetzt sagen willst: Aber das ist doch längst der Fall – denk noch mal drüber nach. Leider leben wir noch immer in einer Welt, in der die wahre Einstellung meist ungefähr so aussieht: »Frauen dürfen frei über die Geburten ihrer Kinder entscheiden – solange sie die richtigen Entscheidungen treffen.« Und welche Entscheidungen »richtig« sind und welche nicht, entscheidet in den meisten Fällen jemand anderes als die Frau. Wählt eine Frau die Optionen, die mit gewissen Erwartungen konform gehen, wird sie auf keinerlei Widerstand treffen. Trifft sie aber Entscheidungen, die keine moralische oder kulturelle Zustimmung finden, wird sie mit einiger Wahrscheinlichkeit feststellen, dass ihre Freiheit deutlich größeren Einschränkungen unterliegt als gedacht.

Geburtsentscheidungen kontrollieren

Der Sohn von Melissa Thomas war sieben Tage alt, als sie an nur einem Tag drei Besuche vom Jugendamt erhielt. Man schrieb das Jahr 2012, und die Sozialarbeiter:innen waren da, um Paragraph 47 des *Child Protection Act* zu erfüllen. Bei ihrem dritten Besuch um 19 Uhr abends erschienen sie in Begleitung zweiter uniformierter Polizisten. Melissa, die aus dem englischen Derby stammt, hatte panische Angst, dass man ihr ihre zweijährige Tochter und ihr winziges Neugeborenes wegnehmen würde. Während der Besuche, in deren Rahmen auch eine »Gesundheitsprüfung« des Sohns am Folgetag stattfand, wurden Melissa und ihr Mann wegen ihres Erziehungsstils ins Kreuzverhör genommen, und ihr Baby wurde ohne ihre Zustimmung gewogen und gemessen. All das unter der Prämisse, dass die Angelegenheit schnell beigelegt werden würde, solange sie kooperierten. »Ich fühlte mich leer und meiner Willensfreiheit beraubt«, sagt Melissa. »Ich fühlte mich bedrängt und verfolgt – es war die reinste Hexenjagd.« Am Ende wurden keinerlei Vorwürfe gegen Melissa erhoben, und das Jugendamt schloss die Akte. Was aber hatte die Untersuchung überhaupt ausgelöst? Melissa hatte bewusst zu Hause geboren, in ihrem Badezimmer, ohne Hebamme. Sie war eine der vielen Freigebärenden, die dem Jugendamt gemeldet werden – übrigens ein Eintrag, der nie wieder aus der Akte entfernt wird, selbst wenn entschieden wird, dass kein Grund zur Besorgnis besteht. Sarah Holdway wurde 2016 in Hull von einer Mitarbeiterin der Gesundheitsbehörde, die ihr einen der in Großbritannien üblichen Standardbesuche abgestattet hatte, nach ihrer freien Geburt wegen »Kindeshandels« gemeldet. Auch diese Akte wurde geschlossen, ohne dass weitere Maßnahmen ergriffen wurden. Dennoch ist Sarah bis heute nicht ganz über die Geschichte hinweg: »Anfangs hatte ich Albträume und konnte nicht mehr schlafen, ich war das reinste Wrack. Heute, drei Jahre später, gerate ich wegen dieser Episode immer noch hin und wieder in Panik, beispielsweise wenn sich eins meiner Kinder Verletzungen zuzieht. Dann frage ich mich, ob die Ärzteschaft wohl meine Akte einsieht und mir als Mutter direkt misstraut.« Es gibt keine zuverlässigen Zahlen darüber, wie viele Mütter sich in Großbritannien für eine freie Geburt entscheiden und wie viele von ihnen wiederum beim Jugendamt gemeldet werden, aber die *Association for Improvements in Maternity Services (AIMS)* erklärt, sie habe mit »Hunderten von Fällen« zu tun gehabt, in denen Geburtsentscheidungen dazu führten, dass aus Sorge um das Kindeswohl der Jugendschutz eingeschaltet wurde.[4]

Offenbar gelten unsere Entscheidungen darüber, wie wir gebären wollen, als Indikator für unsere Eignung als Mutter – und die höchste Punktzahl erreichen dabei Frauen, die sich gehorsam und fügsam zeigen. Freie Geburten – in den meisten Teilen der Welt eine legale Option – werden teilweise als Anzeichen dafür gewertet, dass die Eltern leichtsinnig und ungeeignet sind, und unterliegen einer strengen Kontrolle durch Presse und soziale Medien. J'Nel Metherell beispielsweise postete 2015 in Großbritannien auf ihrer eigenen Unternehmensseite auf Facebook eine Geburtsanzeige nach einer freien Geburt, nur um am folgenden Morgen Besuch von einer Hebamme zu erhalten, die sich das Baby ansehen wollte. J'Nel ist überzeugt davon, dass sie virtuell »beobachtet« wurde. In den USA gibt es sogar eine Gruppierung, die sich »Exposing Freebirth« (also etwa: »Freigeburten bloßstellen«) nennt und noch einen Schritt weitergeht, indem sie sogenannte »Sockenpuppen«, also Social-Media-Nutzende mit gefälschten Identitäten, in Diskussionsforen über freie Geburten einschleust, um die dortigen Aktivitäten zu beobachten und teilweise auch Maßnahmen einzuleiten. Im November 2018 beispielsweise meldeten sie eine Frau aus Alaska, die in den Wehen lag, woraufhin zwei Polizisten bei ihr zu Hause auftauchten. Die Polizisten kehrten zwar unversehens wieder um, und einige Stunden später fuhr die Frau freiwillig ins Krankenhaus, weil sie sich um ihre eigene Gesundheit und die ihres Kindes sorgte – aber Exposing Freebirth feierte sich dennoch dafür, »erfolgreich das Leben eines Kindes und seiner Mutter gerettet«[5] zu haben. »Diese selbstgerechten Tyrannen hatten überhaupt keinen Einfluss auf meine Entscheidung«, erklärte mir die betroffene Mutter. In einem weiteren Fall, der es in die Medien schaffte, verlor eine Mutter bei einer freien Geburt in Kalifornien ihr Kind, und einige »Sockenpuppen«, die Teil der Pro-Freigeburt-Seite Free Birth Society waren, machten einen Screenshot von ihrer Geschichte und veröffentlichten diesen in den sozialen Medien. Nachdem die Frau drei Tage lang zu Hause in den Wehen gelegen hatte, war sie schließlich wegen einer schweren Blasenentzündung ins Krankenhaus eingeliefert worden, wo das geburtshilfliche Personal keinen Herzschlag mehr feststellen konnte. Während sie den Verlust ihres Babys verarbeitete, wurde sie Opfer einer Schwemme an Hass-Mails und Onlinehetze. Unter anderem bezeichnete man sie als »Baby-Mörderin«[6].

Hinter dieser Form der Selbstjustiz steht oft eine selbstgerechte Haltung, die manchmal, allerdings nicht immer, als eine Art logische Konsequenz des christlichen »Pro-Leben«-Arguments mit einer gehörigen Prise religiöser Motivation gewürzt ist. Im Wesentlichen lässt sich der Ansatz zusammenfassen mit: »Wir wissen besser als du, was gut für dich und deinen Körper ist.« Aber selbst wenn man mit einem eher nüchternen und auf Handlungsfreiheit bedachten Ansatz an das Thema herangeht, läuft die Diskussion immer noch Gefahr, getrübt zu werden, sobald ein so hochemotionales und tragisches Ereignis wie eine Totgeburt eintritt, die manchmal, aber bei Weitem nicht immer in direktem Zusammenhang mit der Entscheidung der Mutter steht. Aus diesem Grund sollten zwei Fragen stets berücksichtigt werden. Erstens: Wieso wird eine Mutter, die bei einer freien Geburt – und manchmal betreffen die Vorwürfe sogar von einer Hebamme betreute Hausgeburten – ihr Baby verliert, solchen moralischen Beurteilungen ausgesetzt? Wir alle wissen, dass auch im Krankenhaus tragischerweise immer wieder Babys sterben, manchmal durch natürliche Ursachen, die nicht verhindert werden können, in manchen Fällen aber auch durch medizinische Fehler oder Fahrlässigkeit. In solchen tragischen Situationen wird die Mutter niemals Hass oder Empörung ausgesetzt. Aber sobald ein Baby außerhalb eines Krankenhauses stirbt, scheint es plötzlich kaum etwas Wichtigeres zu geben, als jemanden zu finden, auf den man mit dem Finger zeigen kann. Gleichzeitig fragen wir nie: »Hätte dieses totgeborene

Krankenhausbaby vielleicht überlebt, wenn es zu Hause zur Welt gekommen wäre?«

Falls dich dieses Argument noch nicht vollständig überzeugt hat und du den Eindruck hast, dass freie Geburten es mit der Freiheit womöglich ein bisschen übertreiben, sollten wir noch einen zweiten Aspekt in Betracht ziehen. Gehen wir einmal hypothetisch davon aus, dass es richtig ist, die Entscheidung von Frauen, ohne Hilfe zu gebären, zu überwachen oder sogar zu kontrollieren, weil wir glauben, dadurch die Wahrscheinlichkeit zu steigern, dass sowohl Mutter als auch Kind überleben. Welche weiteren Entscheidungen bezüglich der Geburt sollten dann ebenfalls verboten und welche Interventionen verstärkt eingesetzt werden? Im Augenblick wird geforscht, ob Interventionen wie eine routinemäßige frühe Einleitung Totgeburten und andere schlechte Ergebnisse reduzieren kann. Wenn mehrere Testreihen ergeben, dass dies der Fall ist – sollten Frauen dann einfach akzeptieren, dass ihre Wehen im Krankenhaus künstlich ausgelöst werden, weil es die risikoärmste Entscheidung ist? Und wenn sie sich dagegen entscheiden und ein erwiesenes Risiko eingehen, weil sie eine andere Art von »Geburtserlebnis« vorziehen, sollten wir dann auf sie einwirken, damit sie ihre Meinung ändern? Sei es durch Hassnachrichten, sozialen Druck oder sogar das Gesetz? Gibt es noch weitere Geburtspraktiken und Interventionen, die erzwungen werden sollten? Und auf welcher Grundlage? Welche Art von Beweis wäre nötig, um ein bestimmtes Vorgehen aus Sicherheitsgründen zu verbieten? Sollten alle Frauen in einem medizinischen Umfeld gebären müssen? Sollten bei allen Geburten künstlich die Wehen eingeleitet werden? Sollten am besten überhaupt nur noch Bauchgeburten durchgeführt werden? Vielleicht werden wir eines Tages sogar herausfinden, dass die Gebärmutter letztlich ein schädliches Umfeld für das Baby ist und es sicherer ist, wenn es ganz außerhalb der Mutter heranwächst? Wenn wir unsere Fantasie ein wenig spielen lassen, landen wir schnell bei einer ausgesprochen düsteren Zukunftsvision – auf einem Weg, der immer dort beginnt, wo die Sorge um die Sicherheit des Babys über Erleben, Wünsche, Bedürfnisse und Hoffnungen der Mutter gestellt wird.

Anstatt uns über die verantwortungslosen Entscheidungen von Frauen aufzuregen, sollten wir uns vielleicht lieber eine dritte Frage stellen: Warum? Warum misstrauen manche Frauen Krankenhäusern und dem geburtshilflichen Personal? Wieso wollen sie ohne medizinische Hilfe gebären? Welche Vorteile erhoffen sie sich davon? Was genau landet bei ihrer sorgfältigen Abwägung der Risiken einer Geburt außerhalb des Systems in den beiden Waagschalen? Welche Kriterien setzt sie an? Es ist so viel leichter, diese Frauen als hysterisch, verrückt oder einfach nur dumm abzutun, als sie als rationale menschliche Wesen zu verstehen und ihnen einfach mal *zuzuhören*. Wenn sie das Leben ihres Kindes tatsächlich einem unnötigen Risiko aussetzen, dann muss es einen Grund dafür geben. Aber liegt er in ihrem persönlichen Versagen als Mutter, oder ist es das System, das versagt? Und was kann das »System« dazu beitragen, das Vertrauen dieser Frauen zurückzugewinnen und eine Geburtsumgebung und ein Betreuungsmodell aufzubauen, das diese Frauen nicht zu der Aussage bewegt, sie würden »lieber sterben«, als dort zu gebären?

All diese Fragen werden nicht häufig genug gestellt. Wir brauchen gar nicht in die Welt der Filme und Romane abzutauchen, um auf Dystopien zu stoßen, die auftreten können, wenn die Selbstbestimmung von Frauen in weitaus größerem Ausmaß als beispielsweise in Großbritannien ignoriert wird. Wir brauchen nur einen Blick nach Osteuropa zu werfen, wo Praktiken wie das Fixieren gebärender Frauen, routinemäßige Dammschnitte und der sogenannte Kristeller-Handgriff* allesamt Teil des »Geburtspakets« sind, das Frauen gezwungenermaßen in Kauf nehmen müssen. Im September 2018 wurde die Polizei der litauischen Stadt Schaulen vom geburtshelfenden Personal ins dortige Krankenhaus gerufen, weil eine gebärende Frau »aggressiv« und »überemotional« geworden war und sich weigerte, auf dem »Geburtstisch« zu gebären. Berichten zufolge stand sie kurz davor, das Baby zu gebären, und sie wollte auf dem Boden bleiben und nicht untersucht werden. Anfangs wurden Psychologen und Psychiater hinzugezogen, doch als sie sich weiterhin weigerte, wurde die Polizei eingeschaltet, wuchtete sie auf den Tisch und fixierte ihre Arme, während sie ihr gesundes Baby zur Welt brachte.[7] Später erschien ein Artikel über die Geburt in der Lokalzeitung. Allerdings brachte er keine Empörung zum Ausdruck, sondern zeigte ein Foto (!) davon, wie die Frau fixiert wurde, und die Polizisten wur-

---

* Beim Kristeller-Handgriff wird während der Austreibungsphase starker Druck auf die Bauchdecke ausgeübt, um das Baby nach unten zu schieben. Viele Sachverständige halten ihn für ein potenzielles Sicherheitsrisiko für Frau und Kind.

den für ihren heldenhaften Einsatz gelobt. Sogar für einen Witz, dass das Baby eines Tages vielleicht selbst einen Polizeiberuf ergreifen würde, war man sich nicht zu schade.[8]

In Kroatien entschied sich die Abgeordnete Ivana Ninčević Lesandrić im Oktober 2018, öffentlich zu machen, dass ihr Gewalt im Kreißsaal widerfahren war. Die Worte, die sie an das Parlament richtete, lösten eine Flutwelle an Reaktionen seitens anderer Betroffener aus. Über 400 Frauen sendeten handgeschriebene Geschichten über ihre eigenen Erlebnisse ein, darunter viele, die während Interventionen keine angemessenen Schmerz- oder Betäubungsmittel erhalten hatten.[9] Die Frauen, die ihre Geschichten öffentlich machten, wurden in den Balkanländern weitestgehend ausnahmslos verurteilt, und Lesandrić wurden sowohl vom Gesundheitsminister als auch von dem Krankenhaus, in dem sie misshandelt worden war, rechtliche Schritte angedroht. Der schockierende Umgang mit gebärenden Frauen in Kroatien und die Tatsache, dass ihnen nicht zugebilligt wird, die herrschenden Umstände infrage zu stellen, wurzelt laut der Soziologin Željka Jelavić vom Centre for Women's Studies in Zagreb in (du wirst es schon erraten haben) Patriarchat und Religion. »Es fängt damit an, dass der Arzt derjenige mit dem Wissen ist und die Entscheidungsmacht innehat«, sagte sie. »Dazu kommt, dass in unserer Gesellschaft meiner Meinung nach der Fokus auf dem ungeborenen Kind, nicht auf der Frau liegt, insbesondere seit dem Erstarken der konservativen katholischen Rechten.«[10]

Verrückte Entscheidungen

In Großbritannien bekommen gebärende Frauen es zwar vielleicht nicht mit dem Kristeller-Handgriff zu tun, aber die ihm zugrunde liegende Einstellung hat auch die britische Kultur durchdrungen. Sie reckt genüsslich ihr Haupt, sobald eine Frau versucht, eine Maßnahme abzulehnen und sich dem System ganz zu entziehen. Hausgeburten sind in der britischen Geburtshilfe eine Option – aber nur, wenn man gewissen »Niedrigrisiko«-Kriterien entspricht. Frauen mit einer Risikoschwangerschaft, die trotzdem zu Hause gebären wollen, bekommen häufig Sätze zu hören wie »Sie dürfen das nicht« oder »Das entspricht nicht unseren Richtlinien.« Dennoch hat jede Frau das juristische Recht, zu gebären, wo und wie sie es möchte, und die

Hebammen sind verpflichtet, ihre Entscheidung zu respektieren und sie zu versorgen. Dennoch führten verschiedene Krankenhausträger 2018 besorgniserregende Regeln ein, die empfehlen, dass Hebammen die Betreuung einer Hausgeburt ablehnen oder sogar inmitten der Geburt gehen sollten, wenn die Frau eine Untersuchung oder Intervention ablehnt, die die Hebamme vorschlägt. Mit anderen Worten: Die Versorgung einer gebärenden Frau ist abhängig von ihrem Gehorsam.[11] Frauen mit einer »Risikoschwangerschaft« erfüllen die Kriterien für eine Hausgeburt von vornherein nicht und begegnen nahezu ausnahmslos Hindernissen, die ihnen durch das medizinische Fachpersonal auferlegt werden, angefangen bei latenter Entmutigung bis hin zu heftigeren Reaktionen, wie sie meine gute Freundin Allie erlebte, die in einem Nachbardorf in Somerset wohnt und 2015 von ihrem Frauenarzt an einen Psychiater überwiesen wurde.

Etwa vier Wochen vor dem Stichtag meines zweiten Babys teilte man mir mit, ich könne keine Hausgeburt machen, weil es sich aufgrund meines Alters (41), BMIs (32 zu Beginn der Schwangerschaft) und Schwangerschaftsdiabetes um eine Risikoschwangerschaft handle. Ich hatte den Eindruck, der Arzt würde das gesamte Gespräch nur damit verbringen, mir mitzuteilen, was man mit mir machen würde. »Nach der 38. Woche werden wir die Wehen einleiten« und so weiter. Als ich mich dagegen äußerte und ihm erklärte, wie wir die Geburt lieber handhaben wollten, ließ er einfach nicht locker. Die folgende Viertelstunde verbrachte er damit, meinen Mann direkt anzusprechen beziehungsweise anzuschreien, und ignorierte mich und die unabhängige Hebamme, die wir mitgebracht hatten, dabei komplett. Dann stürmte er aus dem Raum. All seine Argumente waren leicht durch aktuelle Statistiken zu widerlegen, aber das hatte ihn nur noch mehr provoziert. Danach entschuldigte sich die Krankenhaushebamme, die beim Gespräch ebenfalls dabeigesessen hatte, bei uns für sein Verhalten. Das Schlimmste daran war – rückblickend –, dass er so damit beschäftigt war, uns dazu zu drängen, alles widerspruchslos genau seinen Vorstellungen entsprechend zu handhaben, dass er sich die Ergebnisse des Scans, der eine halbe Stunde vorher bei mir durchgeführt worden war, nicht richtig angesehen hatte. Ansonsten wäre ihm nämlich aufgefallen, dass das Wachstum unseres Babys drei Wochen zuvor schlagartig zum Stillstand gekommen war. Es stimmte also etwas ganz und gar nicht. Das erfuhren wir aber erst ein paar Tage später, als ich ein anderes Krankenhaus aufsuchte, weil mein Blutdruck so stark gestiegen war und ich mit der ursprünglichen Klinik nichts mehr zu tun haben wollte. Dort teilte man mir mit, dass ich das Baby innerhalb der nächsten Stunden verloren hätte, wenn das Problem nicht bemerkt worden wäre. Zwischen meinen beiden Krankenhausbesuchen, am Tag nach der Begegnung mit dem unangenehmen Arzt, hatte ich einen Anruf von der Psychiatrieabteilung erhalten. Man erklärte mir, sie würden anrufen, weil der Arzt wissen wollte, ob ich zurechnungsfähig sei und die Entscheidungen über meine Versorgung und die meines Kindes selbst treffen könne. Ich telefonierte lange mit ihnen, und sie sagten, sie würden keinerlei Anzeichen dafür erkennen, dass ich geistige Probleme hätte und zwangseingewiesen werden müsse (worauf der Arzt abgezielt hatte). Aber wir mussten es offiziell machen und einen Termin im Krankenhaus vereinbaren. Allerdings kam mein Kind drei Wochen zu früh und damit vor diesem Termin zur Welt. Ich war wahnsinnig wütend und aufgebracht darüber, dass der Arzt es für okay hielt, mich dazu zu zwingen, etwas zu tun, das gerade in seinen Terminkalender passte oder irgendwelchen willkürlichen Richtlinien entsprach, und dass er nicht willens war, sich auf logische Argumente und Statistiken einzulassen, die seinen Vorstellungen von einer korrekten Vorgehensweise widersprachen. Stattdessen fand er, wenn er inhaltsleere Zahlen ausspuckte (»Das Risiko ist um fünf Prozent höher als bei einer jüngeren Frau etc. …), müsse das zwingend bedeuten, dass ich genau das tat, was er von mir wollte. Er schien überhaupt nicht dazu in der Lage zu sein, zuzuhören und irgendetwas aufzunehmen, das wir ihm sagten. Heute, drei Jahre später, macht es mich immer noch wütend, dass es da draußen Krankenhausmitarbeitende gibt, die sich so schändlich verhalten. Aber noch wütender bin ich auf mich selbst, weil ich damals keine offizielle Beschwerde eingereicht habe. Bei all den gesundheitlichen Problemen und Krankenhausaufenthalten, die mein Sohn in seinem ersten Lebensjahr hatte, geriet das Thema einfach in den Hintergrund, und am Ende habe ich mich nie darum gekümmert.

Frauen mit »Risikoschwangerschaften« wie Allie begegnen größerem Widerstand. Nicht nur ist es schwieriger für sie, eine Hausgeburt durchzudrücken, auch eine Geburt auf einer hebammengeleiteten

Station oder eine Wassergeburt ist für sie häufig nicht so leicht zu erreichen. Und vollkommen unabhängig von etwaigen Risikofaktoren kann es bei jeder Schwangeren Probleme verursachen, wenn sie angeordnete Untersuchungen oder Termine absagt. »Ich wollte mich der Schwangerschaftsvorsorge entziehen. Da rief meine Hebamme bei meinem Mann an, um ihm zu sagen, dass ich Termine versäumt habe«, berichtete mir Sarah Thaw aus Yorkshire. »Ich fand das war ein gewaltiger Eingriff in meine Privatsphäre, ich kam mir vor wie ein Kind.« Schwangerschaftsvorsorge, Ultraschalluntersuchungen, Blutuntersuchungen, Zervix-Strippings, Einleitungen, Vaginaluntersuchungen, auf dem Bett liegen müssen, EEGs, Wiegen des Neugeborenen, Vitamin-K-Gabe ... Die Liste ließe sich endlos fortsetzen. Alles Teil des Schwangerschaftspakets. Bist du damit einverstanden, ist alles in Ordnung. Doch sobald du versuchst, einen anderen Weg zu gehen, bekommst du die Grenzen deiner Wahlfreiheit zu spüren.

> *Eine Ratte im Labyrinth hat die Freiheit, überall hinzugehen, solange sie im Labyrinth bleibt.*
>
> Zitiert nach Margaret Atwood: *The Handmaid's Tale*[12]

Hebammen mit gefesselten Händen

Die Wahlfreiheit von Frauen kann auch auf andere Weise überwacht und eingeschränkt werden: indem man jene überwacht und einschränkt, die versuchen, diese Wahlfreiheit aufrechtzuerhalten und zu fördern. Für Britinnen, die bei einer Geburt jenseits der Richtlinien unterstützt werden wollen, wird es zunehmend schwierig, eine unabhängige Hebamme zu finden – das sind voll ausgebildete, selbstständige Hebammen, die nicht vom britischen Gesundheitssystem NHS finanziert, sondern privat bezahlt werden. Solche unabhängigen Hebammen, die eine beziehungsbasierte Eins-zu-eins-Betreuung bei der Frau zu Hause anbieten, haben zwar eine kleine Armee an Frauen hinter sich, denen sie in den vergangenen Jahrzehnten zur Seite gestanden haben, aber selbst das konnte ihnen nicht helfen, ihre berufliche Zukunft abzusichern. Das anhaltende Hickhack über ihren Versicherungsstatus hat an ihrer Existenz genagt, und 2019 waren auf *IMUK*, der britischen Onlineplattform der unabhängigen Hebammen, nur noch 32 registriert – 50 weniger als 2016. In vielen ländlichen Gegenden gab es sogar überhaupt keine unabhängigen Hebammen mehr.[13] Und Praktizierende haben Sorge, dass die ständigen und stetig zunehmenden Überprüfungen und Regulationen ihnen früher oder später die Existenzgrundlage entziehen werden. »Im Augenblick gibt es mindestens fünf unabhängige Hebammen, gegen die der NMC* ermittelt«, berichtete mir eine unabhängige Hebamme. »Wenn man bedenkt, wie wenige von uns es noch gibt, ist das so unverhältnismäßig, dass es schon wieder witzig wäre – wäre da nicht die Tatsache, dass unser Beruf und unser Lebensunterhalt in Gefahr geraten, wenn wir uns nicht fügen.«

So wenige Hebammen, wie inzwischen übrig sind, könnte man das als Nischenproblem abtun. Aber gemeinsam mit den unabhängigen Hebammen geht noch etwas anderes, Größeres verloren: das Modell einer Hebammenkunst, die um Hausgeburten, Normalität und eine frauzentrierte Betreuung kreist und sich auf menschliche Interaktionen statt auf Maschinen verlässt. Sterben die unabhängigen Hebammen aus, stirbt dieses gesamte Modell womöglich mit ihnen. Unabhängige Hebammen verfügen über die notwendigen Statistiken, um belegen zu können, dass die von ihnen gebotene Betreuung sicher ist. Eine der Studien konnte bei Frauen mit Niedrigrisiko-Schwangerschaften keinen Ergebnisunterschied zwischen einer Geburt mit unabhängiger Hebamme und einer Geburt im Rahmen der NHS-Versorgung entdecken, wohl aber einen Unterschied in der Quote der unkomplizierten Vaginalgeburten: 77,9 % (Hebammen) zu 54,3 % (NHS). Die Babys, die im Rahmen einer durch eine unabhängige Hebamme betreuten Geburt zur Welt kamen, wiesen in der Studie eine signifikant niedrigere Quote für Frühgeburten, Untergewicht bei der Geburt und Überweisung in die Neugeborenen-Intensivstation auf.[14] Die *IMUK* sagt, sie seien fest entschlossen, sich neu aufzubauen. Wenn auch mit höheren Preisen, denn die Kosten für die steigenden Versicherungsbeiträge müssen auf die betreuten Frauen umgelegt werden. Für die meisten wirtschaftlich schwächeren Familien werden die Dienstleistungen unabhängiger Hebammen damit unbezahlbar. Es ist schwer, nicht zu dem Eindruck zu gelangen, dass der Beruf der unabhängigen Hebamme in Großbritannien dem Untergang geweiht ist. Denn zusätzlich werden sie von manchen, die

---

* Nursing and Midwifery Council – die britische Regulierungsbehörde für Pflege- und Hebammenberufe.

sich öffentlich für sichere Geburten starkmachen, als gefährlich und verantwortungslos dargestellt, und es wird ihnen immer wieder geraten, doch einfach »Jobs im NHS anzunehmen«. Doch dabei wird nicht berücksichtigt, dass es mit ihrem Verschwinden für britische Frauen, die sich durch das Protokoll-geprägte Mainstream-System nicht hinreichend betreut fühlen, neben der Freigeburt faktisch keine Alternative mehr zum NHS gäbe.

In Australien haben private Hebammen mit ähnlichen Problemen zu kämpfen. Entscheidet man sich in Australien für eine Hausgeburt, kann man ziemliches Pech haben, denn die Anzahl der privaten Hebammen geht immer weiter zurück, was vor allen daran liegt, dass die Vorschriften immer komplexer werden und die Anforderungen der Versicherungen inzwischen so komplex sind, dass sie kaum mehr einzuhalten sind. Seit 2009 müssen private Hebammen in Australien eine sogenannte »Kollaborationsbeziehung« mit dem betreuenden Arzt oder der betreuenden Ärztin eingehen, sodass die Entscheidungen der Hebammen sowie der von ihnen betreuten Frauen von dieser Person untersagt werden können.[15] »Diese Art der Zusammenarbeit ist vollkommen einseitig«, erklärte mir die private Hebamme Jo Hunter aus Sydney. »Hebammen sind zu dieser Zusammenarbeit verpflichtet, Ärztinnen und Ärzte dagegen können jederzeit sagen: ›Nein, will ich nicht.‹ Dadurch sind die Privatpraxis-Hebammen letztlich machtlos und können nur mit Zustimmung der ärztlichen Fachkraft arbeiten. Das ist das ultimative patriarchalische System, und es verstärkt die Herrschaft der Medizin über die Hebammenkunst.« Infolge dieser und weiterer Regelungen haben sich die Optionen für gebärende Frauen verringert. Hausgeburten nach einer Sectio, bei Zwillingen, Steißlage oder nach der 41. Schwangerschaftswoche verstoßen beispielsweise allesamt gegen die Richtlinien. Und all jene Hebammen, die sich bemüht haben, ein Modell der Geburtsbetreuung aufrechtzuerhalten, das auf dem Grundgedanken basiert, Frauen sollten die Freiheit haben, selbst zu entscheiden, riskieren es, in Konflikt mit dem Gesetz zu geraten.[16] Um noch einmal Jo Hunter zu zitieren: »Private Hebammen werden gemeldet, wenn sie Frauen unterstützen, die sich für eine Betreuung außerhalb der empfohlenen Richtlinien entscheiden. Ich glaube nicht, dass es möglich ist, eine private Hebamme zu finden, die wissentlich eine Hausgeburt bei einer Zwillingsschwangerschaft oder einer Steißlage betreuen würde. Denn das würde für sie das berufliche Aus bedeuten.«

Hebammen geraten häufig in die Schusslinie, und oft scheinen es die Hebammen zu sein, die sich für Modelle einsetzen, die komplett auf Entscheidungen, Rechten und körperlicher Selbstbestimmung der Frauen beruhen. Maureen Collins arbeitet für *One to One Midwives,* einen Dienst, der seit 2010 im Nordwesten von England und in Essex ein Hebammenmodell anbietet, bei dem während eines bestimmten Zeitraums immer nur eine bestimmte Anzahl an Fällen angenommen wird und die Frauen von einer Hebamme betreut werden, die sie kennen. Die Dienstleistungen werden von der NHS bezahlt, und zwischen 2013 und 2018 haben sie Daten über ihre Arbeit mit über 8.000 Frauen gesammelt. Dabei zeigt sich, dass ihre Normalgeburtenquote bei Hausgeburten bei 97 % und bei Geburten zu Hause und im Krankenhaus bei 76 % liegt. Die landesweite Quote liegt bei 59,4 %. Ihre Totgeburtenquote hat mit 2,3 pro 1.000 die großbritannienweite fast halbiert, und ihre Neugeborenensterblichkeit ist sogar viermal niedriger als die landesweite. Die Anzahl der Einweisungen auf die Neugeborenen-Intensivstation ist sogar achtmal niedriger.[17] »Unsere Philosophie lautet, Frauen in ihrem Menschenrecht zu unterstützen, zu gebären, wo und wie sie wollen. Allerdings verbringe ich einen Großteil meiner Zeit damit, die Organisation vor Kritik zu bewahren und am Ende vielleicht sogar geschlossen zu werden«, berichtete mir Maureen. »Das größte Problem besteht darin, dass das aktuelle System Frauen nicht zutraut, dass sie informierte Entscheidungen treffen. Und in diesem Umfeld sind wir Außenseiter, denn unser gesamtes Modell beruht auf dem Gedanken der Reproduktionsautonomie.« Wenn Frauen nicht den Richtlinien folgen wollen, wird ihre geistige Gesundheit infrage gestellt: »Ständig werde ich gefragt: ›Ist sie denn überhaupt zurechnungsfähig?‹«, berichtet Maureen weiter. Die Hebammen von *One to One* werden häufig an die *NMC,* die Regulierungsbehörde, verwiesen. »Meistens kommt nichts dabei heraus, aber der ständige Druck hat dazu geführt, dass die eine oder andere den Beruf aufgegeben hat. Wir werden übermäßig streng überwacht, und unsere Ergebnisse finden kaum Beachtung. Würden sich die Leute für die Ergebnisse interessieren, hätte sich unsere Methode schon im ganzen Land verbreitet. Stattdessen stehen wir unter ständiger Bedrohung.«

Maureens Sorge ist begründet, denn es gibt Präzedenzfälle von frauzentrierten Modellen, die mutig genug waren, den Status quo infrage zu stellen und am Ende dichtgemacht wurden. Zwischen

1997 und 2009 war die *Albany Midwifery Practice*[18] Teil des Londoner *King's College Hospital Trust*. In dieser Zeit betreute sie knapp über 2.500 Frauen, von denen viele aus dem Südosten Londons stammten, einer Gegend mit geringem sozioökonomischem Status. 57 % der Frauen, die von der *Albany* betreut wurden, gehörten einer schwarzen, asiatischen oder anderen ethnischen Minderheit an, bei einem Drittel handelte es sich um alleinerziehende Mütter, und 11,4 % stuften sich selbst als alleinerziehend und ohne Unterstützung ein. Die *Albany* bot ihnen echte Kontinuität: Über 95 % der von ihnen betreuten Frauen wurden während der Wehen entweder von ihrer Erst- oder Zweithebamme versorgt. Sie bauten ein gemeinschaftsbasiertes Modell auf, mit Schwangerschafts- und Rückbildungsgruppen für Frauen aus der Gegend. Außerdem ermutigten sie die Frauen, sich so spät in der Schwangerschaft, wie sie selbst es wollten – wenn nötig sogar erst nach Einsetzen der Wehen –, zwischen Haus- und Krankenhausgeburt zu entscheiden. Sie nahmen Frauen mit und ohne Risikoschwangerschaften gleichermaßen an. Und ihre Statistiken waren hervorragend, insbesondere im Vergleich mit den landesweiten Statistiken aus demselben Zeitraum (in Klammern)[19]: 6,5 % Einleitungsquote (25 %); 16 % Sectioquote (26,2 %); 79,8 % spontane Vaginalgeburten (60,9 %); 43,5 % Hausgeburten (2,3 %). Der Anteil an Geburten unter PDA war mit knapp 10 % ebenfalls niedrig, und rund ein Drittel der Frauen nutzte während der Wehen ein Geburtsbecken. Bemerkenswert niedrig war auch der Anteil der Dammschädigungen: Zwei Drittel der *Albany*-Frauen, die vaginal geboren hatten, hatten keinerlei Risse und nur 0,7 % hatten Rissen dritten Grades. Die Quote der Risse vierten Grades lag bei null. Nur zum Vergleich: Laut dem *Royal College of Obstetricians and Gynaecologists,* der britischen Fachgesellschaft für Gynäkologie und Geburtshilfe, erleiden 90 % der Frauen bei der Geburt Dammrisse, besorgniserregende 6 % davon dritten und vierten Grades, Tendenz steigend.[20]

Obwohl die *Albany* von der örtlichen Gemeinde in Peckham große Wertschätzung erfuhr und international als Vorbild für wegweisende und herausragende Hebammenkunst galt, wurde sie 2009 praktisch über Nacht und ohne vorherige Absprachen vom *King's College Trust* geschlossen. Der Grund: Sicherheitsbedenken. Als Reaktion auf die Schließung kam es zu zahlreichen Protestaktionen, darunter eine »Reclaiming Birth«-Kundgebung im Jahr 2010, an der über 2.000 Personen teilnahmen.[21] Doch alle Bemühungen blieben fruchtlos. Die perinatale Sterblichkeitsrate der *Albany* war etwa halb so hoch wie im Rest des Londoner Bezirks Southwark, wo sie ihren Hauptsitz hatten, und ihre Praxis wurde von unabhängigen Sachverständigen als mehr als vorbildlich eingestuft.[22] Dennoch wurde die *Albany* nie wieder geöffnet. Der *King's College Trust* entschuldigte sich auch nie für die Schließung und veröffentlichte stattdessen auf seiner Webseite ein Statement, in dem behauptet wurde, im Rahmen einer Untersuchung seien »ernst zu nehmende Mängel bezüglich der Einhaltung der Richtlinien und Risikomanagement-Prozeduren des Trusts«[23] ans Tageslicht gekommen.

Becky Reed, eines der Mitglieder des kleinen Teams von *Albany*-Hebammen, erzählte mir: »Damals wie heute wirkt es so, als seien Kräfte am Werk gewesen, die ein Hebammenmodell in Verruf bringen wollten, das die Entscheidungsfreiheit der Frau ins Zentrum seiner Philosophie stellte, was unausweichlich zu einem gewaltigen Anstieg der Hausgeburten führte. Ich glaube, das hat bei einigen in der Ärzteschaft und bei ›Risikomanagern‹ massives Unbehagen ausgelöst und dazu geführt, dass die *Albany* (samt all ihren unglaublich positiven Ergebnissen) einfach ausradiert wurde.« Reed wurde zum Zeitpunkt der Schließung suspendiert und dann an die NMC weitergereicht. Nach einer dreieinhalbjährigen Untersuchung, die Reed als »Hexenjagd« bezeichnet, wurden alle Vorwürfe fallengelassen, da die NMC keinerlei Beweise gegen sie vorlegen konnte. Erneut folgte niemals eine Entschuldigung.[24] Reed ist bei Weiten nicht die einzige frauzentrierte Hebamme, die an den Pranger gestellt, verfolgt und metaphorisch auf dem Scheiterhaufen verbrannt wurde. Ágnes Geréb, geburtsbegleitende Ärztin, die schließlich Hebamme wurde, hat sich unermüdlich dafür eingesetzt, Geburten in ihrem Heimatland Ungarn zu humanisieren. Bereits in den 1970er-Jahren wurde ihr ein Berufsverbot erteilt, weil sie Väter in den Kreißsaal schmuggelte, die dort damals noch verboten waren. »Die Freiheit eines Landes lässt sich an der Freiheit beim Gebären messen«, sagte sie. Ihre Geschichte fasst symbolisch zusammen, was eine einzelne entschlossene Frau für die Freiheit gebärender Frauen weltweit erreichen kann und wie hoch der Preis ist, den sie dafür mitunter bezahlen muss, und zwar in Form ihrer persönlichen Freiheit. Denn Geréb *hat* einen hohen Preis dafür gezahlt, dass sie der Geburtshilfe ein neues Gesicht geschenkt hat. Nachdem sie zwei Hausgeburten betreut hatte, bei denen jeweils ein Baby starb – die einzigen zwei Kindstode während ihrer zwanzigjährigen Tätigkeit bei Hausgeburten –, wurde sie angeklagt. Jahrzehntelang wurde sie verfolgt, musste sich vor Gericht verantworten, saß im Gefängnis und stand jahrelang unter Hausarrest.[25] Sie musste mit Fesseln an den Fußgelenken und Handschellen vor Gericht erscheinen. Anfang 2018 wurde sie zu einer zweijährigen Gefängnisstrafe verurteilt, aufgrund des immensen internationalen Drucks aber vom ungarischen Präsidenten begnadigt.[26] Gleichgesinnte aus der ganzen Welt erkannten die Ungerechtigkeit ihrer Situation und den gewaltigen Beitrag, den sie zur Durchsetzung der Menschenrechte beim Gebären geleistet hat, nicht zuletzt aufgrund ihrer Beteiligung an dem grundlegenden Fall vor dem Europäischen Gerichtshof für Menschenrechte »Ternovszky vs. Ungarn«, auf dem sich das Recht von Frauen gründet, zu gebären, wo und wie sie möchten.[27] Geréb kämpfte unermüdlich für das Recht der Frauen, frei zu wählen und selbstbestimmt zu handeln, und hat dadurch Jahrzehnte ihrer persönlichen Freiheit verloren.

Mit den Fällen weiterer Hebammen, die rechtlich verfolgt wurden und werden, ließe sich vermutlich ein ganzes Buch füllen. Von Irland über Australien, die Niederlande und die USA bis nach Brasilien ist der Anblick einer Hebamme auf der Anklagebank oder sogar in Handschellen nicht so veraltet, wie man es im 21. Jahrhundert annehmen möchte. Und die medienwirksamen Fälle, die es in die Nachrichten schaffen, sind nur die Spitze des Eisbergs. Darunter verbirgt sich ein Beruf, der auf Messers Schneide steht, gefangen zwischen der traditionellen Rolle der Hebamme als Begleitern der Frau und der treibenden Kraft auf vielen Geburtsstationen, die auf Richtlinien und Protokollen beharren, die sich auf das Überleben von Mutter und Kind konzentrieren, dabei aber häufig übersehen, dass Geburten eigentlich ein bedeutsames und spirituelles Übergangsritual sind. Auch hier findet sich wieder eine Polarisierung, nämlich die zwischen der subversiven »spirituell« orientierten Hebamme und der Krankenhaus-Hebamme, die sich dem medikalisierten System unterwirft. Die nonkonformistischen Hebammen arbeiten vielleicht als unabhängige Hebammen oder Doulas außerhalb des Systems, vielleicht bleiben sie aber auch im System und versuchen, für die Frauen zu kämpfen, beispielsweise indem sie sich für frauzentrierte Betreuungsmodelle einsetzen oder indem sie im Kleinen rebellieren und zum Beispiel die Weitung des Muttermunds falsch protokollieren, sodass der Frau mehr Zeit »gewährt« wird, ehe laut Richtlinien eine Intervention notwendig wird.

Wer lieber jenseits von Richtlinien arbeitet oder nicht nach Schema F denkt, kann schnell in die Kritik geraten. Die geburtsbegleitende Ärztin Niamh McCabe, die sich in Irland für Frauen einsetzt, die nach einer Sectio vaginal gebären wollen, berichtete mir: »Leider hatte es viele negative Auswirkungen, dass ich mich für die Entscheidungsfreiheit von Frauen eingesetzt habe. Man gibt mir das Gefühl, eine Außenseiterin zu sein. Immer wieder bekomme ich zu hören, wie ›tapfer‹ (gemeint ist ›bescheuert‹) ich bin, weil ich Frauen unterstütze, die es wagen, sich für eine Art der Betreuung zu entscheiden, die nicht dem Standard entspricht. Für Frauen, die meine Kolleginnen und Kollegen nicht übernehmen wollen, muss ich selbst in Rufbereitschaft gehen.« Viele andere, die versuchen, etwas zu bewegen, werden gemobbt. Die Britin Amanda Burleigh, eine preisgekrönte Hebamme und weltweite Vorreiterin im Kampf gegen die Praxis der sofortigen Durchtrennung der Nabelschnur,[28] hat ihren Beruf inzwischen aufgegeben. Der Grund war ihrer Aussage nach »15 Jahre des Mobbings und der Einschüchterungsversuche«. »Weil ich über den Tellerrand hinausgeblickt habe und Routinepraktiken hinterfragt habe, die nicht durch Empirie gestützt wurden, wurde ich gezwungen, einen Beruf aufzugeben, den ich geliebt habe«, erzählte sie mir. »Anstatt Angestellte, Eltern und Babys zu schützen, scheint das System darauf ausgerichtet zu sein, Verantwortung und informierte Entscheidung unter den Teppich zu kehren. In welcher Art von beruflichem Umfeld werden die leidenschaftlichsten Mitarbeitenden zum Schweigen gebracht? Die Antwort lautet: in einem beruflichen Umfeld, das vom Aussterben bedroht ist.«

Die ideale Geburtsumgebung

Frauen sind Säugetiere. Fragt man eine beliebige Katze mit einem Funken Selbstachtung, wo sie gern gebären möchte, wird sie antworten: an einem warmen, kuschligen, dunklen und ungestörten Ort. Fragt man eine beliebige Zoowärterin, wie sie ihrem gebärenden Panda-Weibchen hilft, wird sie antworten: indem ich ihm einen warmen, kuschligen, dunklen und ungestörten Ort zur Verfügung stelle. Aber so gut wir die Bedürfnisse von Säugetieren auch verstehen mögen – wenn die Wehen einer Frau zum Stillstand kommen, sobald sie eine grell erleuchtete, hektische Geburtsstation betritt, fragen sich alle, wie das denn nur sein kann. Doch genau wie bei jedem anderen Säugetier auch beruhen Geburten auf einem Zusammenspiel verschiedener Hormone, insbesondere Oxytocin, das sich – sicherlich hast du es schon erraten – an warmen, kuschligen, dunklen und ungestörten Orten am wohlsten fühlt. Dass dieses Wissen beim Bau der meisten Geburtsstationen nicht berücksichtigt wurde, schadet Frauen ungemein und sollte auf To-do-Listen, um Geburten zu einer besseren und sicheren Erfahrung zu machen, an erster Stelle stehen.

Und was kannst du bis dahin dafür tun, eine Umgebung zu schaffen, die deine weibliche Physiologie unterstützt?

Entscheide dich für eine Geburt zu Hause oder im Geburtshaus

Zu Hause fühlen sich die meisten Menschen am sichersten. Die zweitbeste Wahl ist ein Geburtshaus, denn dort liegt das Augenmerk meist darauf, eine schwach beleuchtete, frauzentrierte Umgebung zu erschaffen. Je nachdem, wo auf der Welt und in welchen persönlichen Umständen du lebst, kann es allerdings schwierig werden, eine Hausgeburt zu organisieren oder eine hebammengeführte Geburtsstation zu finden. Eine groß angelegte britische Studie, die sogenannte Birthplace Study, hat ergeben, dass Hausgeburten und Geburten auf hebammengeführten Stationen sicherer für die Mutter sind, was die Vermeidung größerer medizinischer Eingriffe betrifft. Hausgeburten sind besonders sicher, wenn gebärende Frauen medizinisches Back-up haben. Bei deiner Entscheidung solltest du also berücksichtigen, wo und wie du im Notfall auf ärztliche Hilfe zurückgreifen kannst und wie weit das nächste Krankenhaus entfernt ist.

Informiere dich über die drei Gehirnteile

Gebären ist eine archaische Tätigkeit. Wenn du überlegst, wo du dein Baby bekommen möchtest, solltest du dabei berücksichtigen, dass während der Wehen dein limbisches Gehirn auf deine Umgebung reagiert, nicht dein rationaler, intellektueller Neokortex. (Der dritte Bestandteil deines Gehirns, das Kleinhirn oder Cerebellum, auch als »Reptiliengehirn« bezeichnet, spielt hier eine eher untergeordnete Rolle.) Wenn du einen geeigneten Ort für die Geburt deines Kindes suchst, solltest du dich also nicht fragen: »Wo ist es wohl am sichersten?«, sondern: »Wo *fühle* ich mich am sichersten?«

Beschäftige dich mit dem Liebeshormon

Setze dich mit den Details über das Hormon Oxytocin auseinander. Denn es spielt für den Geburtsprozess eine wesentliche Rolle. Manchmal wird Oxytocin als »Liebeshormon« bezeichnet, weil es auch zum Einsatz kommt, wenn wir uns verlieben, Sex und Orgasmen haben, gebären, bonden und stillen. Sein zweiter Spitzname allerdings lautet »das schüchterne Hormon«, weil es sich nur dann richtig wohlfühlt, wenn unsere Umgebung ... richtig: warm, kuschlig, dunkel und ungestört ist. Wenn du dir eine typisch »romantische« Umgebung vorstellst – Kerzen, weiches Licht, deine Lieblingsmusik, Kaminfeuer und absolute Ungestörtheit, dann bist du ziemlich nah dran am idealen Geburtsraum. Letztlich kannst du ihn dir ungefähr so vorstellen wie einen Ort, an dem du gern liebevollen Sex hättest.

Schütze deine Geburtsumgebung

Ganz egal, wo du gebärst – insbesondere allerdings, wenn du nicht zu Hause bist: Sorge dafür, dass du während der Wehen so selten wie möglich gestört wirst. Wenn dein Partner oder deine Partnerin nervös ist, möchte er oder sie vielleicht den Fernseher einschalten oder die ganze Zeit über mit dir plaudern. Aber er oder sie muss die eigenen Bedürfnisse für eine Weile zurückstellen. Du brauchst die Möglichkeit, »in Stimmung« zu kommen, und sobald du das erreicht hast, solltest du nicht ständig wieder herausgerissen werden. Geburtsbegleitende Personen können auch damit beauftragt werden, dein Geburtsumfeld vor Störungen zu bewahren und dafür zu sorgen, dass die Vorhänge geschlossen, die Lichter ausgeschaltet und die Besucher vor der Tür bleiben.

Bau dir ein Nest

Laken, Decken, Kissen, Yoga-Matten ... bau dir einen Rückzugsort, ganz gleich ob in deinem Haus oder in einer Ecke des Kreißsaals. Verwende Ohrenstöpsel oder eine Schlafmaske, um Licht, Geräuschquellen und visuelle Reize auszublenden. Oder setzt dir Kopfhörer auf und hör dir eine Playlist an. Schotte dich von der Welt ab und konzentriere dich auf das Wesentliche.

Entscheide dich für die Liebe

Du kannst deine Oxytocin-Produktion erhöhen, indem du dich auf die Liebe konzentrierst. Nimm Fotos von Menschen, die du liebst, von Orten, an denen du glücklich warst, in deine Geburtsumgebung mit. Verbinde dich gedanklich mit deinem Baby. Denk daran, wie sehr du es jetzt schon liebst und wie groß diese Liebe erst werden wird, wenn das Baby auf der Welt ist. Geh liebevoll mit deinem Partner oder deiner Partnerin um. Wenn dir danach ist, könnt ihr auch ein bisschen kuscheln oder »rummachen«. Falls du allein bist, kannst du auch masturbieren. Orgasmen, Küssen und Brustwarzenstimulation können den Oxytocin-Spiegel anheben und sind einen Versuch wert, wenn deine Wehen ins Stocken geraten.

Tabu-Themen

In den vergangenen Jahren habe ich nicht nur die zunehmende Überwachung des Verhaltens von Frauen und Mitarbeitenden im Kreißsaal miterlebt, sondern auch eine zunehmende Überwachung der Gedanken und Meinungen rund um das Thema Geburt. Da ich regelmäßig zu Geburtskonferenzen auf der ganzen Welt eingeladen werde, kann ich aus erster Hand bestätigen, dass es insbesondere unter Hebammen große Besorgnis auslöst, mit welchem Vokabular über »normale«, »natürliche« oder »vaginale« Geburten gesprochen wird. Die »Förderung normaler Geburten« ist Teil der internationalen Definition des Hebammenberufs.[29] Um es ganz einfach auszudrücken: Die gesamte Perspektive von Hebammen wurzelt in der körperlichen »Funktionsweise« von Frauen und wie man diese unterstützen kann. Dieses Thema ist ihre Leidenschaft. Doch im Sommer 2017 wurde ausführlich in den britischen Medien darüber berichtet, das *Royal College of Midwives (RCM)* habe auf einmal die Formulierung »normale Geburt« aufgegeben.[30] Viele Berichte über das Thema nahmen Bezug auf die *Morecambe Bay Enquiry* 2015, die Untersuchung einer Reihe tragischer Todesfälle von Müttern und Babys im *Furness General Hospital*.[31] Die Untersuchung ergab, dass »eine Reihe von Fehlern auf nahezu allen Ebenen« dafür verantwortlich war. Aber die Medienberichte schoben die Schuld zu hundert Prozent den sogenannten »Musketier-Hebammen« in die Schuhe, einer Gruppe, die nach Wortlaut des Berichts »um jeden Preis normale Geburten durchführen« wollte.

Das RCM schien nicht nur den Begriff der »normalen Geburt« aufzugeben, sondern das gesamte Konzept. Ob es sich dabei um eine direkte Reaktion auf *Morecambe Bay* handelte, ist unklar. Jedenfalls beendete das RCM 2014 seine »Campaign for Normal Birth«. Dass das Thema keinen echten Nachrichtenwert hatte, hielt den damaligen Gesundheitsminister Jeremy Hunt nicht davon ab, darüber zu twittern und zu behaupten, die Anpassung der RCM-Begrifflichkeiten würde »den Regierungsplan unterstützen, die Verletzungen und Sterblichkeit von Neugeborenen zu halbieren«.[32] Es gibt zwar gute Gründe, den Begriff »normale Geburt« infrage zu stellen, da ihn manche Frauen als Werturteil verstehen könnten. Aber hier geht es um mehr als nur um Semantik – es geht um einen starken, ziemlich erfolgreichen und inhaltlich falschen Versuch, »normale« beziehungsweise »natürliche« Geburten mit Gefahr und Tod zu assoziieren.[33] Aus irgendeinem Grund setzte sich diese Verdrehung der tatsächlichen Geschichte erfolgreich durch, und das, was viele Leute aus den Medienberichten mitnahmen, war: *Hebammen dürfen nicht mehr »normale Geburt« sagen, weil das gefährlich ist.*

Was die Sachlage bedauerlicherweise ziemlich exakt zusammenfasst. Zwei der führenden britischen Hebammen wurden seitdem in der Presse dafür angeprangert, dass sie ihre Meinung über natürliche Geburten äußerten. Im November 2017 berichtete die *Daily Mail* darüber, dass Sheena Byrom OBE* »Vorträge hält, in deren Rahmen Hebammen Botschaften ausgesetzt werden, die pro natürliche Geburten sind«.[34] Im März 2018 wurde die ehemalige RCM-Präsidentin Caroline Flint in der *Times* geoutet, weil sie gesagt haben sollte, Ärztinnen und Ärzte seien »bei Geburten ein hoffnungsloser Fall« und dass ihre Gehälter besser investiert wären, wenn man sie in die Anstellung weiterer Hebammen stecken würde.[35] Ob Flints Aussagen hilfreich waren und überhaupt tatsächlich jemals so geäußert wurden, spielt keine Rolle. Das Gruselige ist die Vorstellung, dass sie sie tätigte, als sie bei einer Hebammenveranstaltung *im Publikum* saß. Ganz gleich, wie spontan, unüberlegt und womöglich auch scherzhaft sie gemeint waren – sie wurden aufgezeichnet und verbreitet, um ihr zu schaden. Und so ist es wenig verwunderlich, dass man bei Hebammen- und Geburtskonferenzen derzeit das Gefühl hat, die Wände hätten Ohren, und sich jedes Wort dreimal überlegt.

Natürlich sollte nicht in Vergessenheit geraten, dass Dinge, die wir als »Überwachung« und »Verfolgung« bezeichnen würden, für andere Leute womöglich nichts weiter sind als »Regulierung«. Wer daran glaubt, dass sichere Geburten nur durch Technokratie und die absolute Vorherrschaft der Medizin erreicht werden können, der wird sicher kein Problem darin erkennen, jene Frauen und Hebammen an den Pranger zu stellen, die irrigerweise glauben, Finger-weg-, vaginale oder sogar »normale« Geburten wären erstrebenswert. Das Ganze wäre kein feministisches Thema, wäre die weitere Medikalisierung von Geburten tatsächlich die einzige Möglichkeit, sie sicherer zu gestalten, hätten Frauen kein Problem mit den zahlreichen Interventionen oder würden Frauen der Vorstellung einer kraftspendenden, erhebenden Geburtserfahrung kollektiv nichts abgewinnen können.

---

* *Order of the British Empire*, eine Auszeichnung durch die britische Königin.

Doch das ist nicht der Fall. Zu der Frage, was Geburten wirklich sicher macht und wie wir sie noch sicherer machen könnten, kommen wir im nächsten Kapitel. Und jetzt? Reden wir erst mal über Sex.

Ja! Sex!

Die Vorstellung, dass Geburt und Sex etwas miteinander zu tun haben, ist für manche Leute richtiggehend schockierend. Man hat uns beigebracht, diese beiden körperlichen Akte aus jeweils ganz unterschiedlichen Perspektiven zu betrachten. Stell dir vor, ich würde dich auffordern, die Adjektive zu nennen, die du spontan mit den beiden Begriffen assoziierst. Bei »Sex« wirst du vermutlich Begriffe wie schön, liebevoll, erotisch, angenehm, aufregend, erregend nennen. Und bei »Geburt«? Vermutlich werden die meisten Leute schmerzhaft, blutig, eklig, qualvoll, schrecklich, angsteinflößend nennen. Kein Wunder also, dass diese beiden Aktivitäten so selten miteinander assoziiert werden! Aber natürlich stehen sie miteinander in Zusammenhang – sogar in einem engen. Sex und Geburten haben so einiges gemeinsam. Ein paar grundlegende Punkte verstehen sich hoffentlich von selbst: Sex ist (in der Regel) der Weg, auf dem ein Baby in den Körper hineinkommt, und die Geburt ist der Weg, auf dem es wieder herauskommt. In gewisser Weise kann man also sagen, dass eine Geburt der wahre »Höhepunkt« von Sex ist – jedenfalls könnte man sie als das letzte Kapitel einer Geschichte betrachten. Das Ende einer Lebensphase und der Anfang einer anderen. Bei Sex und Geburt kommen dieselben Teile des weiblichen Körpers zum Einsatz, und während des Orgasmus wird dasselbe Hormon – nämlich Oxytocin – produziert, das auch während der Wehen eine wichtige Rolle spielt. Manche Frauen erleben diese Parallelen sogar physisch: Eine Umfrage mit 2.200 Müttern, die 2016 von *Positive Birth Movement* und *Channel Mum* durchgeführt wurde, ergab, dass 6 % der Mütter über orgastische Geburten berichteten[36] – das ist eine von zwanzig gebärenden Frauen und damit ein überraschend hoher Anteil.

Eine Frau, die frei und ohne Störungen gebiert, ihre Geburtspositionen selbst auswählt, sich von ihren Instinkten leiten und sich tief in den Zustand fallen lassen kann, den manche als die »Wehenwelt« bezeichnen, hat bemerkenswerte Ähnlichkeit mit einer Frau in sexueller Ekstase. Vielleicht wiegt sie sich auf allen vieren und stöhnt dabei mit offenem Mund und geschlossenen Augen. »Manchmal denke ich: Das ist hier ja ein bisschen wie in einem Porno! Sollte ich vielleicht besser gehen?«, erzählte mir eine Hebamme. Shalome Stone aus dem australischen Melbourne hatte 2013 eine orgastische Geburt. Inspiriert durch einen Film über ekstatische Geburten beschloss sie, was für die Frau im Film möglich sei, müsse ja wohl auch sie selbst erreichen können. »Ich dachte, Ja, bitte, ich will genau dasselbe wie sie«, erklärte sie mir.

> *Es war eine schnelle, wilde Geburt, nur zweieinhalb Stunden vom Anfang bis zum Ende. Sie war heftig, und ich weiß noch, wie ich dachte: »Oh, wow, das wird entweder extrem schmerzhaft, oder ich grabe ein bisschen tiefer, und dann wird es echt super.« Ich grub tiefer und ließ los. Und damit meine ich, dass ich wirklich losließ. Ich gab Vollgas, war mit jeder Faser meines Seins bei der Sache. Alles in mir pulsierte. Die nächste Welle setzte ein, und ich konzentrierte mich darauf, wie sie sich aufbaute, atmete tief, unterwarf mich der Intensität, ritt und ritt und ritt die Welle, und dann … warf ich den Kopf in den Nacken und stöhnte laut auf. Es war ein unglaubliches Gefühl, eher sinnlich als sexuell. Ich habe mich nie weiblicher, nie mehr wie eine Göttin, nie fraulicher gefühlt als in diesem Augenblick. Diese Geburt hat mich gelehrt, was für eine Magie und Schönheit sich entfalten kann, wenn Frauen an einem sicheren, vertrauten Ort gebären können, umgeben von Menschen, die sie lieben, mit einem engagierten Hebammenteam und dem Glauben daran, zu Großartigem fähig zu sein.*

Aber die Parallelen zwischen Sex und Geburt gehen über die körperliche Ebene hinaus. Die weibliche Sexualität hat eine lange Historie der Unterdrückung hinter sich. In der Vergangenheit riet man Frauen, sie sollten sich »hinlegen und ans Vaterland denken«. Sex, so redete man ihnen ein, sei etwas, das man nicht genieße, sondern erdulde. Und genauso legt man Frauen heute noch beim Gebären auf den Rücken und ermutigt sie, passiv und geduldig abzuwarten, bis alles vorbei ist. Sheila Kitzinger, die befand, unsere westliche Gesellschaft würde gebärende Frauen infantilisieren und »entsexen«, wies auf unsere Neigung hin, den Höhepunkt der Geburt eher aus männlicher als aus weiblicher Sicht zu betrachten. »Statt wie ein wellenartiger weiblicher Orgasmus wird die Geburt eher wie eine einzige lange Ejakulation behandelt: steif werden, diesen Zustand halten, sich durchkämpfen, schießen!«, schrieb sie. »Jegliche sexuellen Gefühle werden dabei komplett ausradiert.«[37]

Sowohl was Sex als auch Geburten betrifft, haben wir bis heute kaum eine Ahnung von Frauenkörpern. Unser Wissen darüber, wie sie gebaut sind, was sie brauchen und wie sie am besten funktionieren, ist unzulänglich. In einer Welt, in der viele von uns noch immer nicht den Unterschied zwischen Vagina und Vulva kennen, fällt es uns natürlich schwer, unseren Töchtern ihre Anatomie zu erklären – wir haben sie ja selbst nie gelernt! Die Debatte darüber, wie viel Mädchen in der Schule über Aufbau und Funktionsweise ihrer Klitoris lernen sollten[38], schläft nicht ein (was auch daran liegen könnte, dass wir vieles davon seit noch gar nicht so langer Zeit wissen).[39] Die Menstruation wird immer noch als unangenehme Körperfunktion dargestellt und niemals als Wunder betrachtet oder willkommen geheißen, geschweige denn als weibliches Übergangsritual zelebriert. Themen wie weibliche Masturbation oder der weibliche Orgasmus werden im Sexualkundeunterricht komplett ausgelassen, und ähnliche Ängste scheint es auszulösen, jungen Menschen gegenüber Geburten als kraftvolle und positive Erlebnisse darzustellen. Der Mythos, wenn wir offen mit Mädchen über die Wunder ihres Körpers sprechen, würden wir sie dazu ermutigen, ihre Körper und ihre Sexualität auf eine Weise zu nutzen, die bis heute kulturell inakzeptabel ist – dass sie vielleicht sogar »ungezähmte Frauen« werden können – hält sich hartnäckig.

> *Ihr kam Blut aus den Augen. Oder das Blut kam aus ihrer Was-auch-immer.*
>
> Donald Trump über Megyn Kelly von Fox News[40]

Warum fällt es uns bis heute so schwer, laute, raue, spontane, intuitive, starke, lustvolle, wütende, weinerliche, meinungsstarke, unabhängige Frauen zu akzeptieren? Diesen »ungezähmten Frauen« ist es gelungen, sich zu befreien. Wir können sie nicht aufhalten, sie sind wild und ungebändigt. Sie sind es, die sich weigern, sich »hinzulegen und es über sich ergehen zu lassen«. Sie wollen »auf eigenen Beinen stehen«, wollen nach oben. Sie setzen Dinge in Bewegung, bringen die herrschende Ordnung durcheinander, machen Schwierigkeiten. Im Schlafzimmer wie im Geburtsraum haben wir durch die Geschichte hinweg versucht, diese Frauen stillzuhalten und zu zähmen. Eine »gute« Frau ist nach wie vor eine, die sich fügt und keine Schwierigkeiten macht. Sie liegt still, bleibt passiv, lässt alles mit sich machen. Wie wir in diesem Kapitel gesehen haben, können all jene, die nicht gehorchen, zwar nicht länger buchstäblich auf dem Scheiterhaufen brennen – dafür hat unsere patriarchalische Kultur aber andere Wege gefunden, sie zum Schweigen zu bringen oder ein Exempel an ihnen zu statuieren, um die übrigen Frauen zum Schweigen zu bringen. Wir bedrohen ihren Lebensunterhalt und ihren Ruf, bezeichnen sie als Rabenmütter und warnen sie, dass wir ihnen die Kinder wegnehmen könnten. Wir halten sie für verrückt, setzen sie auf die Anklagebank, stellen sie in den Medien bloß oder berauben sie sogar ihrer Freiheit.

So wie man Frauen einst sagte: »Sex dient der Fortpflanzung und nichts weiter«, so sagt man ihnen heute: »Geburten dienen der Fortpflanzung und nichts weiter.« Bei beidem zählt nur die Produktion eines gesunden Babys, und die Frau ist dabei kaum mehr als ein Mittel zum Zweck. Das Erleben der Geburt für Körper, Herz und Seele der Frau wird als bedeutungslos und unwichtig abgetan, genauso, wie es einst bei Sex der Fall war. Und warum? Was wird durch diese Form der Unterdrückung erreicht? Die Gründe sind bei Geburt und Sex genau dieselben: weil beide Ereignisse Macht und Vergnügen bedeuten können. Um das Patriarchat aufrechtzuerhalten, müssen Frauen systematisch Erlebnisse vorenthalten werden, die ihnen ein Machtgefühl verleihen, und die Vorstellung, dass sie und ihre Körper schwach und unterlegen sind, muss immer wieder bestärkt werden.[41] Sie müssen glauben, dass sie ohne Hilfe nicht gebären können, was den Kapitalismus unterstützt – denn natürliche Geburten kosten nicht sehr viel – und dafür sorgt, dass die Männer »an der Spitze« bleiben. Frauen, die sich bei einer Geburt stark und mächtig gefühlt haben, berichten häufig, das Erlebnis habe ihr Leben verändert und sie »hätten vor gar nichts mehr Angst«. Für das Patriarchat stellt das natürlich eine potenzielle Gefahr dar. Die Medikalisierung der Geburt ist in den vergangenen Jahren immer schneller vorangeschritten, und zwar in direkter Korrelation zum Anstieg von Macht und Einfluss von Frauen in anderen Bereichen. Man fragt sich schon, ob das wirklich Zufall sein kann. Oder sind Geburten die letzte Bastion, gleichzeitig eine Feuerprobe für unser mächtiges Potenzial als weibliche Menschen und unsere Achillesferse, eine bislang übersehene Lücke in unserer Rüstung?

Eine Frau in den Wehen – aufrecht und brüllend, eine Frau, die ihr Baby selbst gebiert und es mit eigenen Händen auffängt – stellt alles infrage, was in puncto Geburten als Wahrheit gilt. Und sie ist die Antithese der desinfizierten, zum Objekt gemachten Frau, die mit einem Laken bedeckt, mit Medikamenten ruhiggestellt und am Ende vielleicht sogar noch ihrer Schambehaarung beraubt wird. Diese brüllende, gebärende Frau ist real, nackt, schamlos, kompetent, nützlich, aktiv, mächtig. Und kulturell bedingt empfinden wir diese Energie als unangenehm. Denn sie ist laut, rau und sexuell. Wie es eine Hebamme der alten Schule einer meiner Doula-Freundinnen gegenüber ausdrückte: »Das ist doch *unschicklich* – würde sie sich mit einer PDA nicht besser fühlen?« Im Schlafzimmer wie im Geburtsraum herrscht bis heute die Angst vor ungezähmten Frauen und ihrem Potenzial. »Hausgeburten, natürliche Geburten ... all das sind Akte zivilen Ungehorsams«, sagt Hannah Dahlen, Professorin für Hebammenkunst, im Gespräch mit mir. »Die Hand, die die Wiege schaukelt, regiert die Welt. Und wenn diese Hand stark ist, dann ruhen die Kinder, die aus dieser Wiege kommen, in sich. Sie sind selbstsicher und weitaus schwerer durch Angst zu manipulieren, was das wichtigste Werkzeug des Kapitalismus ist – und die Nummer-eins-Strategie mächtiger Männer.«

Angst. Angst ist von zentraler Bedeutung für Unterdrückung und Kontrolle, und im Geburtsraum des 21. Jahrhunderts ist sie groß. Und sie ist überall. Wir treffen unsere Entscheidungen und hoffen, wir tun es auf freiwilliger und informierter Basis. Meistens sind sie am Ende aber nur durch eins motiviert: Angst. Angst ist die Wurzel aller Machtkämpfe um Geburten. Sie ist da, wenn wir Dinge infrage stellen, sie ist da, wenn wir uns anpassen. Schwangeren Frauen wird häufig dazu geraten, der Angst mit Glauben an sich selbst entgegenzuwirken, mit »Geburtsaffirmationen« wie »Sie glaubte, dass sie es konnte, also schaffte sie es«, »Vertraue auf deinen Körper«, »Du bist dazu geschaffen, das zu tun«. Aber vielleicht ist der wahre Gegner der Angst nicht Selbstvertrauen, sondern Information. Wenn wir Rumpelstilzchen beim Namen nennen, verliert es seine Macht über uns. Geburten werden niemals in allen Fällen komplikationslos verlaufen – wir brauchen die moderne medizinische Geburtshilfe genauso wie Krebstherapien und Betäubungsmittel. Aber als Frauen und als

Feministinnen müssen wir uns nach all den Epochen, in denen unsere Entscheidungen überwacht und unsere Körper kontrolliert wurden, die Frage stellen: *Wie viele von uns, die bei der Geburt medizinische Hilfe erhalten, benötigen sie überhaupt?* Das ist die große Frage, und die Antwort, die wir als Kollektiv auf sie finden, wird über die Zukunft der Geburtshilfe entscheiden. Und diese Zukunft wiederum hat Einfluss auf die lebenslange körperliche und seelische Gesundheit von Frauen und Babys und damit letztlich auch auf die ihrer Familien. Und so ist die Frage von fundamentaler Bedeutung für die gesamte Menschheit.

Endnoten

1 Pearce, L. H., *Burning Woman*, Womancraft Publishing, Cork, 2016

2 www.positivebirthmovement.org

3 Grant, R., *Ethics of the delivery room: Who's in control when you're giving birth?*, The Independent, 18. Dezember 2017. www.independent.co.uk/news/long_reads/childbirth-delivery-room-ethics-doctor-patient-healthcare-a8085346.html

4 Schiller, R., Interview: *The women hounded for giving birth outside the system*, The Guardian, 22. Oktober 2016. www.theguardian.com/lifeandstyle/2016/oct/22/hounded-for-giving-birth-outside-the-system

5 Joy, K., *A Happy Ending for Free Birth Mother Thanks to Concerned »Trolls«*, Without a Crystal Ball, 30. Oktober 2018. www.patheos.com/blogs/without acrystalball/2018/10/14652/

6 Shugerman, E., *She Wanted a »Freebirth« at Home. When the Baby Died, the Attacks Began*, Daily Beast, 11. März 2018. www.thedailybeast.com/she-wanted-a-freebirth-at-home-when-the-baby-died-the-attacks-began

7 www.tv3.lt/naujiena/lietuva/973469/nekasdiene-istorija-gimdymo-namuose-moters-elgesys-nustebino-visko-maciusius?

8 www.15min.lt/naujiena/aktualu/nusikaltimaiirnelaimes/siauliu-patruliai-iskviesti-i-gimdyma-medikai-nesusitvarke-su-emocinga-gimdyve-59-1026226?

9 *»You did not cry when you had sex, so shut up«: Balkan women share agonising #MeToo gynaecology stories*, The Telegraph, 2. Januar 2019. www.telegraph.co.uk/news/2019/01/02/did-not-cry-had-sex-shut-balkan-women-share-agonising-metoo/

10 Vladisavljevic, A., *Violent Treatment During Childbirth: Croatian Women Speak Out*, Balkan Insight, 1. November 2018. balkaninsight.com/2018/11/01/violent-treatment-during-childbirth-croatian-women-speak-out-10-31-2018/?

11 Ashworth, E., *York – it's not for women*, AIMS Journal, vol. 30, no. 3, 2018. www.aims.org.uk/journal/item/york-homebirth

12 Atwood, M., *The Handmaid's Tale*, Margaret Atwood, McClelland and Stewart, 1985. Deutsche Ausgabe: *Der Report der Magd*, Piper Verlag, 2017

13 imuk.org.uk/

14 Symon, A., et al., *Outcomes for births booked under an independent midwife and births in NHS maternity units: matched comparison study*, British Medical Journal 2009; 338:b2060. www.bmj.com/content/338/bmj.b2060

15 www.health.gov.au/internet/main/publishing.nsf/Content/midwives-nurse-pract-collaborative-arrangements

16 Bueskens, P., *Gaye Demanuele And The Politics Of Homebirth*, New Matilda, 10. Juni 2016. newmatilda.com/2016/06/10/gaye-demanuele-and-the-politics-of-homebirth/

17 www.onetoonemidwives.org/

18 www.researchgate.net/publication/292062654_The_Albany_Midwifery_Practice

19 www.midwifery.org.uk/news/maternity-care/albany-midwives-exonerated-arm-demands-apology/

20 Richmond, D., *Perineal tearing is a national issue we must address*, 11. Juli 2014, https://rcogwomenshealth.wordpress.com/2014/07/11/perineal-tearing-is-a-national-issue-we-must-address/

21 Edwards, N., *Reclaiming birth Rally*, AIMS Journal, vol. 22, no. 1, 2010. www.aims.org.uk/journal/item/reclaiming-birth-rally

22 Homer, C. S. E., et al., *Midwifery continuity of carer in an area of high socio-economic disadvantage in London: A retrospective analysis of Albany Midwifery Practice outcomes using routine data (1997–2009)*, Midwifery, vol. 48, May 2017. www.sciencedirect.com/science/article/pii/S0266613817301511#t0015

23 moderngov.southwark.gov.uk/mgConvert2PDF.aspx-?ID=10844

24 Barrow, M., *Midwife is cleared after three year »witch hunt«*, The Times, 3. Juli 2013. www.thetimes.co.uk/article/midwife-is-cleared-after-three-year-witch-hunt-gc6xp0r95fs

25 Page, L., *Ágnes Geréb – yet another travesty*, all4maternity.com, 1. Februar 2018. www.all4maternity.com/agnes-gereb-yet-another-travesty/

26 Sarnyai, G., *President János Áder Pardons Homebirth Midwife Ágnes Geréb*, Hungary Today, 29. Juni 2018. hungarytoday.hu/president-janos-ader-pardons-homebirth-midwife-agnes-gereb/

27 Price, G., *European court decision boosts Geréb campaign_2*, rcm.org.uk, 15. Dezember 2010. www.rcm.org.uk/newsviews-and-analysis/news/european-court-decision-boosts-gereb-campaign2

28 Sanghani, R., ›*Midwife: »My 10 year fight to prove that cutting the cord too soon puts babies at risk«*, The Telegraph, 22. April 2015. www.telegraph.co.uk/health-fitness/body/midwife-my-10-year-fight-to-prove-that-cutting-the-cord-too-soon-puts-babies-at-risk/

29 www.internationalmidwives.org/our-work/policy-and-practice/icm-definitions.html

30 Sandeman, G., *Midwives to end campaign to promote »normal births«*, The Guardian, 12. August 2017. www.theguardian.com/society/2017/aug/12/midwives-to-stop-using-term-normal-birth

31 Kirkup, B., *The Report of the Morecambe Bay Investigation*. assets.publishing.service.gov.uk/government/uploads/system/uploads/attachment_data/file/408480/47487_MBI_Accessible_v0.1.pdf

32 Hundley, V., und van Teijlingen, E., *Why UK midwives stopped the campaign for »normal birth«*, The Conversation, 31. August 2017. theconversation.com/why-uk-midwivesstopped-the-campaign-for-normal-birth-82779

33 www.sheenabyrom.com/blog/2017/8/16/normal-birth-evidence-and-facts

34 Witherow, T., *NHS trusts are STILL promoting natural births to mothers despite series of baby deaths being linked to the delivery method*, The Daily Mail, 20. November 2017. www.dailymail.co.uk/health/article-5098885/NHS-trusts-promoting-natural-births.html

35 Templeton, S., *Top midwife: Doctors »hopeless at childbirth«*, The Sunday Times, 18. März 2018. www.thetimes.co.uk/article/top-midwife-doctors-hopeless-at-childbirth-bokj809lo

36 Schiller, S., Women Describe Their Orgasmic Births, Broadly, 30. Mai 2016. broadly.vice.com/en_us/article/qkggd7/women-describe-their-orgasmic-births

37 Kitzinger, S., *Birth and Sex, The Power and the Passion*, Pinter and Martin, 2012

38 www.thesun.co.uk/fabulous/7679382/labour-mp-jess-phillipsgirls-taught-orgasms-sex-education/

39 www.theguardian.com/commentisfree/2016/sep/15/3d-model-clitoris-sexual-revolution-sex-education-womens-sexuality

40 Zitiert nach Blair, O., *Megyn Kelly claims Donald Trump feud has »not been enjoyable« as she hints at leaving Fox News*, The Independent, 7 .April 2016. www.independent.co.uk/news/people/megyn-kelly-wishes-donald-trump-would-stop-hisfocus-on-me-as-she-hints-at-leaving-fox-news-a6972571.html

41 Cahill, H. A., *Male appropriation and medicalization of childbirth: an historical analysis*, Journal of Advanced Nursing, vol. 33, no. 3, February 2001. www.ncbi.nlm.nih.gov/pubmed/11251720

Kapitel 5

Frauenkörper: Nicht zweckdienlich?

Man schneidet ihr die Flügel ab, um ihr anschließend vorzuwerfen, dass sie nicht fliegen kann.
Simone de Beauvoir: *Das zweite Geschlecht*[1]

Ich kann mich noch genau an den Moment erinnern, in dem ich herausfand, dass ich schwanger war. Ich war allein zu Hause, hatte auf den Teststreifen gepinkelt, und nun wartete ich ab. Als würde die Zeit stillstehen. Als würde ich mit wackligen Beinen auf einem schmalen Grat balancieren. Ohne es zu merken, haben die Schwangerschaftstesthersteller etwas zutiefst Poetisches erfunden: Überall auf dieser Welt sitzen Frauen in Badezimmern und Toilettenkabinen und starren auf eine langsam erscheinende, blasse Linie, die immer dunkler wird ... immer glaubwürdiger ..., bis kein Zweifel mehr besteht und die Linie zwischen vergangenem und zukünftigem Leben sowohl buchstäblich als auch metaphorisch gezogen ist. Auf einmal scheint alles, das sich vor diesem Augenblick ereignet hat, zu einer anderen Ära, vielleicht sogar zu einem anderen Menschen zu gehören.

Nach dem positiven Test stand mein neues, schwangeres Ich vor dem Badezimmerspiegel und starrte auf sein Spiegelbild. Ich sah kein bisschen anders aus. Aber ich war es. Meine ersten Gedanken allerdings kreisten nicht um die Frage, in welcher Farbe wir das Kinderzimmer streichen sollten, oder um kichernde, lockige Kleinkinder, die durch Wildblumenwiesen auf mich zu rannten. Obwohl ich dieses Kind wollte und die Schwangerschaft geplant war, lautete mein erster Gedanke in etwa folgendermaßen: »O Gott, da ist jetzt ein Baby drin«, direkt gefolgt von: »Scheiße, das muss da ja auch wieder raus!«

Selbst in diesen ersten Momenten des Begreifens, dass ich schwanger war, war mein Hauptgefühl neben Ungläubigkeit und einem leichten Schock *Angst*.

Ich musterte mein Spiegelbild, meine schlanke Figur, meine schmalen Hüften. Ich dachte an die straffe Haut auf meinem Bauch. Ich dachte an meine Vagina, daran, wie klein sie war. Und dann dachte ich an Wassermelonen, Bowlingkugeln, Abrissbirnen und biblische Kamele, die sich vergeblich durch Nadelöhre zu quetschen versuchen. Kurzgesagt dachte ich an all das, was sich in mir in einem Ausmaß dehnen und vergrößern musste, das ich für nicht menschenmöglich hielt.

Die gerissene Wissenskette

Ich hatte noch nie direkt mit einer Geburt zu tun gehabt und noch nie ein Neugeborenes berührt, geschweige denn gehalten. Wie viele moderne Frauen bestand mein einziger Zugang zum Thema Geburt in jenem gruseligen Schulvideo, den Gesprächsfetzen, die man manchmal bei Familienfesten mitbekam, und Kneipenwitzen über die Schrecken der Geburt. Geburten waren aus der Gemeinschaft ins Krankenhaus verlegt worden, und zwar schon lange, ehe ich auf die Welt kam. Was bedeutete: Meine Mutter hatte genauso wenig mit Geburten zu tun gehabt wie ich. Frauen gingen einfach schwanger ins Krankenhaus und kamen mit einem Baby zurück. Was zwischendrin passierte, blieb ein Mysterium. Ich bezeichne diesen Umstand als »gerissene Wissenskette«. Die matriarchalische Abstammungslinie, durch die Wissen, Erfahrung und echtes Begreifen weitergegeben wird, hat langsam, aber sicher viele ihrer Glieder verloren.

In jedem Leerraum entsteht früher oder später Leben. Die aktuellen Lücken im tradierten Wissen von Frauen über Geburten sind dunkle, fruchtbare Orte, an denen die Samen der Angst schnell keimen. In der Forschung wird davon ausgegangen, dass rund 14 % der Frauen von Tokophobie betroffen sind[2] – einer pathologischen Angst vor Wehen und dem Gebären. Die genaue Anzahl der Frauen, die an starker Tokophobie oder zumindest an leichteren Formen der Angst und Besorgnis bezüglich Geburten leiden, ist schwer zu ermitteln. Aber man braucht sich nur mit Frauen im gebärfähigen Alter zu unterhalten, um zu bemerken, wie viele von ihnen Geburten unheimlich, abstoßend, eklig, grauenhaft oder Furcht einflößend finden. Und natürlich werden junge Frauen nicht nur Mütter, sondern auch Hebammen und Frauenärztinnen, sodass die Angst vor der Geburt auch unter Fachleuten vorhanden ist. Studien haben ergeben, dass sich zwischen einem Viertel[3] und einem Drittel[4] der geburtshelfenden Ärztinnen privat für eine Sectio entscheiden würden. Viele von ihnen nannten die traumatisierenden Erfahrungen, die sie bei der Arbeit gemacht haben, als ausschlaggebenden Faktor. Australische Studien haben ergeben, dass ein hoher Prozentsatz der Hebammen nicht nur Angst vor Geburten hat oder durch persönliche oder berufliche Erfahrungen traumatisiert ist, sondern dass dieser Umstand auch direkte Auswirkungen auf ihre Arbeit hat – stark verängstigte Hebammen treten weniger selbstsicher auf, wenn sie schwangere und gebärende Frauen unterstützen.[5]

Wenn du dieses Buch in der Schwangerschaft liest, befindest du dich vermutlich selbst innerhalb dieses Spektrums der Angst, irgendwo zwischen den leicht Besorgten und denen, die die Furcht so fest im Griff hat, dass sie sich teilweise lange dagegen gewehrt haben, ein Kind zu bekommen, und sich jetzt womöglich wünschen, es gäbe einen anderen Ausweg aus der Schwangerschaft als die Geburt. Frauen, bei denen eine echte Tokophobie diagnostiziert wird, lassen sich noch einmal in zwei Kategorien einteilen: jene mit »primärer Tokophobie«, die noch nie schwanger waren und es gerade zum ersten Mal sind, und jene mit »sekundärer Tokophobie«, die bereits eine oder mehrere traumatisierende Geburten erlebt haben und deren Angst auf ihren schrecklichen Erfahrungen beruht. Wo auch immer auf diesem Spektrum der Angst sich Frauen befinden – ihre Ängste haben viel miteinander gemeinsam. Meistens ist es nur das Ausmaß, das variiert. Häufig genannt werden: »Kontrollverlust«, »dass ich nicht mit dem Schmerz umgehen kann«, »Risse und andere Schäden an meinem Körper« und »dass etwas schiefgehen könnte«. Manche haben auch Angst vor der großen Verantwortung, die sie während Schwangerschaft und Geburt für ein anderes Leben tragen, was vermutlich noch dadurch verstärkt wird, dass Frauen aktuell einem enormen Druck ausgesetzt sind, »perfekte Mütter« zu sein. Viele haben – so wie ich – Angst vor Spritzen, Nadeln, Skalpellen und anderen Interventionen, die ihnen im Rahmen der Geburt widerfahren könnten. Und genauso wie bei mir damals vor dem Spiegel lautet die eigentliche Frage, die den meisten dieser Ängste zugrunde liegt:

»Wie soll das Baby da nur rauskommen?« Denn das wirkt praktisch unmöglich.

Zu viel verlangt?

Für uns alle ist die Frage, ob Frauenkörper zweckdienlich sind – ob sie »funktionieren« –, nicht nur ein feministisch-theoretisches Problem, sondern eine zentrale, praktische und sehr reale Sorge. Wenn du bereits Mutter bist und zu der Mehrheit der Frauen gehörst, die keine komplikationslose Geburt durchlebt haben, willst du nun vielleicht wissen, ob das, was dir damals passiert ist, alternativlos war. Wenn du noch kein Baby hast, willst du vielleicht wissen, ob tatsächlich die Möglichkeit besteht, das Kamel durch das Nadelöhr zu bekommen, oder ob du lieber gleich aufgibst und dich in die Hände der geburtshelfenden Ärztinnen und Ärzte begibst. Und als Frauen – als Mütter, werdende Mütter, selbst dann, wenn wir nicht vorhaben, uns jemals fortzupflanzen – müssen wir alle über dieses Thema nachdenken, und sei es nur unseren Freundinnen, Schwestern, Töchtern zuliebe: Funktionieren Geburten, oder ist der weibliche Körper eine Fehlkonstruktion?

Mein ganzes Erwachsenenleben lang hat man mir erzählt, dass Geburten bei Menschen kompliziert sind, weil wir uns zum aufrechten Gang weiterentwickelt haben. Ich bin mir nicht sicher, ob ich damals je eine genauere Erklärung zu hören bekommen habe als das, und häufig bleiben die Erklärungen auch heute noch sehr oberflächlich. Bei den regelmäßigen erbosten Twitter-Debatten über den rasanten Anstieg von Geburtsinterventionen bekomme ich häufig zu lesen: »Das liegt daran, dass wir mal Affen waren. Jetzt gehen wir aufrecht und haben intelligente Babys mit großen Köpfen. Deswegen funktionieren Geburten ohne medizinische Hilfe nicht so richtig.« Und das sind nicht nur Twitter-Weisheiten – das ist »echte Wissenschaft«. Die Theorie, auch bekannt als »das Geburtsdilemma«, besagt, dass wir einen evolutionären Kompromiss eingehen mussten, um unseren Nachwuchs zu gebären. Menschenweibchen mussten ein Becken entwickeln, das nur gerade eben breit genug war, um Babys mit einem größeren Gehirn gebären zu können – weil das Becken gleichzeitig schmal genug sein musste, um es uns zu ermöglichen, auf zwei Beinen zu laufen. Dadurch sind menschliche Geburten komplizierter als die von anderen Säugetieren, was bedeutet, dass die Babys so früh wie möglich zur Welt kommen müssen, wodurch sie länger abhängig sind als der Nachwuchs von Primaten. Und das Geburtsdilemma hat noch weitere Auswirkungen, die über die Geburt hinausgehen. Denn laut Theorie bedeutet das größere weibliche Becken auch, dass Frauen physisch weniger leistungsstark sind als Männer.

Das Geburtsdilemma wird zwar häufig zitiert, aber zwei Dinge sollte man dabei nicht vergessen: Erstens handelt es sich dabei um eine reine Hypothese. Sie wurde 1960 von dem US-amerikanischen Anthropologen Sherwood Washburn aufgestellt. Und zweitens wird sie immer wieder infrage gestellt und angezweifelt. Eine besonders prominente Rolle spielt hierbei die Anthropologieprofessorin Holly Dunsworth, die an der University of Rhode Island lehrt. 2007 wurde sie neugierig, wie es wohl sein konnte, dass sich eine Theorie, die auf der Annahme beruhte, Frauen seien biologisch »beeinträchtigt«, so erfolgreich durchsetzen konnte. Sie stellte fest, dass sich die Geburtskanäle von Frauen in Breite und Form stark voneinander unterschieden. Dennoch schienen sie allesamt keinerlei Probleme beim Laufen zu haben. Dunsworth befasste sich daraufhin mit der Arbeit von Harvard-Wissenschaftlerin Anna Warrener, die die These testete, ob sich Frauen durch ihr breiteres Becken tatsächlich weniger effizient fortbewegten als Männer – und fand heraus, dass sie nicht zutraf. Männer und Frauen gehen und rennen gleichermaßen effizient.[6]

Warreners Forschung konnte die angebliche weibliche Ineffizienz nicht belegen – und die Theorie, dass schon das Frausein an sich eine Art körperlicher Behinderung darstellt, konnte dankenswerterweise widerlegt werden – zumindest was Gehen und Rennen betrifft. Aber wie sieht es mit Geburten aus? Sind wir in dieser Hinsicht womöglich doch eingeschränkt? Dunsworth sagt: Nein.[7] Sie gesteht zwar zu, dass ein Baby eine ziemlich »knappe Angelegenheit« für den Geburtskanal ist, widerspricht aber der These, menschliche Schwangerschaften seien aus einer evolutionären Notwendigkeit heraus abgekürzt worden. Denn, so ihre Argumentation, unsere Trächtigkeit ist nicht merklich kürzer als die von anderen Primaten, auch bei anderen Primaten passt der Nachwuchs nur äußerst knapp durch den Geburtskanal, und auch sie haben teilweise stark abhängige Neugeborene.

In einem Aufsatz aus dem Jahr 2012 stellte sie eine neue Theorie auf, die sogenannte EGG-Hypothese, die sich mit der Energetik von Trächtigkeit und fötalem Wachstum befasst und die nicht nur auf Menschen, sondern auf alle Säugetiere angewandt werden kann.[8] Dunsworth geht davon aus, dass Geburten dadurch angeregt werden, dass die Stoffwechselrate der Mutter auf das 2,1-Fache der normalen Rate steigt – ein Punkt, an dem ihr Körper den Anforderungen des wachsenden Fötus nicht mehr gewachsen wäre. Dunsworth betont, dass sie bezweifelt, dass ihre Hypothese die letzte Antwort ist: »Die EGG-Hypothese könnte durchaus zu schön sein, um wahr zu sei. Wir müssen weitersuchen, weitere Belege sammeln«, sagt sie. Dennoch ermutigt uns ihre Arbeit, den weiblichen Körper als zweckdienlich zu betrachten. Die Schwangerschaftslänge hat nichts mit unserem Becken zu tun, das genau die richtige Größe hat. Tatsächlich hätte die Evolution es, wenn nötig, sogar größer gestalten können – das musste sie aber gar nicht. Dunsworth ist sich durchaus darüber im Klaren, dass ihre Arbeit auch feministische Aspekte hat: »Wenn man wollte, könnte man sogar sagen, dass das Becken von Frauen besser angepasst ist als das von Männern. Denn die Selektion hat es nicht nur als Grundpfeiler der Fortbewegung auf zwei Beinen gebaut, sondern auch als Pforte für eine Spezies, die sich ständig weiterentwickelt«, sagte sie zu mir. »Dennoch ist das Geburtsdilemma in der medizinischen Tradition fest verankert, und es unterstützt den Umstand, dass Risiken überbewertet werden und der weibliche Körper unterschätzt wird. Frauen sind nicht ›eingeschränkt‹, und unsere Körper sind auch kein Dilemma, das gelöst werden muss. Wir sind genauso gut angepasst wie Männer, und der beste Beweis dafür besteht wohl darin, dass wir ebendiese Männer zur Welt bringen.«

Trotz Dunsworths Arbeit auf diesem Gebiet wird das Geburtsdilemma nach wie vor häufig genutzt, um medizinische Interventionen bei der Geburt zu rechtfertigen. Auf der beliebten englischen Webseite *Healthline* beispielsweise findet sich ein Beitrag, in dem gefragt wird: »Wie behandeln Ärztinnen und Ärzte Probleme mit dem Geburtskanal?«[9] Folgende Antwort wird gegeben: »Eine der üblichen Methoden, um Problemen mit dem Geburtskanal zu begegnen, ist eine Sectio. Laut *American Pregnancy Association* werden ein Drittel der Sectiones wegen eines Geburtsstillstands durchgeführt.« Wissenschaftler:innen von der Universität Wien erklärten 2016,[10] es würde deshalb immer mehr Bauchgeburten geben, weil … Na ja, weil wir immer mehr Sectiones durchführen und deswegen unsere schlechten Gene für zu enge Becken und zu große Babys weitergegeben werden, die in der Vergangenheit durch natürliche Auslese ausgelöscht worden wären – mit anderen Worten: durch den Tod der Mutter mit den schlechten Genen und ihres Kindes. Anstatt zu sterben, besitzen wir heutzutage nicht nur die Frechheit, die Geburt zu überleben, sondern sind dazu auch noch alt und fett, wenn wir gebären. Ergo: Der gesamte Anstieg der Sectioraten ist allein die Schuld der Frauen, ganz gleich, aus welcher Perspektive man die Angelegenheit betrachtet.

Diese weitverbreitete, vor Sexismus nur so triefende Einstellung beruht letztlich auf der Annahme, dass Frauen unzulänglich sind. Aus diesem Grund werden nie die richtigen Fragen gestellt – vor allem nicht die, weshalb es dann so große Verschiedenheiten gibt. Oder, um es mit den Worten so vieler frischgebackener Mütter auszudrücken: »Wie kann es sein, dass meine Freundin eine herrliche Hausgeburt hatte, während ich mich drei Tage lang im Krankenhaus herumgequält und am Ende eine traumatisierende OP bekommen habe?« Wenn Frauen nicht dafür gemacht sind, zu gebären, wieso bekommen es manche dann so wunderbar hin? Im übergeordneten Kontext hat dieser Ansatz natürlich Vorteile. Denn sobald wir der fehlerhaften körperlichen Beschaffenheit von Frauen die Schuld an den »Geburtskanalproblemen« geben, brauchen wir uns keine unangenehmen Fragen über die globale Müttersterblichkeit und die diesbezüglichen Unterschiede zwischen arm und reich zu stellen. Oder über die sehr hohe und stetig steigende Müttersterblichkeit in den USA. Oder über die weitaus höhere Sterblichkeit unter Schwarzen Frauen und Frauen aus ethnischen Minderheiten in allen Industrienationen dieser Welt. Manche Ärztinnen und Ärzte behaupten, es würden mehr Schwarze Frauen bei der Geburt sterben, weil sie einem höheren Risiko für Komplikationen wie Präeklampsie unterliegen. Dabei ist ihnen offenbar entgangen, dass es so etwas wie institutionalisierten Rassismus gibt, der die Frauen ebenfalls einem Risiko aussetzt. Auch hier wieder wird die Schuld den Frauen in die Schuhe geschoben, und Probleme wie soziale Ungleichheit und »das System« werden außen vorgelassen.

Das Evidenz-Labyrinth

Wenn wir unseren Umgang mit Geburten auf einem Fundament der Pathologie statt auf Normalität, auf Angst statt Zuversicht errichten, zieht das eine ganze Reihe an Dominoeffekten nach sich, die wir mit dem Argument »So ist das eben« einfach akzeptieren – genauso wie wir mehr als fünfzig Jahre lang das Geburtsdilemma akzeptiert haben, ohne es je zu hinterfragen. Schwangerschafts- und Geburtshilfe, wie wir sie heute kennen, haben sich als Reaktion auf die Grundangst entwickelt, dass Frauenkörper nicht ausreichend funktionieren, und auf dieser Basis wurden auch zahlreiche Interventionen eingeführt, ohne dass dabei auf eine solide wissenschaftliche Grundlage geachtet wurde. Heute finden wir uns nun in einer Situation wieder, in der wir belegen müssen, dass etablierte Interventionen nicht funktionieren, wenn wir etwas an der gängigen Praxis ändern wollen. Die routinemäßigen Rasuren und Einläufe beispielsweise mussten untersucht und für wirkungslos befunden werden, ehe man aufhörte, sie an Frauen anzuwenden. Und im Augenblick kommt es aus demselben Grund nach und nach »aus der Mode«, die Nabelschnur direkt zu durchtrennen – dabei hatte es nie auch nur den leisesten Hinweis darauf gegeben, dass diese Praxis überhaupt sinnvoll war!

»Evidenzbasierte Betreuung« ist ein Begriff, mit dem viele von uns vertraut sind. Aber natürlich werden nicht alle wissenschaftlichen Belege auf dieselbe Weise beschafft. In Großbritannien berücksichtigt das *Royal College of Obstetricians and Gynaecologists (RCOG)* dieses Problem, indem es seine Richtlinien danach abstuft, wie stark die Beweiskraft der Belege, auf denen sie beruhen, augenblicklich ist.[11] Note A bedeutet, dass es sich ihrer Meinung nach um Belege von höchster Qualität handelt, die meist auf randomisierten kontrollierten Studien* beruhen. Richtlinien mit den Noten B und C basieren auf weniger starken Belegen wie beispielsweise der vorhandenen Fachliteratur über ein Thema. Note D erhalten Richtlinien, die auf Fallberichten und Meinungen von Expertinnen und Experten

---

* Bei einer randomisierten kontrollierten Studie werden die Testpersonen willkürlich zwei oder mehr Gruppen zugeteilt. Bei einer wird die Intervention vorgenommen, bei der anderen nicht. Wie du dir denken kannst, ist es in der Geburtshilfe besonders schwierig, diese Bedingungen zu erfüllen, da die Frauen bei ihren Geburtsentscheidungen natürlich nicht willkürlich einer Gruppe zugeordnet werden wollen.

basieren. Doch nur rund 9 % der Richtlinien des RCOG beruhen auf Note-A-Belegen. 50 % der Richtlinien sind mit Note B, C oder D versehen. *Hm?* hör ich dich jetzt sagen. *Bleiben da nicht 41 % übrig?* Ja, du hast richtig gerechnet. 41 % der Richtlinien zur Geburtshilfe beruhen nämlich auf *keinerlei* wissenschaftlichen Belegen, sondern einzig auf den Meinungen und Erfahrungen jener, die sie entwickeln. Diese Meinungen und Erfahrungen mögen zwar durchaus Hand und Fuß haben. Dennoch ist es aber wichtig, dass Schwangere wissen, dass sie vielleicht ab und an nachfragen sollten, welche Bewertung und Güte die »Evidenzbasiertheit« der Empfehlungen, die man ihnen gibt, denn eigentlich hat. Und wenn so viele Empfehlungen auf persönlichen Meinungen und Erfahrungen beruhen, dann sollten wir auch mehr Fragen über die Ängste, Lebenserfahrungen und Grundannahmen der Menschen stellen, die diese Empfehlungen aussprechen. Denn all diese Faktoren üben zusammen mit Sicherheit einen starken Einfluss auf die Entstehung der Richtlinien aus.

Zudem müssen wir in Betracht ziehen, dass wir bei unseren Nachforschungen über die beste Herangehensweise mit Zunahme der Medikalisierung von Geburten immer mehr aus dem Blick verlieren, wie »Normalität« überhaupt aussieht. Die ARRIVE-Studie, die 2018 große Wellen schlug, ist ein Paradebeispiel.[12] Sie ergab, dass eine routinemäßige Einleitung der Wehen in der 39. Woche die Wahrscheinlichkeit für eine Sectio von 22 % auf 18 % senkte, was von vielen Seiten als Durchbruch gefeiert wurde, der den Weg für routinemäßige Einleitungen in der 39. Woche bei allen Frauen als Standard ebnen könnte.[13] Aber die Studie wurde in den USA durchgeführt und verglich hochmedikalisierte eingeleitete Geburten mit hochmedikalisierten *nicht* eingeleiteten Geburten – beispielsweise wurden nur 6 % der Teilnehmerinnen von einer Hebamme betreut.[14] Dass routinemäßige Einleitungen in der 39. Woche auch in der interventionsarmen Geburtshilfe Sectiones reduzieren, ist also ein Trugschluss. Die Hebamme Sarah Wickham legt uns in diesem Kontext zudem ans Herz, die Forschungsergebnisse zu beachten, die besagen, dass Schwangere, die im Rahmen der medizinischen Geburtshilfe auf das Einsetzen von Wehen warten, ein höheres Risiko haben, dass ihnen letztlich zu einer Sectio geraten wird.[15] Die Möglichkeit einer »dritten Alternative«, in der die natürliche körperliche Beschaffenheit von Frauen berücksichtigt wird und sie eine Eins-zu-eins-Betreuung durch eine Hebamme ihres Vertrauens erhält, kam in diesem Vergleich überhaupt nicht vor. Und da diese Art von Geburt immer und immer seltener wird, wird sie in der Forschung mit Sicherheit auch eine immer geringere Rolle spielen, was bedeutet: Am Ende sind nur interventionsreiche Szenarien als Untersuchungsobjekte und Vergleichsgrößen übrig.

Haben Sie schon Wehen?

Geburtseinleitungen sind an sich ein heißes Eisen. In modernen Geburtshilfesystemen werden inzwischen bei rund 25 % der Frauen die Wehen eingeleitet.[16] Und die Zahl steigt rasant: 2018 wurden die Wehen bei 32 % der Frauen künstlich eingeleitet – das ist eine von drei Geburten! Im Vergleich: Zehn Jahre vorher lag die Rate noch bei 20 %.[17] In einigen Regionen in Großbritannien, den USA und Australien liegt der Anteil sogar bei bis zu 45 %. Der häufigste Grund dafür, dass die Wehen künstlich eingeleitet werden, ist die Überschreitung des »Stichtags« für die Geburt.

Und wie dir Schwangere aus der ganzen Welt berichten können, setzt die Angst davor, zu übertragen, schon lange ein, bevor es auch nur ansatzweise so weit ist. In manchen Regionen der Welt setzt die Diskussion über die Notwendigkeit einer Einleitung bereits nach 37 oder 38 Wochen ein. An diesem Punkt bietet die Hebamme häufig ein freundliches, kurzes Zervix-Stripping an, »nur um zu schauen, ob man die Dinge nicht langsam in Bewegung setzen kann«. Anders ausgedrückt: Wenn die Dinge nicht langsam in Bewegung geraten, werden die Wehen eben eingeleitet. Es gibt Hinweise darauf, dass Zervix-Strippings Wehen auslösen können und entsprechend eine medikamentöse Einleitung unwahrscheinlicher machen. Aber ein *Cochrane-Review** betont die Nachteile eines solchen Eingreifens wie Blutungen, unregelmäßige Kontraktionen und Schmerzen, und schätzt, dass statistisch betrachtet bei acht Frauen ein Stripping durchgeführt werden muss, um eine einzige medikamentöse Einleitung zu vermeiden.[18] Häufig dreht sich in den letzten Schwangerschaftswochen praktisch alles um genau diese Vermeidung einer

* Cochrane Reviews sind systematische Übersichtsarbeiten, in denen die Forschungsergebnisse zu Fragen der Gesundheitsversorgung und -politik zusammengefasst werden. Diese Reviews sind international als Qualitätsstandard in der evidenzbasierten Gesundheitsversorgung anerkannt.

künstlichen Einleitung, und neben Strippings werden in Hunderttausenden von Internet-Artikeln zahlreiche weitere »natürliche« Methoden vorgestellt, was dazu führt, dass Schwangere haufenweise Ananas in sich hineinstopfen, seitlich Treppen steigen und Rizinusöl einnehmen, nur um »rechtzeitig« Wehen zu bekommen.

An diesem Punkt sollte ich wohl anmerken, dass ich eine dieser Frauen war. Als ich 2008 mein erstes Kind bekam, versuchte ich buchstäblich alles, um Wehen zu bekommen. Vergeblich. Nach 42 Wochen und 3 Tagen wurden die Wehen künstlich eingeleitet. Meine nächsten beiden Kinder kamen zu Hause zur Welt, ohne irgendwelche Versuche, Wehen auszulösen, beide auf den Tag genau nach 42 Wochen. Wie es aussieht, brüte ich einfach langsam, und 42 Wochen sind in meinem Fall einfach »normal«. Inzwischen glaube ich sogar, dass mein erstes Baby schneller gekommen wäre, wenn ich nicht so panisch darauf gedrängt hätte, dass die Wehen endlich einsetzen – und hätten auch meine Betreuungspersonen darauf vertraut, dass alles seinen Gang nehmen würde. Stattdessen hatte ich das Gefühl, alle um mich herum würden bezweifeln, dass ich auch nur die absolute »Grundstufe« des Gebärens meistern konnte. Meine Angst, dass ich die Geburt selbst dann ja wohl im Leben nicht hinbekommen würde, explodierte dadurch praktisch. Ich bekam *vier* Zervix-Strippings, die schmerzhaft, entwürdigend und unangenehm waren. Insbesondere die letzte Eipollösung tat ungeheuer weh. An diesem Tag hatte ich so viel Rizinusöl zu mir genommen, dass ich Durchfall bekam, und verbrachte den Nachmittag auf der Toilette. Als ich im Krankenhaus eintraf, um die Wehentätigkeit messen zu lassen, hatte ich schöne, regelmäßige Wehen – ein gutes Zeichen für den Geburtsfortschritt. Ich war auf den Punkt 42 Wochen schwanger. Ehe ich ging, sagte die Hebamme: »Ich mache nur noch ein allerletztes Stripping, und diesmal gebe ich mir *richtig* Mühe.« Es war grauenhaft, mein Partner hörte mein Wimmern noch auf der anderen Seite der Zimmertür. Dazu kam, dass die Wehen aussetzten. Was so blieb, bis sie einige Tage später künstlich wieder eingeleitet wurden. Meiner persönlichen Meinung nach hat sich mein Gebärmutterhals geschlossen wie eine Muschel, die sich bedroht fühlt. Ich denke heute, dass alles glattgelaufen wäre, wenn sich niemand von außen eingemischt hätte. Natürlich kann ich das nicht wissenschaftlich belegen, aber so interpretiere ich meine gesamte körperliche Reaktion an diesem Tag. Die Hebamme, die das Stripping vorgenommen hatte, wollte nur mein Bestes – als ich ging, sagte sie fröhlich: »Und jetzt geh nach Hause und bekomm dein Baby!« Alle wussten, dass ich mir eine Hausgeburt wünschte und dass sie nach Ablauf der 42 Wochen den Vorgaben widersprochen hätte.

Da der Stichtag im Bewusstsein der meisten Menschen eng mit den ultramodernen Ultraschalluntersuchungen verknüpft ist, halten viele die Berechnung, wann das Baby zur Welt kommen wird, für eine Hightech-Angelegenheit und damit für akkurat und zuverlässig. Tatsächlich aber beruht das gesamte System auf einem Berechnungsmodell aus dem 17. Jahrhundert, für dessen Richtigkeit es bis heute keine Beweise gibt. Würden wir die Sache mit der »evidenzbasierten Schwangerschaftsbetreuung« ernsthaft in Angriff nehmen, könnten wir direkt mit der Frage anfangen, wieso wir die Schwangerschaftslänge heutzutage immer noch mithilfe der Naegele-Regel berechnen, die nach einem deutschen Professor benannt ist, der vorschlug, einfach sieben Tage zur letzten Menstruation hinzuzurechnen und neun Monate zu addieren. Abgesehen davon, dass diese Theorie wiederum auf den Forschungsergebnissen eines Mannes namens Boerhaave beruht, dem als Stichprobe gerade einmal 100 Schwangere gedient hatten – also nicht unbedingt ein groß angelegtes Experiment –, weiß man bis heute nicht, ob er meinte, dass man sieben Tage zum *ersten* oder zum *letzten* Tag der Menstruation hinzurechnen soll. Im 20. Jahrhundert setzte sich in den US-amerikanischen Lehrbüchern der erste Tag der letzten Periode durch, und dabei blieb man einfach. Fast alle Ärztinnen und Ärzte, Hebammen und andere Mitarbeitenden des Gesundheitswesens berechnen den Geburtstermin also auf Grundlage eines mehr als fragwürdigen Systems.[19]

Ehe es wissenschaftliche Versuche gab, den Stichtag zu berechnen, ging man davon aus, dass Frauen innerhalb von zehn Mondzyklen nach ihrer letzten Periode gebären würden – das sind rund 295 Tage oder 42 Wochen. Die Naegele-Rechnung verkürzte diesen Zeitraum auf 280 Tage oder 40 Wochen.[20] Diese zwei Wochen Unterschied wirken zwar recht kurz, aber wenn man ein Baby erwartet, sind sie entscheidend nicht nur für die eigenen Erwartungen, sondern auch für die seitens des Gesundheitssystems. Entsprechend haben sie großen Einfluss darauf, wie sich Mutter und Betreuungspersonen verhalten und fühlen. Und auch wenn man die Berechnung des Geburtstermins deswegen nicht gleich zu komplettem Unsinn erklären muss, sollte der Umgang damit deutlich flexibler aussehen als derzeit. Per Ultraschall errechnete Stichtage sollen zwar ein klein wenig korrekter sein als die mit der Naegele-Rechnung ermittelten, aber am Ende beträgt die Wahrscheinlichkeit, dass ein Baby an seinem Stichtag zur Welt kommt, immer noch unter 5 %.[21] Vielleicht wären wir alle besser damit bedient, dem königlichen Beispiel zu folgen und einen »Stichmonat« zu nutzen, da der Großteil der Babys irgendwo zwischen der 38. und 42. Woche zur Welt kommt.

Es gibt zwar Hinweise darauf, dass eine Einleitung nach 41 Wochen das Risiko einer Totgeburt senkt,[22] aber führende Institutionen wie *Cochrane* und *NICE (National Institute for Health and Care Excellence)* raten nur ausgesprochen gemäßigt zu dieser Maßnahme: »Frauen mit unkomplizierten Schwangerschaften sollten jede Gelegenheit erhalten, spontan Wehen zu entwickeln. Eine Einleitung sollte ihnen normalweise zwischen 41+0 und 42+0 Wochen angeboten werden, um die Risiken einer Übertragung zu vermeiden. Bei der Bestimmung des genauen Zeitpunkts sollten die Wünsche der Frau und die lokalen Gegebenheiten berücksichtigt werden. Wünscht eine Frau keine Einleitung, sollte diese Entscheidung respektiert werden«, heißt es bei NICE,[23] und Cochrane sagt: »Geburten nach der 42. Schwangerschaftswoche können die Risiken – darunter auch das Todesrisiko vor oder kurz nach der Geburt – für das Kind leicht erhöhen. Aber eine künstliche Einleitung der Wehen kann ebenfalls Risiken für Mutter und Kind bergen, insbesondere wenn die Frauen noch nicht bereit für die Wehen sind. Kein Test kann vorhersagen, ob das Baby besser noch in der Mutter bleiben oder die Wehen eingeleitet werden sollten, damit es schneller zur Geburt kommt.« Diese entspannte Einstellung hat aber wenig mit der Realität zu tun, der sich Schwangere ausgesetzt sehen. Viele Frauen berichten, man habe ihnen letztlich keine Wahl gelassen und dass der Druck von außen schon ab der 37. Woche spürbar gewesen sei.

Frauen berichten häufig, dass sie schon lange vor ihrem Stichtag »bearbeitet« wurden, beispielsweise durch Aussagen wie: »Wenn du nicht in Woche x Wehen bekommst, leiten wir die Geburt ein«. Manche berichten auch von Aussagen wie: »Das Risiko für eine Totgeburt verdoppelt sich nach 42 Wochen«, ohne dass sie weitere Informationen darüber erhalten hätten, was das wirklich bedeutet, auf welchen Daten die Aussage beruht und welches Risiko in ihrem konkreten Fall besteht. Selten dagegen berichten Frauen, dass es überhaupt ein richtiges Gespräch, geschweige denn eine Aufklärung über die

Risiken einer Einleitung gegeben habe. Offenbar liegt die Betonung meist klar auf dem Risiko, das eine Weiterführung der Schwangerschaft bedeuten würde. Viele Frauen fühlen sich unter Druck gesetzt, wie »eine tickende Zeitbombe«. Einige berichteten auch, man habe ihnen gesagt, ihre Plazenta würde bald versagen oder sei vermutlich sogar bereits im Begriff, es zu tun. Andere beschreiben, sie hätten den Eindruck gehabt, den Einleitungstermin auf keinen Fall ablehnen zu können. Man habe ihnen mitgeteilt, sie »sollten den Termin vereinbaren und einfach nicht kommen, falls sie dann immer noch dagegen sein sollten«. Einigen wurde ein oberflächliches Merkblatt zu dem Thema ausgehändigt, und viele bekamen zu hören, die Einleitung sei in ihrem Fall »Krankenhausstandard«, ohne sie über alternative Möglichkeiten aufzuklären. Ich könnte ein ganzes Buch mit solchen Geschichten füllen. Emma, die 2018 in Sussex ihr Kind zur Welt brachte, erzählte mir: »Ich wurde trotz meiner Weigerung automatisch für eine Einleitung eingebucht, weil ›wir immer bei 40+8 einleiten‹. Niemand hat mir irgendwas dazu erklärt, es wurde einfach davon ausgegangen, dass ich mitmachen würde. Ich musste viel Kritik und Überredungsversuche über mich ergehen lassen, als ich mich beharrlich weigerte. Aber weiterhin erklärte mir niemand etwas, sie sagten einfach nur die ganze Zeit: ›Dann wollen Sie Ihr Baby diesem Risiko also bewusst aussetzen?‹ Das war keine schöne Erfahrung.« Caitlin aus Leicestershire, die 2016 entband, hat Ähnliches zu berichten: »Ich wusste genau, an welchem Tag die Empfängnis stattgefunden hatte, aber man sagte mir, ich würde mich irren und der Scan hätte recht. Bei meinem Termin in der 40. Woche nahm die Hebamme ohne weitere Erklärung das Telefon zur Hand und meldete mich im Krankenhaus an.« Und Laura, die Biologie in Durham studiert hat, wurde von ihrem Frauenarzt gefragt: »Was sind denn Ihrer Meinung nach die ›sogenannten‹ Risiken einer Einleitung?« Nachdem sie ihm geantwortet hatte, sagte er: »Und wo haben Sie das her? Von netmums.com?«

Ich halte es für wichtig, dass wir uns klarmachen, dass hier zwei verschiedene Debatten immer wieder in einen Topf gesteckt werden: Ja, wir müssen mehr darüber herausfinden, was für Einleitungen spricht, welche Ursachen Totgeburten haben und wie man sie verhindern kann. Und ja, wir sollten auch darüber nachdenken, wie wir Frauen gegenüber Schwangerschaftsrisiken und ihre Wahlmöglichkeiten im Umgang damit kommunizieren. Selbst wenn sich herausstellen sollte, dass die Vorteile einer Einleitung nach 41 Wochen (oder sogar früher) extrem groß sind, sollten den Frauen dennoch ausgewogene Informationen darüber zur Verfügung gestellt werden, die ihre persönliche Situation berücksichtigen. Man sollte respektvoll mit ihnen sprechen und ihnen zuhören – und ihnen die Möglichkeit lassen, dieser hochmedikalisierten Erfahrung am Ende entweder zuzustimmen oder sie abzulehnen.

Es muss weitergeforscht werden, und diese Forschung sollte sich auf Langzeitwirkungen der Einleitung und auf die möglichen Auswirkungen auf die Wahlmöglichkeiten von Frauen konzentrieren – auf das »Pro« ebenso wie auf das »Kontra«. Viel zu häufig wird Frauen ein falsches Bild davon vermittelt, oder man speist sie mit Pauschalaussagen ab, die es so wirken lassen, als sei unser aktueller Wissensstand final und gesichert. Bei den Frauen kann das zu Ängsten um die Sicherheit ihres ungeborenen Kindes führen, manchmal auch zu dem Eindruck, ihr Körper sei eine schädliche Umgebung und es sei besser für das Kind, ihn zu verlassen. Auch der Ruf der Plazenta ist von Fragezeichen umgeben. Häufig spricht man von ihr in Begriffen wie »Alterungsprozess« oder »Zersetzung«, obwohl es eigentlich keinerlei eindeutige Belege gibt, die die These stützen, die Plazenta würde »altern«. Ebenso wenig gibt es Anhaltspunkte dafür, dass ein Zusammenhang zwischen Zellveränderungen in der Plazenta und Totgeburten nach der 42. Woche besteht. Es gibt zwar Hinweise darauf, dass sich Struktur und Biochemie der Plazenta mit der Zeit verändern, was von einigen Leuten als Beweis für ihre Zersetzung betrachtet wird, aber andere sehen diese Veränderungen in einem positiveren Licht: als eine Anpassung an das *Baby*, das sich verändert. Die Spekulation über diese »Haltbarkeitsfrage« kann auch als weiterer Mythos über die mangelhafte Bauweise des weiblichen Körpers verstanden werden. Schon 1997[24] schrieb der bekannte Histopathologe und Plazentaexperte Professor Harold Fox, es gäbe »keinen logischen Anhaltspunkt dafür, dass die Plazenta, bei der es sich um ein fötales Organ handelt, altern sollte, während es die übrigen fötalen Organe nicht tun.« Es seien keine Situationen in irgendwelchen anderen biologischen Systemen bekannt, in denen ein einzelnes Organ in einem selbst nicht gealterten Organismus altert. Das gesamte Konzept der Plazenta-Insuffizienz sei, so Fox, zu einfach gedacht und viel zu unhinterfragt akzeptiert worden. Hm. Klingt irgendwie vertraut.

Die steigenden Einleitungsquoten könnten auch bedeuten, dass der Anteil medikalisierter Geburten steigt – entgegen den wiederholten Behauptungen, dass Einleitungen Geburten sicherer machen, ist es nach einer Einleitung aufgrund des »erhöhten Risikos« nämlich eher ungewöhnlich, eine Hausgeburt oder eine Geburt in einem Geburtszentrum zu haben. Zwar ist die Überschreitung des Stichtags der Hauptgrund dafür, dass die Geburt künstlich eingeleitet wird, aber Frauen erhalten häufig auch eine Einleitung, weil man das Baby für groß hält, aufgrund des Alters der Mutter (meist, wenn die Mutter über 40 ist und die 40. Schwangerschaftswoche überschritten hat), wenn Schwangerschaftsdiabetes vorliegt, wenn die Fruchtblase ohne Anzeichen von Wehen platzt oder wenn andere Bedenken um Gesundheit von Mutter und Kind vorliegen. Die Erklärung für den kürzlich erfolgten heftigen Anstieg der Einleitungsquote in den Industrieländern sieht meist ungefähr so aus: »Die Mütter werden älter und fetter.«[25] Es stimmt zwar, dass ein erhöhter BMI und eine Schwangerschaft in höherem Alter das Risiko für Komplikationen erhöhen kann – doch die Zunahme der Einleitungsquote betrifft die gesamte Bevölkerung, sprich: Auch bei jungen, schlanken Frauen werden immer mehr Geburten künstlich eingeleitet. In Großbritannien beispielsweise werden bei fast 30 % die Wehen künstlich eingeleitet. Das RCOG empfiehlt die Einleitung bei allen Frauen über 40, die aber nur 4 % der Schwangeren ausmachen.

Einleitungen sind nur eines von vielen Beispielen für das Minenfeld Schwangerschaft. Während manche gesundheitlichen Bedenken sicherlich berechtigt sind, kann es für eine schwangere Frau im Schützengraben der Entscheidungsfindung vor der Geburt ausgesprochen schwierig sein, herauszufinden, was davon überhaupt auf sie zutrifft und welche Beweise den jeweiligen Empfehlungen zugrunde liegen. Im Fall der Einleitung beispielsweise wird man dir vielleicht erzählen, dass die Wehen schmerzvoller sind oder mit höherer Wahrscheinlichkeit zu weiteren Interventionen führen, während jemand anderes nur abwinkt. Zudem finden sich haufenweise anekdotische Belege für die positiven wie negativen Auswirkungen von Geburtseinleitungen, was die Entscheidung noch stärker erschwert. Was nicht heißen soll, alle Forschungsergebnisse seien nutzlos. Es heißt nur, dass es da draußen eine riesige Menge an Informationen zu dem Thema gibt und es nicht immer leicht ist, die Studien zu finden, die zu deinen spezifischen Umständen passen, und zu erkennen, ob sie zuverlässig sind oder nicht. Wenn dir eine bestimmte Vorgehensweise vorgeschlagen wird, kannst du deine Hebamme, die Ärztin oder den Arzt fragen: »Auf welchen Forschungsergebnissen beruht diese Empfehlung?« (Am besten bittest du direkt auch um einen Link). Wenn dein Gegenüber gesprächsbereit ist, kannst du weiterfragen: »Von wann sind die Ergebnisse? Was für ein Forschungsprojekt war das? Sind die Ergebnisse überhaupt auf meine spezifische Situation anwendbar? Gibt es weitere Informationen, die bei der Entscheidungsfindung für mich hilfreich sein könnten?« (Bitte auch hier wieder um Links).

In der Wissenschaft scheint man sich außerdem abgewöhnt zu haben, eine ziemlich wichtige Frage zu stellen: Wie »fühlen« sich die Frauen damit? Wie haben sie das Ganze erlebt? Viele Studien über Geburtseinleitungen machen beispielsweise den Fehler, wieder nur interventionistische Geburten miteinander zu vergleichen, indem sie die Ergebnisse zwischen »eingeleitet« und »nicht eingeleitet« vergleichen und dabei vergessen, danach zu fragen, was für eine Art von Betreuung die Frauen erhalten haben oder wie sie sich – abgesehen von dem doch recht trockenen Konzept »Zufriedenheit« – mit ihrer Geburtserfahrung fühlen. So wie die Frau des viktorianischen Zeitalters, die beim Sex auf dem Rücken lag und hoffte, dass es bald vorüber ist, vermutlich keine Ahnung hatte, was sie verpasst, haben ein bis zwei Generationen gebärender Frauen kaum eine Vergleichsgrundlage, wenn sie überhaupt einmal danach gefragt werden, wie sie sich bei der Geburt gefühlt haben. Am Ende scheint das Erleben der Geburt seitens der Frau verglichen mit dem durchaus bewundernswerten Drang, Totgeburten und andere negative Ausgänge bei Wehen und Geburten zu reduzieren, keine weitere Rolle zu spielen. Und weil die Entscheidungen von Frauen meistens in die Diskussion um das Risiko solcher tragischen Fälle eingebettet ist, schieben alle an der Diskussion Beteiligten – selbst die Frauen – gemeinsam und willentlich alle Gefühlsfragen in den Hintergrund. Denn allen ist klar, dass Teelichter und Reiki-Massagen das Überleben eines Menschen nicht übertrumpfen können.

Die Suche nach Informationen

Wenn du Entscheidungshilfen bezüglich der Geburt deines Kindes benötigst, versuch es doch mal mit folgenden Fragen (Engl.: BRAIN):

B Was sind die Vorteile / Benefits?
R Was sind die Risiken?
A Welche Alternativen gibt es?
I Was sagt mir meine Intuition?
N Was geschieht, wenn wir nichts tun?

Du kannst auch selbst recherchieren, um herauszufinden, was die aktuelle Forschungslage zu deinen Entscheidungen zu sagen hat. Hier findest du ein paar Tipps für geeignete Informationsquellen:

Dein Frauenarzt, deine Frauenärztin oder deine Hebamme: Die Person, die dir eine bestimmte Vorgehensweise nahelegt, sollte auch erklären können, auf welchen wissenschaftlichen Erkenntnissen diese Empfehlung basiert.

Die NICE-Richtlinien: Diese Richtlinien werden von mehreren Teams aus Akademikerinnen, Fachleuten und Verbrauchern erstellt. Sie basieren auf den neusten Erkenntnissen und werden regelmäßig überarbeitet und aktualisiert. NICE ist zwar ein öffentlicher Dienst des britischen Gesundheitsministeriums, aber auch Praktizierende aus dem Rest der Welt recherchieren auf NICE, um sich über die aktuellen Standards guter wissenschaftlicher Praxis zu informieren. Besonders hilfreich ist die CG190. Gib bei Google einfach »NICE CG190« ein. Aufbauend auf den NICE-Richtlinien entstand Anfang 2021 die deutsche **S3-Leitlinie »Vaginale Geburt am Termin«**[26]. Nun können sich Schwangere erstmalig über die empfohlenen Behandlungen bei der Geburtsbegleitung informieren.[27]

> *Die Geburt bleibt ein wesentlicher Augenblick in unserem Leben und dies betrifft nicht nur das Kind, dessen Leben von seiner Geburt beeinflusst werden kann. Auch für die werdende Mutter, den werdenden Vater und deren Familien ist dieser Augenblick ein lebensverändernder Moment. Jeden Einfluss, den Hebammen und Ärzt*innen in dieser Phase als geburtshilfliche Akteur*innen nehmen, hat das Potenzial, kurz- oder langfristig auf die Gesundheit der Frau oder des Kindes, aber auch auf die Väter und gegebenenfalls auf die Familien und die Gesellschaft, Einfluss zu nehmen. Gute Geburtshilfe stellt daher das Wohlergehen und die Sicherheit für Mutter und Kind in das Zentrum.*
>
> Ausschnitt aus der Einleitung der S3-Leitlinie »Vaginale Geburt am Termin«

Cochrane Reviews: Bei den Cochrane Reviews handelt es sich um die Informationsquellen zur evidenzbasierten Gesundheitsversorgung mit dem höchsten international anerkannten Qualitätsstandard. Gib bei Google einfach »Cochrane Review« ein, gefolgt von dem Thema, für das du dich interessierst, beispielsweise »Cochrane Review künstliche Einleitung Wehen«. Alternativ kannst du auch einfach die Suchfunktion auf www.cochrane.de nutzen.

RCOG Green-top Guidelines: Britische Richtlinien zu praktisch jedem Schwangerschafts- und Geburtsszenario. Auf www.rcog.org.uk/guidance kannst du die fantastische Suchfunktion des Netzwerks nutzen, entweder um in den Green-top Guidelines zu suchen oder um andere Richtlinien und Berichte zu finden, darunter auch die von NICE.

ACOG und SOGC: Das *American College of Obstetricians and Gynaecologists (ACOG)* und die *Society of Obstetricians and Gynaecologists of Canada (SOGC)* veröffentlichen Meldungen und Rundschreiben sowie Richtlinien, die unter www.acog.org/Resources-And-Publications/Practice-Bulletins-List beziehungsweise www.jogc.com/clinical-practice-guidelines zu finden sind.

Evidence Based Birth: US-amerikanische Webseite, die von der Wissenschaftlerin Rebecca Dekker auf Englisch verfasst wurde, die hier einen leicht verständlichen Überblick über die Forschungshintergründe der meisten wichtigen Optionen und Zwickmühlen rund um die Geburt bietet.
www.evidencebasedbirth.com

Familienplanung.de: Ein Informationsangebot der Bundeszentrale für gesundheitliche Aufklärung, die unabhängig und wissenschaftlich fundiert Sachverhalte in der Schwangerschaft und Geburt erklärt.
www.familienplanung.de

Mother Hood e. V.: Du suchst Informationen zur Rate von Bauchgeburten, Dammschnitt und Geburten mit Saugglocke? Auf dieser Website erfährst du, wie die Klinik in deiner Nähe im nationalen Vergleich abschneidet.
www.mother-hood.de

Sicherheit ist die Rechtfertigung nicht nur für Einleitungen, sondern auch für die meisten anderen Geburtsinterventionen. Kaum gesprochen wird allerdings über das Verhältnis zwischen ungewünschten Ausgängen und der Einleitung selbst – sie wird beharrlich als eine Möglichkeit präsentiert, Schaden an Mutter und Kind zu *vermeiden*. Dass Einleitungen womöglich auch (kurz- wie langfristige) Schäden *verursachen* könnten, wird nicht thematisiert. Steigt durch eine Einleitung das Risiko für Schäden am Beckenboden? Wie sieht es mit Geburtstraumata aus? Sind sie bei Frauen mit eingeleiteter Geburt häufiger? Was ist mit dem Einfluss aufs Stillen? Dem Bonding mit dem Neugeborenen? Der Selbstachtung der Frauen und ihrem Körperbild? Und wie sieht es langfristig mit der Gesundheit des Babys aus? Über all diese Fragen gibt es kaum Daten, und sie werden so gut wie nie mit schwangeren Frauen besprochen, wenn ihnen eine Einleitung empfohlen wird. Eine Studie hat ergeben, dass das synthetische Oxytocin, das während Geburten zum Einsatz kommt (nicht nur zur Einleitung der Wehen – bei manchen Frauen wird es auch genutzt, um die Wehen zu beschleunigen, selbst wenn sie von selbst eingesetzt haben), die Gefahr einer postnatalen Depression um bis zu 32 % steigern kann.[28] Eine zweite Studie ergab eine erhöhte Wahrscheinlichkeit für Atemwegsinfektionen, Stoffwechselstörungen und Ekzemen unter Kindern, bei deren Geburt medizinische Interventionen zum Einsatz kamen, darunter auch Einleitungen.[29]

Der australische Professor John Newnham, führender Experte auf dem Gebiet der Perinatalmedizin, der eine Kampagne mit dem Namen *The Whole Nine Months* ins Leben rief, um vorzeitige Geburten zu verhindern, hat sich offen gegen die Praxis der frühen Geburtseinleitung ausgesprochen, ganz gleich, ob sie dazu dient, die Wahrscheinlichkeit einer Totgeburt zu reduzieren oder ob sie besser in den Zeitplan des geburtshilflichen Personals oder der Eltern passt. Er betonte dabei, wie wichtig es sei, das richtige Gleichgewicht zu finden.[30] Unter anderem beschreibt er die langfristigen Konsequenzen einer Geburt vor der 39. Woche für die neuronale Entwicklung des Babys. Krass ausgedrückt: »Man stelle sich eine Schule mit 500 Schülern vor. In jede Klasse gehen 30 Kinder. Würde man alle Kinder freiwillig nach 37 Wochen holen, hätte man zwar vielleicht ein Kind mehr auf der Schule (weil man eine Totgeburt vermieden hat), aber man müsste davon ausgehen, dass man in jeder Klasse von 30 Kindern zwei mit externalisiertem Problemverhalten hat, und in jeder zweiten

Klasse wäre ein Kind, das sonderpädagogische Betreuung benötigen würde.« Er leugnet nicht, wie wichtig die Prävention von Totgeburten ist, aber zeigt auch auf, dass in der Diskussion um eine frühzeitige Einleitung andere Risiken häufig vollkommen außen vor gelassen werden. »Wenn die Mütter später zu ihrer Geburtsbegleitung gingen und sagen würden: ›Das Kind benimmt sich in der Schule fürchterlich, und das ist alleine Ihre Schuld‹, würde sich daran sofort etwas ändern. Aber das passiert eben nicht«, erklärt er. »Die Geburtsbegleitung interessiert sich nur dafür, Todesfälle zu vermeiden. Kinder im Schulalter interessieren sie nicht.«[31]

Den Ansprüchen genügen

Wenn wir doch nur endlich akzeptieren würden, dass Frauenkörper nicht sonderlich gut darin sind, zu gebären! Dann würden wir nämlich einsehen, dass es in Wahrheit die Frauen und ihre hohen Erwartungen sind, die dringend eine Korrektur benötigen. Jedenfalls laut einer im Mai 2018 erschienenen Studie eines irischen Forschungsteams mit dem witzigen Titel »Wie würde sich Mary Poppins in den Wehen schlagen? Völlig ohne Fehler? Wohl eher kaum.«[32] Ich gehe davon aus, dass sie damit die Julie-Andrews-Version der berühmten Figur meinten. Diese war der unverblümten und entschieden feministischen Mary-Poppins-Schöpferin Pamela Lyndon Travers übrigens ein Dorn im Auge. Travers fand, der Disney-Film hätte eine verblödete Weichspülversion der ursprünglich weitaus abgründigeren und vielschichtigen Heldin präsentiert. Das Forscherteam definierte eine Geburt »völlig ohne Fehler« als eine Geburt mit einer Wehenphase ohne jegliche Interventionen, einem intakten Damm und einem positiven Ausgang für das Neugeborene. Von den 8.292 irischen Erstgebärenden, die sie untersuchten, hatten nur 0,8 % eine solche Mary-Poppins-Geburt erleben dürfen. Ihrer Meinung nach war dieses Ergebnis von großer Bedeutung dafür, wie wir mit schwangeren Frauen darüber sprechen sollten, was sie sich erwarten dürfen. Denn – um es mit ihrem exakten Wortlaut auszudrücken: »Unrealistische Erwartungen bezüglich der Geburt bei Erstgebärenden können das geburtshilfliche Personal und Hebammen vor einige Herausforderungen stellen.« Zwischen den Zeilen schwingt mit, dass Frauen mit geringen Erwartungen an ihre Geburt weniger »fordernd« und für das Fachpersonal leichter zu händeln sind. Vielleicht haben sie ihre unbewussten Sehnsüchte bereits im Titel ihrer Studie verraten, indem sie sich selbst die Rolle der Julie Andrews gaben, die die Frauen in ihrer Obhut streng zurechtweist, nicht mit sich spaßen lässt und mit einem Schnipsen für Ordnung und Konformität sorgt. Kommt schon, Mädels, seid ein bisschen mehr Disney und ein bisschen weniger Lyndon Travers. Die Nanny weiß doch am besten, was gut für euch ist.

Wie Mary Poppins selbst mit Sicherheit bestätigen würde, hängen die Ergebnisse, die man erzielt, stets eng damit zusammen, was man misst. Betrachtet man eine große Gruppe von Frauen, die fast ausnahmslos im Krankenhaus gebären, wird das Ergebnis natürlich lauten, dass sie stark medikalisierte Erlebnisse hatten. Daraus könnte man nun schließen, dass Frauenkörper nicht sonderlich funktional sind und wir unsere Erwartungen an Geburten entsprechend besser anpassend sollten. Oder man könnte versuchen, etwas ganz anderes zu messen. Die Welt war richtiggehend schockiert, als die *National Perinatal Epidemiology Unit* der *University of Oxford* 2011 die Ergebnisse einer breit angelegten Studie über den geplanten Geburtsort von Frauen mit einer Niedrigrisiko-Schwangerschaft veröffentlichte. Die sogenannte *Birthplace Study*[33] untersuchte über 60.000 Frauen und ergab in erster Linie, dass Gebären in Großbritannien sehr sicher ist. Der Teil, mit dem die Leute auch über ein Jahrzehnt später noch solche Schwierigkeiten haben, besagte, dass es für Frauen mit einer Niedrigrisiko-Schwangerschaft, die größere medizinische Interventionen vermeiden wollen, *sicherer* ist, eine Hausgeburt oder eine Geburt in einem Geburtshaus zu planen, als sie auf einer regulären Geburtsstation zu planen. Bauchgeburten, Geburten mit Instrumenteneinsatz, Dammschnitte, Dammrisse dritten und vierten Grades, notwendige Bluttransfusionen und die Einlieferung auf die Intensivstation kamen bei Frauen, die eine Geburt zu Hause oder im Geburtszentrum geplant hatten, deutlich seltener vor. Bei Erstgebärenden waren Hausgeburten laut *Birthplace Study* besser für die Mutter, aber minimal weniger sicher für das Baby. Die Wahrscheinlichkeit eines negativen Ergebnisses (Totgeburt oder schwere Schäden) stieg von fünf von 1.000 auf der Geburtsstation auf neun von 1.000 bei einer geplanten Hausgeburt. Ab der zweiten Geburt waren Hausgeburten für das Baby genauso sicher. Die Statistiken der *Birthplace Study* zeigen deutlich,[34] dass sich eine Geburt »völlig ohne Fehler«

nicht durch eine Senkung der Erwartungen erreichen lässt, sondern eher dadurch, dass man durch eine andere Tür geht – beziehungsweise nicht hinter seiner eigenen hervorkommt. Geburten sind keine Glückslotterie, und Frauenkörper »funktionieren« besser je nachdem, welche Entscheidungen die Frau trifft.

Diese Botschaft war für die Welt allerdings nicht so leicht zu schlucken, und Peter Brocklehurst, damaliger Professor für Perinatal-Epidemiologie in Oxford und Projektleiter der *Birthplace Study*, beschrieb es als »das kontroverseste Forschungsprojekt, das ich je durchgeführt habe.«[35] Interessant war auch, was für einen Dreh die Presse der Studie verlieh. Häufig konzentrierte sie sich ausschließlich auf die Ergebnisse für die Babys und ignorierte die Frauen komplett. Betont wurden nur die negativen Ergebnisse, und das Ausmaß des Unterschieds für das Baby wurde übertrieben dargestellt. Viele Zeitungen entschieden, die potenziellen negativen Auswirkungen von Hausgeburten bei Erstgebärenden auf das Baby als Aufmacher zu nutzen. Das Ergebnis waren Schlagzeilen wie »Studie besagt: Hausgeburten dreimal riskanter als Krankenhaus«[36] (*Metro*, 24. November 2011) oder »Erstgebärende, die sich für Hausgeburt entscheiden, verdreifachen das Risiko für Tod oder Hirnschaden ihres Babys«[37] (*Daily Mail*, 25. November 2011). Diese komplette Verdrehung der Tatsachen, die die *Birthplace Study* ergeben hatte, bestärkte Frauen in der Ansicht, im Krankenhaus besser aufgehoben zu sein – auch wenn ein hochkarätiges Forschungsprojekt das Gegenteil besagte. Das ist Patriarchat auf Vollgas: Frauen werden Informationen vorenthalten, die ihnen Macht verleihen könnten. Die Geschichte erinnert an den Peel Report,[38] ein parlamentarischer Bericht aus dem Jahr 1970, der eine Krankenhausgeburtsquote von 100 % forderte und wohl der Grund für den dramatischen Anstieg an Krankenhausgeburten von 68,2 % im Jahr 1963 auf 91,4 % im Jahr 1972 war. »Die größere Sicherheit einer Krankenhausumgebung für Mutter und Kind rechtfertigt dieses Ziel«, heißt es in dem Bericht. Die Behauptung beruhte auf exakt 0,0 empirischen Belegen, und es war auch keine einzige Frau nach ihren Ansichten und Wünschen gefragt worden.

Werfen wir doch mal einen Blick auf die Statistiken von Geburtshilfeorganisationen, die die Dinge anders handhaben – was meist bedeutet: Ihre Herangehensweise beruht auf dem Vertrauen darauf, dass Frauenkörper »funktionieren«. Bronwyn Moir war Krankenhaushebamme im australischen New South Wales, ehe sie eine Privatpraxis eröffnete. Das *Lismore Birth House*[39] richtet sich an Frauen, die weit vom nächsten Krankenhaus entfernt wohnen. Es bietet ihnen ein gemütliches Geburtsumfeld, das eher wie ein zweites Zuhause ist. »Ich vertraue viel mehr auf die Leistungsfähigkeit von Frauenkörpern, seit ich bei Hausgeburten als Hebamme arbeite«, erklärte sie mir. »Als ich nicht mehr in einem Krankenhausumfeld arbeitete, musste ich viel Wissen verwerfen und viele Ängste abschütteln, die man mir antrainiert hatte.« Allein zwischen 2014 und 2019 betreute Bronwyn 115 schwangere Frauen, und 89 % von ihnen hatten normale Vaginalgeburten, die Mehrheit von ihnen zu Hause oder im Geburtshaus. Nur 6 % der Frauen, die sie in dieser Zeit betreute, benötigten eine Sectio, und nur bei 5 % kamen während der Geburt Instrumente zum Einsatz. Unter den Frauen, die sie betreut, sind auch solche mit Risikoschwangerschaften – darunter drei Frauen mit Zwillingsschwangerschaften, Frauen mit Schwangerschaftsdiabetes, einem hohen BMI, Frauen über 45, Frauen mit einer Vaginalgeburt nach einer Sectio und Frauen mit anderen potenziellen Komplikationen.

Was macht sie anders als andere? Ziemlich viel, wie es scheint – wobei ein Großteil des Unterschieds durch das ausgemacht wird, was sie *nicht* macht. Bei keiner der Frauen, die sie in dem Zeitraum betreut hat, wurde die Geburt eingeleitet. Allerdings empfiehlt sie eine zusätzliche Überwachung, wenn die Schwangeren den Stichtag überschreiten, und spricht sich mit einer Gynäkologin oder einem Gynäkologen über die Risiken und Optionen ab, wenn die 42 Wochen überschritten werden. Während der Wehen führt sie keine routinemäßigen Vaginaluntersuchungen durch und berücksichtigt bei der Entscheidungsfindung auch keine zeitlichen Faktoren. »Sowohl in der Eröffnungs- wie auch in der Austreibungsphase machen wir einfach weiter, solange es irgendeine Form von Fortschritt gibt und die Frau und das Baby stabil sind. Meistens ist es die Frau, die bei einer wirklich langen Geburt irgendwann den Schlussstrich zieht, weil sie etwas gegen die Schmerzen will und wir ins Krankenhaus fahren. Von den 18 % der Frauen, die ins Krankenhaus fahren, haben trotzdem noch 48 % eine normale Vaginalgeburt.«

Bronwyn glaubt, dass es eine ganz einfache Erklärung für ihre bemerkenswerten Resultate gibt. »Der offensichtlichste Grund für die gute Statistik ist die kontinuierliche und beziehungsbasierte Betreuung. Eine typische Geburt im Lismore Birth House oder bei der gebärenden Frau zu Hause verläuft in der Regel privat, im Dunkeln und ungestört. Wir reden während der Schwangerschaft viel darüber, was für Auswirkungen die Umgebung auf die Geburtshormone haben kann, und wir planen die Geburt so, dass die Frauen den Raum haben, sich genaue Gedanken darüber zu machen, wen sie in ihrer Geburtsumgebung bei sich haben wollen. Wir versuchen, auch den Begleitpersonen viel Wissen mitzugeben, damit alle wissen, wie man bei einer vaginalen Geburt am besten hilft. Bei der Geburt versuchen wir Hebammen, die Frau durch Komfortmaßnahmen zu unterstützen. Aber eigentlich wollen wir sie so wenig wie möglich stören.«

Finger weg!

Ungestörte Geburten und damit die Fähigkeit der Betreuungspersonen, sich im Hintergrund zu halten und »auf ihren Händen zu sitzen«, scheinen ein zentraler Faktor zu sein. Manche Hebamme bezeichnen das als »intelligentes Teetrinken« oder »intuitives Häkeln«: anwesend sein, entspannt bleiben und auf den Geburtsprozess vertrauen. Empathie zeigen, sich gleichzeitig aber weitestgehend fernhalten, bis man gebraucht wird – das ist aus Sicht mancher Leute die wahre Hebammenkunst. Ich habe Hebamme Becky Reed gefragt, wie sie das sieht. »Ich glaube, die Fähigkeit liegt darin zu unterscheiden, wann man nichts tun sollte (und das ist meistens der Fall) und wann man eingreifen muss«, erklärte sie mir. »Wenn die Hebamme die Frau kennt, macht das natürlich alles viel leichter. Die meisten Geburten laufen glatt, wenn sich die Frau sicher fühlt, sich ihr Baby in einer guten Position befindet und die Wehen von selbst eingesetzt haben. Bei solchen Geburten braucht die Hebamme kaum etwas zu tun; sie muss sich nur auf die gebärende Frau einlassen und darauf achten, dass ihr gesamtes Verhalten (wie beispielsweise sprechen oder den Herzschlag des Babys abhören) angemessen ist und sich für die Mutter richtig anfühlt. Und sie sollte eine positive Aura verbreiten.« Außerdem erklärte sie: »Manchmal befindet sich das Baby in einer ungünstigen Lage, und die Wehen schreiten nicht so leicht voran. Dann kann es angemessen sein, zu intervenieren (allerdings natürlich stets mit Zustimmung der Mutter und in Zusammenarbeit mit ihr), um den Verlauf in Gang zu bringen. Das ist der Teil, bei dem Intelligenz gefragt ist: still und dennoch aufmerksam zu sein und unterscheiden zu können, wann Handlungsbedarf besteht und wann nicht.«

Diese Art von Finger-weg-Geburtsbetreuung droht Geschichte zu werden. Obwohl wir uns dadurch einige ganz konkrete Vorteile entgehen lassen würden. Im Augenblick ist das *Royal College of Obstetricians and Gynaecologists (RCOG)* berechtigterweise besorgt wegen der steigenden Zahl an Dammverletzungen bei der Geburt. Schwere Risse können auch lange nach der Geburt noch Probleme verursachen, manchmal sogar lebenslang, darunter Inkontinenz bei Harn und/oder Stuhl und sexuelle Funktionsstörungen. Laut RCOG erleiden fast alle Frauen – nämlich rund 90 % – während der Geburt einen Dammriss.[40] (Offenbar ist der Damm ein weiterer Teil des weiblichen Körpers, »auf den man sich nicht verlassen kann«.) Aber nur ein sehr kleiner Prozentsatz erleidet die schweren Schädigungen, die als Risse dritten und vierten Grades bezeichnet werden. Zwischen 2000 und 2012 hat sich der Anteil solcher schweren Dammrisse unter Erstgebärenden allerdings von 1,8 % auf 5,9 % verdreifacht.[41]

Vergleichen wir diese Zahlen zunächst einmal mit denen aus der *Albany*, wo Becky Reed praktizierte. Zwischen 1997 und 2009 betreute die *Albany* über 2.500 Frauen, und der Anteil an Dammrissen war minimal. Zwei Drittel (62,2 %) der Frauen, die eine Vaginalgeburt hatten, erlitten keinerlei Schaden, 13,3 % einen Riss ersten Grades und 19,8 % einen Riss zweiten Grades. Nur 16 der von ihnen betreuten Frauen hatten einen Riss dritten Grades – das sind 0,7 %. Und Risse vierten Grades gab es gar nicht.[42] Fassen wir noch einmal zusammen: Das RCOG sagt, dass 90 % der Frauen während der Geburt einen Dammriss erleiden, aber in der *Albany* war das bei unter 40 % der Fall. Und der aktuelle Anteil an schweren Dammrissen in England ist rund achtmal höher als in der Albany – wo es zudem keinerlei Risse vierten Grades gab.

Und wie sieht es im *Lismore Birth House* aus? Nun ja, 51 % der Frauen, die dort betreut wurden, hatten nachher einen komplett intakten Damm. 19 % hatten einen Riss ersten Grades und 25 % einen Riss zweiten Grades. Ähnlich wie im Albany hatten nur 0,85 % einen Riss dritten Grades (das entspricht 1 von 117 Geburten), und ihr einziger Riss vierten Grades entstand bei einer Zangengeburt mit Dammschnitt nach einer Einlieferung ins Krankenhaus. Wie machen sie das im *Lismore* nur? »Während der Schwangerschaft reden wir viel darüber, was ihnen dabei helfen kann, einen Riss zu vermeiden. Beispielsweise eine gute Ernährung und Geburtsposition, Dammmassagen während der Schwangerschaft und langsames Pressen des

Kopfes«, erzählte mir Bronwyn Moir. »Ich achte bei Geburten stark darauf, mich an die Finger-weg-Regel zu halten. Nur während das Köpfchen herausgepresst wird, gebe ich verbalen Rat. Beispielsweise, dass die Frau ihre Hände auf das Köpfchen ihres Babys legen könnte, um zu spüren, wie schnell es kommt. Das hilft häufig dabei, instinktiv langsamer zu werden. Ich biete ihnen warme Kompressen für ihr Perineum an, wobei sich aber viele Frauen für eine Wassergeburt entscheiden, was dieselbe Wirkung hat. Angeleitetes Pressen mache ich gar nicht.«

Die Statistik der weltbekannten Hebamme Ina May Gaskin, deren Geburtshaus »The Farm« in Aufbau und Ethos einige Ähnlichkeiten mit dem *Lismore Birth House* aufweist, ist die beste von allen. »Die Geburtshilfe alter Schule hat die (noch immer weitverbreitete) Vorstellung entwickelt, dass die Natur die Frauen betrogen hat und ihr Schoß aus minderwertigen Materialien besteht«, heißt es mit einem Augenzwinkern in ihrem *Guide to Childbirth*. Sie argumentiert, bei der Geburt würde es zu einer Schwellung kommen, die ganz ähnlich verläuft wie die bei sexueller Erregung, und glaubt, dass die meisten Frauen »ausreichend ausgestattet sind, um ohne die leiseste Verletzung zu gebären«. Ihre Zahlen sprechen dafür. Über einen Zeitraum von 40 Jahre hinweg hatten 68,7 % der Frauen in ihrer Obhut nach der Geburt ein intaktes Perineum, 19,4 % einen Riss ersten Grades, 3,2 % einen Riss zweiten Grades, 0,3 % einen Riss dritten Grades und 0,04 % einen Riss vierten Grades.[43]

> *Für Männer ist es selbstverständlich, dass ihre Geschlechtsteile stark an Größe zunehmen und dann wieder schrumpfen können, ohne dass sie dabei Schaden nehmen. Wenn die Geburtshilfe (und Frauen) begreifen würde, dass die Genitalien von Frauen ähnliche Fähigkeiten haben, würde der Anteil an Dammschnitten und -rissen vermutlich über Nacht sinken.*
>
> Ina May Gaskin: *Ina May's Guide to Childbirth*[44]

Finger dran!

Frauen, die bei der Geburt einen schweren Dammriss erleiden, haben häufig ihr Leben lang unter Kontinenzproblemen zu leiden, oder ihr Sexleben wird nie wieder das Alte. Häufig haben sie auch den Eindruck, dass die Problematik in der postnatalen Phase nicht die nötige Aufmerksamkeit erfährt, und es werden immer häufiger und aus guten Gründen eine bessere Informationslage, gründlichere Untersuchungen und Physiotherapie für Frauen, die gerade ein Baby auf die Welt gebracht haben, gefordert. Das RCOG und das RCM in Großbritannien und die *Women's Health Authority (WHA)* in Australien reagierten darauf 2018, indem sie versuchsweise sehr ähnliche »Versorgungspakete« einführten, um die steigende Anzahl an Dammrissen zu reduzieren. Niemand kennt die Ursache für diesen Anstieg, es wird aber darüber spekuliert, es läge daran, dass – ja, richtig geraten! – die gebärenden Frauen älter und fetter werden. Das »Versorgungspaket«, in Großbritannien auch bekannt als das »OASI Care Bundle«*, wurde in 16 Geburtsstationen getestet und beinhaltet verschiedene Elemente, die idealerweise für eine optimale Wirkung alle gleichzeitig angewendet werden sollten. Diese sind: »Mit der Frau über das Risiko einer schweren Dammverletzung sprechen und während der Geburt mit ihr kommunizieren, um eine langsame, kontrollierte Geburt zu ermöglichen, falls nötig die Durchführung eines Dammschnitts, Einsatz der Hände, um während der Geburt den Damm zu schützen, und eine gründliche Untersuchung nach der Geburt, um Risse zu entdecken.«[45]

Die beiden letzten Punkte auf der Liste sind von besonderem Interesse. Zunächst: Bei diesem »Finger dran«-Dammschutz handelt es sich um einen ganz speziellen Handgriff, auch der »Finnische Griff« genannt. Wenn du mehr darüber wissen willst, gib einfach »Finnish Grip OASI« auf YouTube ein, und dir wird ein Demonstrationsvideo vorgeschlagen.[46] Es zeigt einen körperlosen Unterleib, aus dem gerade ein Baby kommt, in der Steinschnittlage. Eine behandschuhte Hand bildet mit den Fingern ein »V« unterhalb der Vagina, während die andere Hand langsam Druck auf den Kopf das Babys ausübt, damit die Geburt langsam vonstattengeht. Der gesamte Vorgang wird von der Person, die den Griff anwendet, komplett verbal

* Das RCOG und andere professionelle Institutionen bezeichnen Risse dritten und vierten Grades als *OASI* oder *OASIS (Obstetric Anal Sphincter Injuries)*. Einige Frauen, die solche Verletzungen erlitten haben, wehren sich aber gegen das Akronym, da es mit dem Bild der Oase assoziiert wird, die in keiner Form ihr Leid widerspiegelt. Aus diesem Grund spreche ich in diesem Buch wann immer möglich von »schweren Dammrissen« oder »Dammrissen dritten oder vierten Grades«.

angeleitet. Ich muss zugeben, nach zwei eigenen Finger-weg-Geburten in aufrechter Haltung und zahlreichen Geschichten zweiter Hand über solche Geburten habe ich das Video mit einem gewissen Grauen angesehen.

Der zweite interessante Punkt ist die Untersuchung nach der Geburt, die von Mitarbeitenden, die am Versorgungspaket teilnehmen, nach jeder einzelnen Vaginalgeburt vorgenommen werden muss, auch wenn der Damm komplett intakt ist. Diese Untersuchung erfordert es, dass ein Finger in den Anus eingeführt wird, um den Bereich oberhalb des Schließmuskels zu prüfen. Dann wird der Finger langsam wieder herausgezogen, während der Daumen in die Vagina geschoben und der Schließmuskel »von 9 nach 3 Uhr«[47] abgetastet wird. Besteht der Verdacht auf eine Schädigung, kann eine zweite ärztliche Fachperson hinzugezogen werden, die dieselbe Untersuchung vornimmt. Natürlich ist hierzu die Einwilligung der Frau einzuholen, aber wie genau die Informationen sind, die sie darüber erhält, welcher Finger wann zu welchem Zweck wo stecken wird, ist fraglich. Ebenso fraglich ist, wie es sich bei der Einwilligung um eine vollständig »informierte Einwilligung« handeln kann, da bei Frauen mit einem Dammriss diese Untersuchung stets durchgeführt wurde, um den Schweregrad zu ermitteln. Und diese Frauen waren vermutlich dankbar darüber, denn wenn etwas wirklich nicht in Ordnung ist, braucht man nun einmal medizinische Hilfe. Bei Frauen mit intaktem Damm aber ist diese Vorgehensweise vollkommen neu. Es gibt auch keinerlei bekannte Statistiken über die Häufigkeit, mit der »versteckte« Dammrisse auftreten, obwohl der Damm von außen vollkommen unbeschädigt wirkt.[48] Und es besteht auch keine Klarheit darüber, welche Vorteile eine Früherkennung eventueller versteckter Verletzungen haben könnte. Zudem liegen keine Informationen darüber vor, wie viele Frauen dieser Untersuchung unterzogen werden müssten, um eine einzige unterlassene Diagnose zu verhindern. Jim Thornton, Professor für Geburtshilfe, sagt dazu: »Die Vorstellung einer derart aufdringlichen Untersuchung in einem so empfindlichen Augenblick ergibt keinerlei Sinn. Routinemäßige Rektaluntersuchungen bei intaktem Damm widersprechen allen Kriterien für eine sinnvolle Vorsorgeuntersuchung.«[49] Aber wie soll eine Frau mit einem intakten Damm abwägen, ob sie diese Untersuchung will oder nicht, wenn sie nicht umfassend über die Vorteile und Risiken dieser Untersuchung und die möglichen Konsequenzen einer unterlassenen Diagnose informiert wurde? Ist das informierte Einwilligung?

Natürlich gibt es auch andere, deutlichere Konsequenzen eines übersehenen Dammrisses: Gerichtsprozesse. In der Einführung des Informationsschreibens an geburtsbegleitende Ärztinnen und Ärzte sowie Hebammen über das Paket spricht das *Royal College of Obstetricians and Gynaegologists* Klartext: »Schäden am analen Schließmuskel müssen bei allen Frauen mit vaginaler Geburt ausgeschlossen werden. Eine Unterlassung kann zu Forderungen wegen Verletzung der Sorgfaltspflicht seitens der Frauen mit »übersehenen« Rissen dritten und vierten Grades führen. Der Schadenersatz für die Frauen ist von den Symptomen abhängig, lag in aktuellen Fällen aber im Durchschnitt bei rund 200.000 Pfund.«[50] »Dammschutz« scheint also eine gehörige Prise »Selbstschutz« zu enthalten.

Nichts davon kann die schrecklichen Konsequenzen eines Dammschadens schmälern, insbesondere, wenn er nicht entdeckt wurde. Aber wir müssen Fragen darüber stellen, wieso der aktuelle Versuch, das Problem zu lösen, wieder einmal im Dienste der Sicherheit das persönliche Erleben der Frau entwertet. Es wurde beispielsweise nie ernsthaft über die Studien gesprochen, laut denen Frauen, die Hausgeburten planen – übrigens eine Art der Geburt, die vielen Frauen echte Freude bereitet –, eine niedrigere Dammverletzungsquote haben.[51] Der Finnische Griff, so wie er in dem Video dargestellt wird, ist für das Klinikpersonal am leichtesten anzuwenden, wenn die Frau auf dem Rücken liegt. Befindet sie sich in aufrechter Haltung oder im Wasser, ist er unmöglich. Kniet sie auf allen vieren, ist er von zweifelhaftem Wert, wie mir eine Hebamme erklärte: »Man hat uns gesagt: ›Macht es genauso wie sonst, nur andersrum.‹ Aber wie soll meine Hand auf dem Damm oberhalb des Köpfchens den Druck der Schultern auf den Damm verringern? Das geht gar nicht.« Hebammen, die Wert darauf legen, sich an die Vorgaben des Pakets zu halten, könnten verlockt sein, auf die Frauen einzuwirken, damit sie das Geburtsbecken verlassen und sich auf den Rücken legen, wo der Effekt des Finnischen Griffs optimal ist. Unklar ist auch, ob ein solcher »Finger-ran«-Ansatz bei der Geburt überhaupt dazu geeignet ist, Dammrisse zu verhindern. Ein Cochrane-Artikel (für viele die qualitativ hochwertigste Form von Quelle überhaupt) aus dem Jahr 2017 stellte fest, dass die Empirie keinerlei Schlüsse in irgendeine Richtung zulasse, und empfahl, dass weiter geforscht werden solle.[52] Persönlichen Berichten zufolge könnte es sogar sein, dass der Finnische Griff Risse *verursacht*. Ich habe von mehreren Hebammen gehört, dass sie die Sorge haben, er würde den Druck einfach auf die Klitoralregion umleiten und stattdessen eben dort Schäden verursachen. Echte Zyniker könnten vermuten, dass Klitoralrisse seltener zu Gerichtsprozessen führen als Analrisse, da das Sexualleben von Frauen weniger greifbar ist und kulturell weniger wertgeschätzt wird als ihre Kontinenz.

Wie es aussieht, erhalten Frauen also eine hochgradig interventionistische Geburtshilfe, bei der sie mit großer Wahrscheinlichkeit auf dem Rücken in einem Bett liegend gebären, nur selten in aufrechter Haltung oder einem Geburtsbecken, häufig mit einer PDA und unter Zeitdruck und ohne Unterstützung von Menschen, die sie kennen. Es wird ihnen gesagt, wann und wie sie pressen sollen, und sie werden nur selten ermutigt, auf ihren Körper und ihre Instinkte zu hören. Danach wird eine Routineuntersuchung ihrer beiden intimsten Körperöffnungen vorgenommen – und das in dem Versuch, ein Problem zu lösen, das vermutlich durch eben jenes System verursacht wird, das auch den Lösungsansatz erarbeitet hat. Von Selbstreflexion ist hier nichts zu erkennen. Stattdessen wird unausgesprochen impliziert, dass es die Frauen und ihre Körper sind, die das Problem verursachen, und nicht die Dinge, die mit ihnen gemacht werden. Und die Lösung? Besteht darin, noch mehr mit ihnen zu machen. Geburtspositionen, Körperbau, Umgebung, kontinuierliche Betreuung, Wassergeburten, Ort der Geburt, Dammmassagen und andere Möglichkeiten, auf eine frauzentrierte Weise, bei der die Betreuungspersonen eben gerade *nichts* tun, Dammrisse zu vermeiden, werden mit keinem Wort erwähnt. Wie die Hebammenwissenschaftlerin Dr. Rachel Reed es mir gegenüber ausdrückte: »Diese Interventionen wurden allesamt eingeführt, um zu versuchen, die Schäden in den Griff zu bekommen, die andere Interventionen dem Damm zufügen. Würden die Geburtshelfenden auf die physiologischen Gegebenheiten von Frauen achten, müssten sie den Damm gar nicht ›schützen‹. Am Ende ist das nur ein Punkt mehr, in dem sich das mangelnde Vertrauen auf Frauen und ihre Körper zeigt.«

Technologisiertes Misstrauen

Es gibt noch viele weitere Bereiche dessen, was ich als »technologisiertes Misstrauen« bezeichne. Im Folgenden findest du einige entsprechende Punkte. Sobald du dich ein wenig damit auseinandergesetzt hast, werden dir wahrscheinlich noch viele weitere auffallen.

Wieso werden weiterhin Dauer-CTGs eingesetzt, obwohl es keinerlei Daten gibt, die deren Nutzen belegen?
Sobald vor oder während der Geburt Besorgnis um deine Gesundheit oder die des Babys besteht, wirst du an eine Maschine angeschlossen, mit der die Wehentätigkeit und der Herzschlag des Babys überwacht werden. Das nennt sich Kardiotokografie (CTG) zur elektronischen Fötusüberwachung. In den USA und einigen anderen Ländern sind Dauer-CTGs sogar Standard. Dabei gibt es keinerlei Belege dafür, dass diese Maßnahme den Geburtsausgang positiv beeinflusst, abgesehen davon, dass es möglicherweise die ausgesprochen selten vorkommenden Fälle von neonatalen Anfallssyndromen reduziert. Dafür gehen Dauer-CTGs aber mit einer deutlich höheren Sectiorate und einem Anstieg der Geburten, bei denen Instrumente zum Einsatz kommen, einher[53]. CTGs haben eine Falsch-Positiv-Rate von rund 60 %.[54] Sie weisen also häufig auf Probleme hin, die es gar nicht gibt, was die hohe Interventionsrate teilweise erklären könnte. In vielen Ländern, beispielsweise in den USA, werden CTGs ohne jegliche Indikation einfach vorgenommen, sobald eine Schwangere zur Geburt im Krankenhaus aufgenommen wird – eine Maßnahme, die die Sectiorate um rund 20 % erhöht.[55] Bietet man dir ein CTG an, du willst aber nicht auf dem Rücken auf einem Bett liegen, kannst du um eine »drahtlose Telemetrie« oder bei einer Wassergeburt sogar um eine wasserdichte Version bitten. Damit wirst du allerdings in vielen Fällen kein Glück haben, da diese Geräte und die Menschen, die sie bedienen können, offenbar so selten sind wie ein schwarzer Schwan.

Apropos Wassergeburt, wieso gibt es in dieser Hinsicht Sicherheitsbedenken?
Das ist eine gute Frage. Das ACOG (*American College of Obstetricians and Gynaecologists*) ist entschieden gegen Wassergeburten, spricht von möglichen Gefahren und beharrt darauf, dass die Frauen zur Geburt selbst aus dem Wasser kommen sollten. Es gäbe, so das ACOG,

auch gar nicht genügend Hinweise darauf, dass Wassergeburten irgendeinen »mütterlichen Vorteil« hätten.«[56] Ich bin nicht sicher, mit welchen Frauen, die eine Wassergeburt erlebt haben, sie gesprochen haben, um zu diesem Schluss zu kommen. Aber bislang habe ich Frauen immer nur in höchsten Tönen von den Vorteilen schwärmen hören. In Großbritannien ist die Einstellung zu Wassergeburten etwas entspannter, aber es ist trotzdem gar nicht so leicht, im Krankenhaus überhaupt an ein Becken heranzukommen, und noch schwerer ist es, dieses Becken dann auch benutzen zu dürfen, insbesondere bei einer »Risikoschwangerschaft«. Nur rund eine von zehn Frauen in Großbritannien gebiert im Wasser. Immer wieder kommt es zu wahren Fluten[57] an schwarzseherischen Schlagzeilen über die Risiken von Wassergeburten.[58] Dauer-CTGs oder auch das »OASI Care Bundle« lösen in den Medien dagegen keinerlei Besorgnis aus.

> *Wasser-Hausgeburten sind ein kontroverses Thema. Wieso? Weil die geburtsbegleitenden Ärztinnen und Ärzte dabei keinerlei Kontrolle haben. So einfach ist das. Das Wasser hilft der Frau, der Geburtsbegleitung aber kein bisschen. Wassergeburten sind das Gegenteil der Steinschnittlage, die der Geburtsbegleitung hilft, dafür aber nicht der Frau.*
>
> Marsden Wagner[59]

Wieso schauen wir ständig auf die Uhr?

Wenn wir nicht gerade auf all die Maschinen schauen, die die gebärende Frau umgeben, sehen wir ständig auf die Uhr, wobei uns vornehmlich die Frage beschäftigt, ob es »zu lange dauert«, bis sich der Muttermund öffnet oder das Baby kommt. Selbst inmitten heftigster Wehen geht dieser Druck nicht unbemerkt an der gebärenden Frau vorbei. Die Standardrichtlinie besagt, dass sich der Muttermund fein säuberlich um 1 cm/Stunde weiten sollte. Aber meistens halten sich Geburten nicht an solche Regeln, was bei viele Mitarbeitenden im Gesundheitswesen und auch bei den Frauen selbst Besorgnis darüber auslösen kann, ob der Körper der Frau überhaupt tut, was er soll, wo er doch eigentlich einfach nur das tut, was menschliche Körper nun einmal tun: einzigartig sein.[60] Die WHO sagte, dass »ein Geburtsfortschritt von 1 cm/Stunde nicht in allen Fällen realistisch sein muss« und dass »jede Geburt einzigartig« sei. Zudem sollten »unnötige medizinische Interventionen vermieden werden, wenn Mutter und

Kind in einem guten Zustand sind«. All das beruht auf empirischen Belegen – wie man es von der WHO eben erwartet. Empirische Belege zur Länge der Austreibungsphase sind komplizierter[61] – hier ist es schwer, herauszufinden, wie lange Frauen, die beispielsweise keine PDA erhalten haben, nicht auf dem Rücken liegen und sich in einer förderlichen, frauzentrierten Betreuung befinden, wohl brauchen, um ihr Baby herauszupressen. Klar ist aber, dass es nicht individuell genug ist, irgendeine willkürliche Deadline zu setzen. Und was das betrifft …

Wieso brüllen wir Frauen an, dass die PRESSEN sollen?

Das könnte ein weiteres Symptom unserer »Uhrenpanik« sein und hat ebenfalls mit der Verwendung von PDAs zu tun: Wenn man unterhalb des Bauchnabels nichts mehr fühlt, braucht man natürlich Hilfe, um zu wissen, wann und wo man pressen soll. Aber dieser Ansatz hat so tiefe Wurzeln geschlagen, dass er zum Allgemeingut geworden ist. Werden in Fernsehserien Geburten gezeigt, werden die Presswehen praktisch immer so dargestellt. In der Reality-Serie »One Born Every Minute« tauchte in einer Folge sogar eine Hebamme auf, die eine Frau aufforderte: »Los, sei wütend auf dein Baby!« Wahrscheinlich wäre die Frau tatsächlich wütend geworden – allerdings nicht auf das Baby –, hätte sie vom sogenannten Ferguson-Reflex gewusst, einem gutgehüteten Geheimnis, bei dem es sich um einen Prozess handelt, der im Körper gebärender Frauen automatisch abläuft – meist aber nur bei ungestörten Finger-weg-Geburten.[62] Der Ferguson-Reflex bedeutet, dass man eigentlich nicht zu pressen braucht – denn das passiert ganz von allein. Eine Frau, die ihn am eigenen Körper miterlebt hat, hat ihn mir gegenüber ziemlich genial (und anschaulich) als »umgekehrtes Kotzen« beschrieben. Manche Frauen möchten zwar sicherlich gern bei der Geburt angeleitet werden, doch andere wünschen sich Ruhe, damit sie sich konzentrieren können. Diese Wahl haben viele Frauen aber gar nicht. Allein schon deshalb, weil ihnen häufig gar nicht zugehört wird …

Warum glauben wir Frauen nicht, wenn sie sagen, dass sie Wehen haben?

Oder wenn sie sogar sagen, dass das Kind kommt? Immer wieder berichten Frauen, sie seien aus der Geburtsstation wieder nach Hause geschickt worden, weil sie »noch keine Wehen hätten«. Das hat eine ganze Reihe von Konsequenzen, angefangen bei einem einfachen Gefühl der Abweisung bis hin zu Frauen, die ihre Kinder buchstäblich auf der Straße bekamen.[63] Frauen, die im Krankenhaus geblieben sind, berichten häufig, man habe ihnen erzählt, es würde noch »eine Ewigkeit dauern«, obwohl sie selbst genau gespürt haben, dass die Geburt unmittelbar bevorstand. Wieder andere erzählten, sie hätten den Drang verspürt zu pressen, man habe ihnen aber gesagt, sie sollten noch warten, bis sie weitere Anweisungen erhalten. Auch hier wieder wird der Uhr, den Zahlen und Maschinen mehr Wert beigemessen als weniger leicht messbaren Faktoren wie Instinkt und Intuition der gebärenden Frauen. Das Bedürfnis nach patriarchalischer Kontrolle über den mächtigen Prozess, ein neues Leben zu schaffen, schiebt das Vertrauen der Frauen auf ihre eigenen Körper einfach beiseite.

Gebären wie ein erwachsener Mensch

Was hätte ich anders machen können, wenn ich all das gewusst hätte, als ich vor über einem Jahrzehnt vor meinem gerade erst schwanger gewordenen Spiegelbild stand? Wäre mir klar gewesen, dass ein Großteil meiner Ängste und Zweifel auf (Fehl-)Annahmen beruhte, die ich nur übernommen hatte, weil sie in der Blase meines persönlichen kulturellen Umfelds vorherrschten. Eine Kultur, die geprägt ist von einer langen Vorgeschichte der Kontrolle und Besitzansprüche über den weiblichen Körper, von der Angst vor ihrer Reproduktionsmacht, von einem eklatanten Mangel an Wissen über die weibliche Anatomie und die Fähigkeit des weiblichen Körpers, zu funktionieren, ohne heldenhaft gerettet werden zu müssen – hätte ich dann anders gehandelt? Wenn wir »gebären wollen wie Feministinnen«, ist das eine Frage, mit der wir uns besser auseinandersetzen sollten.

Die Antwort liegt meiner Meinung nach in einer bewussten Haltung. Angst macht schwach. Haben wir Angst, riskieren wir, zu Rehen im Scheinwerferlicht zu werden, passiv in eben dem Moment, in dem wir eigentlich handeln müssten. Und wie jeder, der je eine Therapie gemacht hat, dir versichern kann, bestehen ungefähr fünfzig Prozent eines jeden Änderungsprozesses in der Erkenntnis, dass sich etwas ändern muss. Als ich das *Positive Birth Movement* gründete, arbeitete ich bereits seit mehreren Jahren als Dramatherapeutin. Dramatherapie ist eine Form von Psychotherapie, die Kreativität und Geschichtenerzählen nutzt, um Menschen dabei zu helfen, ihren

Gefühlen eine Form zu verleihen. In meinem tiefen Frust darüber, was Frauen beim Gebären alles erleben mussten, wendete ich an, was ich als Therapeutin und im Rahmen meiner eigenen Therapie gelernt hatte: die Erkenntnis, dass es nur eines gibt, das man wirklich ändern kann – sich selbst. Doch sobald man anfängt, sich zu ändern – die Rollen, die man spielt, die Verhaltensmuster, in die man aus Gewohnheit immer wieder verfällt – passiert etwas ausgesprochen Interessantes: Die Menschen in deiner Umgebung stellen fest, dass sie anders als früher mit dir beziehungsweise deinem »neuen Ich« umgehen müssen. Und auf einmal müssen auch sie sich ändern.

Als ich mir das Geburtshilfesystem ansah, dachte ich: unmöglich! Wie sollen wir dieses gewaltige, immer weiter wachsende Ungeheuer je verändern? Aber als ich das einfache Prinzip anwendete, das ich im Therapieumfeld erlernt hatte, begriff ich, was wir dafür tun mussten. Anstatt zu versuchen, das System zu ändern, sollten wir eher versuchen, die Frauen zu ändern, die in dieses System eintreten. Was, wenn Frauen mit einer ganz anderen Einstellung ins Krankenhaus kommen? Was, wenn sie auf ihren Körper vertrauen, hohe Erwartungen an ihr Geburtserlebnis mitbringen, über ihre Optionen Bescheid wissen und sich über ihre Menschenrechte bewusst sind? Müsste sich das »System« dann nicht zwingend ändern, um ihren Ansprüchen gerecht werden zu können?

Ebenfalls geholfen hat mir bei meinen Erwägungen der Therapiezweig der Transaktionsanalyse.* Einfach gesagt betrachtet man unsere zwischenmenschlichen Interaktionen hier auf drei verschiedenen Ebenen beziehungsweise »Ego-Zuständen«: Erwachsener, Elternteil, Kind. Bei jedem Austausch mit einem anderen Menschen entscheiden wir uns für eine dieser Rollen. Die Rolle, für die sich unser Gegenüber entscheidet, trifft auf die Rolle, für die wir selbst uns entschieden haben, und aus dieser Kombination kommt dann entweder ein positives oder ein negatives Erlebnis zustande. Beispielsweise nehmen wir unserem Partner gegenüber die Elternrolle ein, indem wir sagen: »Wieso spülst du nicht häufiger ab?«, und unser Partner verfällt bei seiner Antwort in die Kinderrolle: »Musst du eigentlich ständig auf mir rumhacken?« Oder wir verfallen bei

* Für weitere Informationen über die Transaktionsanalyse empfehle ich *Spiele der Erwachsenen* von Eric Berne, *Psychologie der menschlichen Beziehungen*, sowie *Ich bin o.k. Du bist o.k.* von Thomas A. Harris.

der Arbeit in einem Meeting in die Kinderrolle: »O Gott, ich bin echt ein hoffnungsloser Fall, nie werde ich rechtzeitig mit meinen Sachen fertig«, während unsere Kollegin die Elternrolle einnimmt: »Ich bin sehr enttäuscht über deine mangelnde Zuverlässigkeit.« Auch diese Zustände sind voneinander abhängig, sie ermutigen sich gegenseitig und machen Platz füreinander. Sie sind nicht zwingend negativ, aber meistens ist es für alle Beteiligten (natürlich nur, soweit es sich dabei um Erwachsene handelt!) besser, sich in der Erwachsenenrolle zu befinden. Als Erwachsene können wir sagen: »Ich würde es wirklich zu schätzen wissen, wenn du den Abwasch machst, du bist heute dran«, oder »Ich habe den Bericht noch nicht ganz fertig, aber hier hast du einen super Entwurf, über den wir sprechen können.« Und indem wir selbst die Erwachsenenrolle einnehmen, stupsen wir oft auch andere an der Transaktion Beteiligte in dieselbe Richtung.

Im Augenblick könnte dem Geburtshilfesystem eine Runde intensive Arbeit mit einer Spezialistin für Transaktionsanalyse wirklich nicht schaden. Viel zu häufig sind die Betreuenden in der Elternrolle gefangen, indem sie gleichzeitig pflegen und kontrollieren, und die Schwangere nimmt die Rolle des Kindes ein, bittet um Erlaubnis und Führung und rebelliert hin und wieder. Frauen werden in dieser Rolle festgehalten – und zwar durch die konstante kulturelle Verstärkung der Ansicht, dass ihr Körper ohne Hilfe nicht funktioniert, sprich: dass sie abhängig, hilflos, bedürftig und machtlos sind – so wie kleine Kinder eben. Frauen fühlen sich durch ihre Geburtserfahrung häufig infantilisiert, nicht nur durch den jovialen Ton, in dem teilweise mit ihnen gesprochen wird, sondern auch, weil sie nicht richtig über ihre Optionen informiert und beraten werden. Manchmal fühlen sie sich von ihren Betreuungspersonen »ausgescholten« oder haben den Eindruck, keine Fragen stellen zu dürfen oder dass sie »tun müssen, was man ihnen sagt«. Manchmal fühlt man sich auf der Geburtsstation ein bisschen in die Schulzeit zurückversetzt. Die Transaktionsanalyse lehrt uns, dass wir durchaus etwas dagegen tun können – und das ist eine wichtige Botschaft insbesondere für Personen, die dauerhaft in der Kinderrolle und der damit einhergehenden Hilflosigkeit feststecken. Was jetzt nötig ist, sind Möglichkeiten für die Frauen in Geburtshilfesituationen, die Erwachsenenrolle einzunehmen. Dadurch nehmen wir dem »System« Gelegenheiten, die Elternrolle zu spielen, und ermutigen die Betreuungspersonen, stattdessen ebenfalls in die Erwachsenenrolle zu schlüpfen. Dieser Schritt könnte die Geburtshilfe nachhaltig verändern – und dazu ist nur eines nötig: dass die Frauen Nein sagen zu dem Narrativ, das sie als schwache, abhängige, zerbrechliche und hilfsbedürftige Wesen konstruiert hat. Als ich schwanger dort vor meinem Spiegel stand, war ich längst in den Kindermodus gerutscht: »Wie soll ich eine Geburt durchstehen? Das schaffe ich unmöglich. Ich habe Angst, ich will nicht!« Wäre ich mir ein wenig bewusster darüber gewesen, dass das alles keine Tatsachen sind, sondern nichts weiter als Ängste, die ich von meiner Umgebung erlernt hatte, hätte ich vielleicht zu meinem Spiegelbild sagen können: »Ich bin eine Erwachsene. Ich bin eine Frau, ich bin stark, und ich schaffe das.« Und dadurch ändert sich alles.

Endnoten

1 de Beauvoir, S., *Das andere Geschlecht. Sitte und Sexus der Frau*, Rowohlt Verlag, 2000. Zitat übersetzt nach *The Second Sex*, Knopf, New York, 2009

2 O'Connell, M. A., et al., *Worldwide prevalence of tocophobia in pregnant women: systematic review and meta-analysis*, Acta Obstetricia et Gynecologica Scandinavica, vol. 96 no. 8, August 2017. www.ncbi.nlm.nih.gov/pubmed/28369672

3 Al-Mufti, R., et al., *Survey of obstetricians' personal preference and discretionary practice, European Journal of Obstetrics*, Gynecology and Reproductive Biology, vol. 73, no. 1, May 1997. www.ncbi.nlm.nih.gov/pubmed/9175681

4 O'Donnell, B., *We know the reality of childbirth*, The Guardian, 11. Juli 2008. www.theguardian.com/society/2008/jul/11/nhs.health1

5 Toohill, J., et al., *Trauma and fear in Australian midwives*, Women Birth, vol. 32, no. 1, February 2019. www.ncbi.nlm.nih.gov/m/pubmed/29759933/

6 Warrener, A. G., et al., *A Wider Pelvis Does Not Increase Locomotor Cost in Humans, with Implications for the Evolution of Childbirth*, PLoS ONE, vol. 10, no. 3, 11 March 2015. journals.plos.org/plosone/article?id=10.1371/journal.pone.0118903

7 Dunsworth, H. M., *There Is No »Obstetrical Dilemma«: Towards a Braver Medicine with Fewer Childbirth Interventions*, Perspectives in Biology and Medicine, vol. 61, no. 2, 2018. www.ncbi.nlm.nih.gov/pubmed/30146522

8 Dunsworth, H. M., et al., *Metabolic hypothesis for human altriciality*, Proceedings of the National Academy of Sciences, August 2012. www.pnas.org/content/early/2012/08/28/1205282109

9 Nall, R., *Difficult Labor: Birth Canal Issues*, Healthline.com, 24. Februar 2016. www.healthline.com/health/pregnancy/labor-birth-canal#treatment

10 Mitteroecker, P., et al., *Cliff-edge model of obstetric selection*, Proceedings of the National Academy of Sciences, Dezember 2016. www.pnas.org/content/113/51/14680

11 www.rcog.org.uk/for-the-public/browse-all-patient-information-leaflets/about-rcog-guidelines-and-parallel-information-for-the-public/

12 Grobman, W. A., et al., Labor Induction versus Expectant Management in Low-Risk Nulliparous Women, New England Journal of Medicine, vol. 379, 9. August 2018. www.nejm.org/doi/full/10.1056/NEJMoa1800566

13 Orvos, J. M., *Does ARRIVE set the stage for 39-week induction?*, Contemporary OB/GYN, 14. August, 2018. www.contemporaryobgyn.net/labor-induction/does-arrive-set-stage-39-week-induction

14 Dahlen, H., *The ARRIVE Trial has finally arrived – a midwife's summary*, all4maternity.com, 9 August 2018. www.all4maternity.com/the-arrive-trial-has-finally-arrived-a-midwifes-summary/

15 Goer, H., *Parsing the ARRIVE Trial: Should First-Time Parents Be Routinely Induced at 39 Weeks*, www.scienceandsensibility.org/blog/parsing-the-arrive-trial-should-first-time-parents-be-routinely-induced-at-39-weeks

16 *WHO recommendations for induction of labour*, WHO.int, 2011, aktualisiert 5. 10. 2022. www.who.int/publications/i/item/9789240052796

17 *Rise in women having induced labours, NHS figures show*, bbc.co.uk, 25. Oktober 2018. www.bbc.co.uk/news/health-45978623

18 Boulvain, M., et al., *Membrane sweeping for induction of labour*, Cochrane Database of Systematic Reviews, 2005, Issue 1. www.cochranelibrary.com/cdsr/doi/10.1002/14651858.CD000451.pub2/epdf/full

19 Dekker, R., *The Evidence on: Due Dates*, evidencebasedbirth.com, 15. April 2015. evidencebasedbirth.com/evidence-on-inducing-labor-for-going-past-your-due-date/

20 Reed, R., *Why Induction Matters*, Pinter & Martin Ltd, London, 2018

21 Moore, K., *How accurate are »due dates«?*, bbc.co.uk, 3. Februar 2015. www.bbc.co.uk/news/magazine-31046144

22 Middleton, P., et al., *Induction of labour for improving birth outcomes for women at or beyond term*, Cochrane Database of Systematic Reviews, 2018, Issue 5. www.cochrane.org/CD004945/PREG_induction-labour-women-normal-pregnancies-or-beyond-term

23 www.nice.org.uk/guidance/cg70/chapter/1-Guidance#information-and-decision-making

24 Fox, H., *Aging of the placenta*, Archives of Disease in Childhood – Fetal and Neonatal Edition vol. 77, www.ncbi.nlm.nih.gov/pmc/articles/PMC1720716/

25 Matthews, S., *Rise in women having induced labours »because of Britain's obesity crisis and soaring numbers of older mothers«, NHS figures show*, The Daily Mail, 26. Oktober 2018. www.dailymail.co.uk/health/article-6319373/Rise-women-having-induced-labours-NHS-figures-show.html

26 www.awmf.org/leitlinien/detail/ll/015-083.html

27 mother-hood.de/aktuelles/erste-medizinische-leitlinie-fuer-vaginale-geburten-entstand-mit-beteiligung-von-eltern/

28 Rollinson, M., *Synthetic oxytocin linked to postnatal depression*, kidspot.com.au, 18. Oktober 2017. www.kidspot.com.au/birth/labour/types-of-birth/synthetic-oxytocin-linked-to-postnatal-depression/news-story/2cd4a3234b1e-124506f2b7fa746f5371

29 Peters, L. L., et al., *The effect of medical and operative birth interventions on child health outcomes in the first 28 days and up to 5 years of age: A linked data population-based cohort study*, Birth, vol. 45, 2018. onlinelibrary.wiley.com/doi/pdf/10.1111/birt.12348

30 White, S. W., und Newnham, J. P., *Is it possible to safely prevent late preterm and early term births?* Seminars in Fetal and Neonatal Medicine, vol. 24,

issue 1, February 2019. www.sciencedirect.com/science/article/pii/S1744165X18301252

31 Taylor., B., *Pre-term births on demand: UWA Professor John Newnham*, Perth Now, 3. November 2018. www.perthnow.com.au/news/health/pre-term-births-on-demand-uwa-professor-john-newnham-ng-b881003240z

32 Bolger, L., et al., *How would Mary Poppins fare in labour? Practically perfect? Unlikely*, Irish Medical Journal, May 2018. imj.ie/how-would-mary-poppins-fare-in-labour-practically-perfect-unlikely/

33 *The Birthplace cohort study: key findings*, National Perinatal Epidemiology Unit, Update erfolgt am 1. Februar 2017. www.npeu.ox.ac.uk/birthplace/results

34 www.nice.org.uk/guidance/cg190/chapter/Recommendations#place-of-birth

35 Brocklehurst, P., *Where to give birth, at home or in a hospital? Does it matter?*, UCL Lunch Hour Lectures, 29. Januar 2013. www.youtube.com/watch?v=MPooQjXFPio

36 Smith, H., *Home births three times more risky than hospital, says study*, Metro, 24. November 2011. metro.co.uk/2011/11/24/home-births-are-three-times-more-risky-thanhospital-births-says-study-232377/

37 Hope, J., *First-time mothers who opt for home birth face triple the risk of death or brain damage in child*, The Daily Mail, 25. November 2011. www.dailymail.co.uk/health/article-2065928/First-time-mothers-opt-home-birth-face-triple-riskdeath-brain-damage-child.html

38 *Domiciliary Midwifery and Maternity Bed Needs: Report of the Standing Maternity and Midwifery Advisory Committee*, Central Health Services Council (sub-committee Chairman J. Peel), HMSO, London, 1970.

39 holisticmidwifery.com.au/

40 Richmond, D., Perineal tearing is a national issue we must address, rcog.org.uk, 11. Juli 2014. https://rcogwomenshealth.wordpress.com/2014/07/11/perineal-tearing-is-a-national-issue-we-must-address/

41 *Third- and Fourth-degree Perineal Tears, Management (Green-top Guideline No. 29)*, rcog.org.uk, 12. Juni 2015. www.rcog.org.uk/en/guidelines-research-services/guidelines/gtg29/

42 Homer, C. S. E., et al., *Midwifery continuity of carer in an area of high socio-economic disadvantage in London: A retrospective analysis of Albany Midwifery Practice outcomes using routine data (1997–2009)*, Midwifery, vol. 48, May 2017. www.sciencedirect.com/science/article/pii/S0266613817301511

43 thefarmmidwives.org/preliminary-statistics/

44 Übersetzt nach Gaskin, I. M., *Ina May's Guide to Childbirth*, Vermilion, 2008. Deutsche Ausgabe: *Die selbstbestimmte Geburt: Handbuch für werdende Eltern. Mit Erfahrungsberichten*, Penguin Random House, 2015

45 *OASI care bundle Scaling Up Programme*, rcog.org.uk. www.rcog.org.uk/en/guidelines-research-services/audit-quality-improvement/oasi-care-bundle/

46 Høj, L., *Perineal protection during spontaneous labour*, YouTube, 18. Februar 2014. www.youtube.com/watch?v=X9_FP3f-G8XM&t=2s

47 www.rcog.org.uk/en/guidelines-research-services/audit-quality-improvement/oasi-care-bundle/oasi-faqs/#perrectumhow

48 Reed, R., *The Perineal »Bundle« and Midwifery'*, midwifethinking.com, 9. Mai 2018, Update erfolgt im Dezember 2018. midwifethinking.com/2018/05/09/the-perineal-bundle-and-midwifery/

49 Thornton, J., *Congratulations on your new baby*, ripe-tomato.org, 11. Dezember 2018. ripe-tomato.org/2018/12/11/congratulations-on-your-new-baby/

50 www.rcog.org.uk/about-us/quality-improvement-clinical-audit-and-research-projects/oasi-2/faqs-on-oasi2/

51 Scarf, V. L., et al., *Maternal and perinatal outcomes by planned place of birth among women with low-risk pregnancies in high-income countries: A systematic review and meta-analysis*, Midwifery, vol. 62, 2018. www.midwiferyjournal.com/article/S0266-6138(18)30097-4/pdf

52 Aasheim, V., et al., *Perineal techniques during the second stage of labour for reducing perineal trauma*, Cochrane Database of Systematic Reviews 2017, Issue 6. www.cochrane.org/CD006672/PREG_perineal-techniques-during-second-stage-labour-reducing-perineal-trauma

53 Alfirevic Z. et al., *Continuous cardiotocography (CTG) as a form of electronic fetal monitoring (EFM) for fetal assessment during labour*, Cochrane Database of Systematic Reviews 2017, Issue 2. www.cochrane.org/CD006066/PREG_continuous-cardiotocography-ctg-form-electronic-fetal-monitoring-efm-fetal-assessment-during-labour

54 Khangura, T., und Chandraharan, E., *Electronic Fetal Heart Rate Monitoring: The Future*, Current Women's Health Reviews 2013, issue 9. www.researchgate.net/publication/263610566_Electronic_Fetal_Heart_Rate_Monitoring_The_Future

55 Devane, D., et al., *Cardiotocography versus intermittent auscultation of fetal heart on admission to labour ward for assessment of fetal wellbeing'*, Cochrane Database of Systematic Reviews 2017, Issue 1. www.cochrane.org/CD005122/PREG_comparing-electronic-monitoring-babys-heartbeat-womans-admission-labour-using-cardiotocography-ctg

56 *Immersion in Water During Labor and Delivery*, American College of Obstetricians and Gynecologists, Committee Opinion no. 679, November 2016. www.acog.org/Clinical-Guidance-and-Publications/Committee-Opinions/Committee-on-Obstetric-Practice/Immersion-in-Water-During-Labor-and-Delivery?IsMobileSet=false

57 MacRea, F., Water births have no proven benefit and could be dangerous: Study highlights risk of infection and breathing problems for babies, The Daily Mail, 19. März 2014. www.dailymail.co.uk/health/article-2584760/

Water-births-no-provenbenefit-dangerous-Study-highlights-risk-infection-breathingproblems-babies.html

58 Cerqueira, M., Experts warn against at-home water births after mum shares video of herself giving birth in tub, Mariana, goodtoknow.co.uk, 15, August 2018. www.goodtoknow.co.uk/family/experts-warn-against-at-home-water births-mum-shares-video-birth-in-tub-432330

59 Aus seinem Essay in Beech, B. A. L. (Hg.), *Water Birth Unplugged: Proceedings of the First International Water Birth Conference,* Books for Midwives, 1996.

60 Cunningham, A., *Evidence grows that normal childbirth takes longer than we thought,* Aimee Cunningham, Science News, 16. Januar 2018. www.sciencenews.org/article/evidence-grows-normal-childbirth-takes-longer-we-thought?fbclid

61 Dekker, R., Evidence on: *Prolonged Second Stage of Labor,* Evidencebasedbirth.com, 24. Mai 2017. evidencebasedbirth.com/prolonged-second-stage-of-labor/

62 Lothian, J., A., *Do Not Disturb: The Importance of Privacy in Labor,* The Journal of Perinatal Education, vol. 13, no. 3, summer 2004. www.ncbi.nlm.nih.gov/pmc/articles/PMC1595201/#citeref3

63 Saner, E., *»I knew I was in labour« – why are women being turned away from hospital during childbirth?,* The Guardian, 15. Januar 2018. www.theguardian.com/lifeandstyle/2018/jan/15/i-knew-i-was-in-labour-why-are-women-being-turned-away-from-hospital-during-childbirth

Kapitel 6

Geburt und Kultur: »Fische sehen das Wasser nicht«

Weibliche körperliche Existenz ist eine gehemmte Intentionalität, die auf ein projiziertes Ergebnis mit einem »Ich kann« abzielt und gleichzeitig ihren vollständigen körperlichen Einsatz zum Erreichen dieses Ergebnisses in einem selbstauferlegten »Ich kann nicht« zurückhält.
Iris Marion Young: *Throwing Like a Girl*[1]

Ich war mir stets recht sicher gewesen, dass ich mein gesamtes Leben in einiger Entfernung von Kim Kardashians Hintern verbringen würde. Doch dann kam der November 2014, und nichts war mehr wie zuvor. Je nachdem, ob du Kim – und ihrem Hintern – folgst oder nicht, erinnerst du dich jetzt vielleicht sofort daran, wie die Bilder von ihrer eingeölten Poperze das Internet »schwemmten«, nachdem sie für die Titelseite der Zeitschrift *Paper* posiert hatte. Ich selbst wurde in die ganze Geschichte nur hineingezogen, weil ich durch reinen Zufall genau am gleichen Tag auf Facebook gesperrt wurde, weil ich ein Foto von einer Frau bei einer Wassergeburt gepostet hatte. Das Bild war von hinten aufgenommen, und man konnte sehen, wie das Baby hervorkam. Mit anderen Worten: Es war ebenfalls die Frontalaufnahme eines Hinterns.

Das war nicht meine erste Überschreitung der Facebook-Richtlinien gewesen. Ein knappes Jahr zuvor war ich bereits einmal gesperrt worden, weil ich ebenfalls über die Social-Media-Seite des *Positive Birth Movement* zwei Geburtsfotos geteilt hatte. Eines zeigte eine schwachbeleuchtete nackte Frau im Profil, die auf einem Bett kniete, um zu gebären, das andere zeigte die Hände einer Mutter, die ihr

Baby auffängt, das unter Wasser in einem Becken zur Welt kommt. Dafür hatte ich nur eine 48-Stunden-Sperre erhalten, aber bei meinem zweiten Vergehen mit dem gebärenden Hintern sperrte man mich für eine volle Woche und verlangte von mir, eine Kopie meines Ausweises einzureichen, um mich zu identifizieren. Es ist wichtig, an dieser Stelle darauf hinzuweisen, dass Bilder normalerweise nur entfernt werden, weil jemand sie meldet. Das hier war also nicht einfach ein »Facebook«-Problem, sondern eine Form von gesellschaftlicher Zensur.

Die Geschichte zweier Hintern

Da saß ich nun stinkwütend und scrollte mich zum Trost durch Twitter. Und ich konnte nicht anders, als zu bemerken, dass jeder zweite Tweet Kims nackten, unzensierten Hintern zeigte. Die Ironie meiner Lage war nicht zu übersehen. Mit einem Bild von Kims Hintern auf der einen und dem gebärenden Hintern auf der anderen Seite twitterte ich: »Wieso sind manche Popos okay und andere nicht? Facebook, ich bin verwirrt.« In einem zweiten Tweet schob ich nach: »Manche Formen der Nacktheit sind erlaubt, für andere wird man gesperrt.« Die beiden Tweets schafften es weltweit in die Medien – vielleicht nicht in dem nötigen Ausmaß, um das Internet zu überschwemmen, aber genug, um eine Diskussion darüber ins Rollen zu bringen, wie wir Frauenkörper sehen und warum manche dieser Körper mehr Zustimmung finden als andere. Es war mir wichtig, darauf zu achten, dass aus der darauffolgenden Debatte keine Hetzjagd gegen Kim Kardashian oder ihre Entscheidung, ihren Körper zu zeigen, wurde, da das am Ende nichts weiter gewesen wäre als ein polarisierter »Mamikrieg« mehr da draußen. Frauen sollten sich frei fühlen, ihrem Stolz auf ihren Körper Ausdruck zu verleihen und selbstbewusst nackte Haut zu zeigen. Stattdessen wollte ich das Scheinwerferlicht darauf richten, wieso genau die Bilder von Frauenkörpern während der Geburt zensiert worden waren.

Auffällig ist, dass es sich bei allen drei Bildern nicht um die Art Geburtsbilder handelt, die wir typischerweise sonst zu sehen bekommen. Fragt man Leute auf der Straße, wie sie sich eine gebärende Frau vorstellen, kommen meistens ungefähr dieselben Antworten dabei heraus: »auf einem Bett«, »auf dem Rücken«, »schreiend«,

»beschimpft ihren Mann«, »im Krankenhausnachthemd«, »umgeben von Ärztinnen und Ärzten«, »schmerzverzerrt« und so weiter. Diese Bilder hier waren anders. Sie zeigten den weiblichen Körper bei einer machtvollen Handlung. Diese Körper hier luden nicht passiv dazu ein, durch anderer Leute Blicke bewertet oder bewundert zu werden. Sie waren damit beschäftigt, etwas zu *tun* – eine gewaltige Leistung zu vollbringen. Gefasst, schön, voller Lebenskraft – das Gegenteil von hilflos. Die Frauen auf diesen Fotos wurden nicht von Ärztinnen und Ärzten *entbunden*, sie fingen ihre Babys mit eigenen Händen auf. Wie ich es zum Zeitpunkt der ersten Sperrung im *Guardian* ausdrückte: »Die Bilder stellen alles infrage, was viele Menschen fälschlicherweise für die Wahrheit über Geburten halten und zeigen den weiblichen Körper nackt, schamlos, echt, leistungsfähig, nützlich, aktiv und voller Kraft. Das ist der Grund, aus dem Frauen diese Bilder sehen sollten. Und es ist der Grund, aus dem sie zensiert werden.«[2]

Oder, um es mit T. S. Eliot auszudrücken: »Die Menschheit erträgt nicht allzu viel Wirklichkeit.«[3] Und das gilt insbesondere für die Darstellung von Frauen und ihren Körpern. Unser Menstruationsblut in den Tamponwerbungen ist blau. Kürzlich haben ein oder zwei Models einen Tabubruch gewagt und sich mit Beinbehaarung fotografieren lassen – und erhielten dafür Vergewaltigungs- und Morddrohungen.[4] Instagram geriet dafür in die Schlagzeilen, Bilder von Vaginalausfluss, Unterhosen mit Menstruationsflecken und von Frauen zu entfernen, denen die Schamhaare aus dem Höschen ragen.[5] Die Brustwarzen von Promis werden von den Zensoren zwar häufig auf rätselhafte Weise übersehen, aber stillende Frauen werden immer noch in den sozialen Medien gesperrt,[6] obwohl die Richtlinien besagen, dass ihre Bilder willkommen sind. Und auch im wahren Leben[7] bekommen stillende Mütter natürlich immer noch zu hören, sie sollten sich »bedecken«[8]. Vor diesem kulturellen Hintergrund wird verständlich, wieso ein gebärender Popo für Entsetzen sorgt. Wie mir damals jemand in den sozialen Medien schrieb: »Das ist widerlich, Kinder sollten so etwas nicht sehen müssen.«

Als dreifache Mutter – und zwei davon sind Mädchen – bin ich da anderer Meinung. Mir ist es tausendmal lieber, dass meine Kinder mit dem Selbstvertrauen aufwachsen, das entsteht, wenn sie die Wahrheit über die bemerkenswerte Leistungsfähigkeit ihrer Körper kennen, als mit den Minderwertigkeitsgefühlen, die der Objektifizierung von Frauen und der Darstellung einer vollkommen unrealistischen Version eines geairbrushten, passiven, unechten Frauseins entspringt, das den meisten von uns von klein auf als Vorbild vorgehalten wurde. Wieso sollten wir uns ein Leben lang minderwertig fühlen, nur weil aus uns niemals unbehaarte, schlanke und trotzdem kurvenreiche »Prinzessinnen« werden? Unser Blut ist nun mal nicht tamponwerbungsblau – und das sollten wir auch gar nicht wollen.

Das mangelnde Selbstbewusstsein von Frauen im Geburtsraum lässt sich durch dieses Labyrinth bis zu seinen Ursprüngen zurückverfolgen. Wir wachsen damit auf, uns von der Realität unserer Körper zu distanzieren: von unserem Fett, unseren Haaren, unserem Ausfluss, Schweiß und Blut. Vielen Frauen wird beigebracht, dass sie sich für ihre Periode schämen sollten, dass sie schmutzig sei, ein »Fluch«. Die Saat der Unsicherheit über den eigenen Körper wird in Frauen schon früh gesät. Wie Germaine Greer einmal sagte: »Wenn du dich für emanzipiert hältst, stell dir einfach vor, du müsstest dein Menstruationsblut probieren. Wenn du dich ekelst, hast du noch einen weiten Weg vor dir, Baby.«[9] Heute, mehr als vierzig Jahre später, finden viele dieses Zitat noch immer schockierend. Unser Menstruationsblut zu probieren, wirkt in einer Welt, in der viele Frauen versuchen, dieses Blut nicht einmal anzusehen und es vor sich selbst und anderen zu verstecken, besonders extrem. Auch hier wieder ist die Scham generationenübergreifend – sie ist ein Teil der »zerrissenen Wissenskette«. Wie soll man seiner Tochter einen selbstbewussten und positiven Umgang mit ihrem Körper und ihrer Periode beibringen, wenn in uns selbst das Gegenteil tief eingeimpft wurde und unsere Kultur durchdrungen ist von negativen Botschaften über das Frausein?

> *Gebären ist vollkommen inkongruent zum Mythos zarter, schwacher Weiblichkeit.*
>
> *Entsprechend ist der gebärende Körper fast schon ein Oxymoron: Er ist der »feminine Körper« im höchsten Sinne (gebären, die Aufgabe der Weiblichkeit erfüllen, die »mysteriöse Essenz« der Frauen enthüllen), aber auch ein starker, aktiver, kreativer Körper, der dazu in der Lage ist, das Reißen seines Fleisches durchzustehen und sich davon zu erholen. Das ist es, was ihn so gefährlich macht, so anfällig für Domestizierung und Kontrolle.*
>
> Sarah Cohen Shabot[10]

Die nackte Realität

Wie die Menstruation werden auch Geburten häufig als etwas Dysfunktionales und »Ekliges« betrachtet. Auch das schürt die Angst, die unseren Umgang als Frauen mit diesen Themen prägt – wir wollen nicht zu »echt«, zu »entblößt«, zu »laut« oder zu »unkontrolliert« wirken. Manche Frauen möchten am liebsten gar keine Vaginalgeburt durchleben, weil ihnen der feuchte, blutige, laute Aspekt des Ganzen so zuwider ist. »Ich sehe keinen Grund dafür, warum ich heutzutage wie eine Kuh gebären sollte, wenn auch zivilisiertere Möglichkeiten existieren«, erklärte eine Frau einem Forschungsteam, das 2011 die Beweggründe untersuchte, aus denen Frauen sich für eine geplante Sectio entscheiden.[11] Die Gründe dafür sind komplex, aber der Wunsch danach, »die Kontrolle« oder »die Würde« zu wahren, spielt dabei nicht selten eine Rolle. Auch PDAs erzeugen im Geburtsraum eine »ruhigere«, »kontrollierte« Atmosphäre – sowohl für die Frauen als auch für das Personal. Die lauten, tierhaften Geräusche, die viele Frauen während der Wehen von sich geben und die häufig ein weiterer Faktor sind, den sie an Geburten fürchten, werden durch eine PDA stark reduziert.

Wir müssen ruhig sein, und außerdem müssen wir unbehaart sein. Die Entfernung von Arm-, Achsel- und Schambehaarung ist im feministischen Diskurs ein häufiges Thema, und niemand scheint so recht zu wissen, wieso wir das alle trotzdem immer noch so machen. Unter anderem wird angenommen, der Trend insbesondere zur vollständigen Entfernung der Schambehaarung entstamme der Porno-Szene. Einem anderen Ansatz zufolge setzte er in den Siebzigern ein, ausgelöst durch den unbewussten Wunsch, Frauen in einer Zeit, in der sie lautstark für Gleichberechtigung kämpften, an anderer Stelle zu infantilisieren. Und tatsächlich wird Unbehaartheit mit »vorpubertär« und »kleinem Mädchen« assoziiert. Das rückt die Tatsache, dass in den vergangenen fünfzig Jahren im Kreißsaal – einem Ort, an dem Frauen ohnehin oft wie Kinder behandelt werden – fast schon eine Art Besessenheit vom Thema Schambehaarung herrschte, in ein ganz neues Licht. Inzwischen werden Frauen vor der Geburt nicht mehr routinemäßig die Schamhaare wegrasiert – zumindest nicht in Großbritannien. In vielen anderen Ländern wie beispielsweise Italien, Indien, Bulgarien, Griechenland, Rumänien, Kenia, Frankreich, Spanien und Brasilien ist es immer noch gang und gäbe.

Und im Internet findet man unzählige Foren und Artikel, die Ratschläge darüber anbieten, wie man sich »da unten« auf die Geburt vorbereiten kann. »Viele Frauen entfernen sich vor der Geburt freiwillig alle Haare«, erklärte mir die britische Hebamme Katy Blundell. »Und diejenigen, die keine Zeit dazu hatten, hören häufig gar nicht mehr auf, sich dafür zu entschuldigen, obwohl uns das als Hebammen wirklich vollkommen egal ist!« Tatsächlich spricht sogar vieles dafür, dass Schambehaarung bei Geburten (gleich wie zu jedem anderen Zeitpunkt auch) ihre Vorteile hat: Die Haare bieten Schutz vor Infektionen. Zudem können durch die Haarentfernung vor der Geburt mikroskopische Wunden entstehen, die ein zusätzliches Infektionsrisiko darstellen.[12] Schon irgendwie ironisch, oder? Vor vierzig Jahren hätte eine Britin vor der Geburt (meist ohne ihre Einwilligung) ohne jede empirische Grundlage eine routinemäßige Rasur erhalten, und heute, wo diese Praxis nicht mehr erlaubt ist und auch nicht empfohlen wird, entfernen sich die Frauen aus Unsicherheit die Schamhaare freiwillig – sei es aus modischen Gründen oder um auf die vermeintlichen Gefühle des Personals Rücksicht zu nehmen. Tammy Wynette hatte jedenfalls recht – *sometimes it's hard to be a woman*.

Aber es ist nicht nur vielen Frauen wichtig, mit einer gepflegten Schamhaarfrisur zur Geburt zu erscheinen – auch während der Geburt »ruhig« und »gelassen« zu bleiben, setzen sich viele Frauen zum Ziel. Für alle Frauen, die dieses Ziel nicht mithilfe einer PDA erreichen wollen, bietet sich als Lösung inzwischen die Technik Hypnobirthing an. Schwangere erlernen, wie sie ihr Baby »aus sich herausatmen« können. Hypnose ist im Geburtskontext ein geniales Werkzeug, das viele Frauen unfassbar hilfreich finden. Ich will hier also nicht die Technik selbst kritisieren, sondern dass sie aufgrund unserer kulturell bedingten Angst vor Geburten häufig als Möglichkeit missbraucht wird, auf eine bestimmte Weise – nämlich »geordnet« und »reguliert« – zu gebären. Zudem erweist sich Hypnobirthing in so manchem Fall auch als ein Test mehr, bei dem die Frau versagen kann. Wendet man Hypnobirthing »richtig« an, wenn man sich herumwirft, schreit, weint und um eine PDA bettelt? Vielleicht handelt es sich dabei nur um eine kurze Phase – meistens den »Übergang«, den Augenblick, in dem sich der Muttermund komplett geweitet hat und viele Frauen beschließen, dass es jetzt reicht und sie lieber aufgeben möchten. Eine Frau, die Hypnobirthing einsetzt, hat womöglich nicht damit gerechnet, dass sie während des Geburtsprozesses überhaupt jemals derart die Kontrolle verlieren könnte. Frauen, die sich während der Wehen »ruhig« verhalten, werden auch häufig gelobt: »Macht sie das nicht toll? Man merkt fast nicht, dass sie überhaupt Wehen hat.« Frauen, die sich »unbeherrscht« verhalten, haben dagegen häufig den Eindruck, es bestünde Sorge, dass sie »nicht klarkommen«. Manchmal müssen sie sich auch anhören, sie sollten sich ruhig verhalten oder »doch endlich mal die PDA probieren« – was natürlich den Vorteil hat, dass es auf der Geburtsstation deutlich ruhiger zugeht.

Aber Gebären ist nun mal nicht immer ein ordentlicher, linearer Prozess. So wie bei einem Marathonlauf gibt es Phasen, in denen wir das Gefühl haben, wir könnten ewig weiterlaufen, und andere, in denen wir daran zweifeln, dass wir es bis zur nächsten Straßenecke schaffen. Mir gefällt die Vorstellung, dass es sich bei Geburten um eine »Heldinnenreise« handelt. Wenn dir das Konzept neu ist: Manchmal wird es auch als »Monomythos«* bezeichnet, bei dem es sich um eine Art Muster handelt, nach dem viele Geschichten aufgebaut sind, von *Star Wars* über *Die Tribute von Panem* bis zu *Harry Potter*, der *Odyssee* und dem *König der Löwen*. Das Muster sieht ungefähr so aus: Der Held lebt seinen Alltag vor sich hin, da ruft ihn plötzlich das Abenteuer. Der Held sträubt sich zunächst, macht sich dann aber auf eine Reise, auf der er einem Mentor begegnet, gegen Feinde kämpft, den »Weg der Prüfungen« gehen muss, in eine Unterwelt herabsteigt, der Göttin begegnet, eine Belohnung erhält und am Ende eine Art Wiederauferstehung oder Wiedergeburt durchlebt und mit dem Preis oder Elixier in die »wahre Welt« zurückkehrt, durch die Erfahrung aber zu einem anderen geworden ist. Es heißt, der Monomythos würde auf den unbewussten Mustern beruhen, die wieder und wieder in Mythen und Geschichten auftauchen. Aber wenn diese Muster wiederum nicht dem Weg entspringen, auf den sich jede Frau begibt, die neues Leben in die Welt setzt, fresse ich ein Lichtschwert.

Jede Frau, die ein Kind zur Welt bringt – ganz gleich, wie das Kind am Ende geboren wird –, betritt diesen Weg der Heldin, auch wenn das meist nicht so wahrgenommen wird. Indem die sozialen

---

* Um mehr über den Monomythos zu erfahren, empfehle ich die Lektüre von Joseph Campbells *The Hero with a Thousand Faces*, auf Deutsch erschienen unter dem Titel *Der Heros in tausend Gestalten*.

Medien die Erlebnisse und Geschichten echter Frauen so unmittelbar zugänglich machen, spielen sie eine große Rolle dabei, diesen Umstand infrage zu stellen und in einer Welt, in der Frauen weitestgehend vom Thema Geburt abgeschottet wurden, zu zeigen, wie Geburten wirklich aussehen. Seit meinen Facebook-Sperrungen 2013 und 2014 wurden Facebook und Instagram zunehmend unter Druck gesetzt, mehr »echte« Bilder von Frauen zuzulassen. Beide Plattformen fahren inzwischen auch einen weicheren Zensuransatz im Umgang mit Geburten. Es kommt zwar immer noch vor, dass solche Bilder zensiert werden, aber die aktuellen Standards sind inklusiver als frühere. 2018 verpasste Instagram seinen Richtlinien zu Geburtsbildern ein öffentliches Update,[13] nachdem eine Petition mit mehr als 20.000 Unterschriften eingereicht worden war. »Wir glauben, dass die neuen Richtlinien Geburtsbilder besser, nämlich als lehrreich und feierlich, kategorisiert«, hieß es damals seitens Instagram, und das bedeutete einen großen Schritt nach vorn. Natürlich geht es dabei nicht nur um die »expliziten« Bilder von Babys, die gerade auf die Welt kommen, obwohl solche Bilder einen besonders großen Beitrag dazu leisten, Missverständnisse aus dem Weg zu räumen. Frauen wollen auch einfach nur mal sehen, wie andere Frauen, die gebären oder gerade ein Baby bekommen haben, »eben so aussehen«. Das durfte ich 2015 feststellen, als ich auf der *Positive-Birth-Movement*-Facebookseite einen Artikel über »One Day Young«, das neuste Projekt der Fotografin Jenny Lewis, veröffentlichte.[14] Lewis machte eine Serie wunderschöner Fotos von Frauen am Tag nach der Geburt, denn sie wollte »eine Geschichte über die Kraft und Widerstandsfähigkeit von Frauen nach dem Gebären« erzählen, die ihrer Meinung nach »in der heutigen Welt nahezu keinerlei Aufmerksamkeit erfährt«. Nachdem sie selbst zwei schöne Geburten hinter sich hatte, empfand sie den Drang, »die Ängste, die das Thema Geburt umgeben, zu lindern«. »Alles, wovon ich hörte, waren PDAs, Schnitte, Schmerz und Angst – es kursierten überhaupt keine positiven Informationen«[15], erzählt sie. Lewis' Arbeit war auch so schon herrlich, aber als ich sie in den sozialen Medien teilte, geschah etwas wirklich Wunderbares. Spontan begannen auch andere frischgebackene Mütter, Fotos von sich in den Minuten oder Stunden direkt nach der Geburt zu veröffentlichen, weil sie denselben Drang verspürten wie Lewis: den Drang, »die Ängste zu lindern«.

#BirthJustHappened

Bei der Suche nach einem Hashtag für die Bilder und Geschichten, die Frauen direkt nach der Geburt teilten, war es mir wichtig, eine Formulierung zu finden, die gleichzeitig zum Ausdruck brachte, dass sie gerade erst geboren hatten und dass daran nichts Grauenerregendes gewesen war. Dass Gebären keine Krankheit und auch kein operativer Eingriff ist, sondern ein Alltagsereignis. Dabei heraus kam das Hashtag #BirthJustHappened. In den darauffolgenden Tagen sendeten Hunderte von Frauen Bilder ihrer glühenden, triumphierenden Gesichter ein, nachdem sie gerade erst die verschiedensten Arten von Geburten erlebt hatten. Auch diesmal gab es ein breites Medienecho mit Headlines wie »Diese Fotos verändern unsere Vorstellung von Geburten«.[16] Die teilnehmenden Frauen erwähnten wiederholt ihren Wunsch, kulturelle Fehlvorstellungen von Geburten zu korrigieren und anderen Frauen zu helfen, weniger Angst zu haben. Beki Kemp aus dem englischen Somerset, die ein Bild von sich nach der Wassergeburt ihres zweiten Kindes teilte, erzählte mir: »Geburten werden als das ›schmerzhafteste und unvorhersehbarste Ereignis deines Lebens‹ dargestellt. Erst nach der Geburt meines ersten Kindes begriff ich, wie tief mich die Weise, wie über Geburten gesprochen wird, beeinflusst hatte. Ich dachte einfach, die Horrorgeschichten wären die Norm.« Luella Shapiro aus Wisconsin, die ebenfalls ein Bild teilte, sagte: »Ich wünsche mir, dass andere Frauen sehen, dass es nicht nur Horrorgeschichten und Notfälle gibt. Es ist schön, intensiv und emotional, alles auf einmal. Ich glaube, der Anblick dieser Bilder ist deshalb so hilfreich, weil sie die Vorstellung widerlegen, dass Frauen während der Geburt machtlos, krank, von Medikamenten benebelt oder sonst wie geschwächt sind. Sie zeigen, dass Geburten etwas Starkes, Mächtiges und Schönes sein können, und das kann schwangeren Frauen – insbesondere Erstgebärenden – Selbstvertrauen für ihren eigenen Geburtstermin mitgeben.«

Der Hunger nach diesem neuen Narrativ über Geburten ist gewaltig. Frauen wollen diese positiven Geschichten, Botschaften und Bilder in sich aufsaugen, als würden sie sich damit selbst ein Gegenmittel für Jahrzehnte der Angst und Negativität verabreichen. In unserem von Bildern angetriebenen Zeitalter kann ein Foto mehr sagen als tausend Worte. Während der Hochphase von #BirthJustHappened sprach ich mit schwangeren Frauen über die Bilder. »Ich habe noch zwei Wochen bis zur Geburt und hatte panische Angst«, berichtete mir eine von ihnen. »Aber jetzt kann ich zu meinem Erstaunen sagen, dass ich mich darauf freue. Seitdem ich diese Bilder gesehen habe, bin ich richtig aufgeregt.« Eine andere Schwangere berichtete: »Man kann die Kraft, die von diesen Bildern ausgeht, förmlich spüren. Ich wusste vorher nicht, dass Geburten so sein können. Jetzt will ich genau das.« Frauen werden häufig vor der »Realität von Geburten« gewarnt. Aber die sozialen Medien bieten ihnen Gelegenheit, über das Thema zu diskutieren – mit Filmen und Bildern, die ihren Punkt unterstreichen. Und das Geheimnis, das viele Frauen dort mit der Welt teilen, lautet: *Es ist gar nicht so übel, und du schaffst das.*

#BirthUndisturbed

Das war die Botschaft, die Natalie Lennard über die »Realität von Geburten« verkünden wollte, als sie 2017 von ihrer erfolgreichen üblichen Arbeit als Fotografin für »surreale Mode«, die sie unter dem Künstlernamen »Miss Aniela« veröffentlicht, abwich und das Projekt »Birth Undisturbed« ins Leben rief.[17] Bei den Bildern handelt es sich um Nachstellungen berühmter Augenblicke und Konzepte in der Geschichte der Geburt, von Grantly Dick-Reads »Whitechapel Woman«, die zu ihm sagte: »Es hat nicht wehgetan. Aber das sollte es ja auch nicht, oder, Doktor?«[18] über die Queen, die im Rahmen einer Hausgeburt Prinz Edward zur Welt bringt, bis hin zur Geburt von Jesus – nicht wie üblich in der Krippe, als er schon geboren ist, sondern wie Maria ihn gerade aus sich herauspresst, direkt in die blutigen Hände von Josef. Andere Bilder der Serie zeigen Konzepte wie den »Salle Sauvage« – einen besonders ursprünglichen Ort für Geburten, einen »primitiven Raum« sozusagen. Eine Idee, die auf den geburtsbegleitenden Arzt Michel Odent zurückgeht. Ein anderes zeigt den Geburtsreflex in Aktion in Form einer Frau, die auf dem Weg ins Krankenhaus auf ihrer Türschwelle gebiert. So wie ich mit #BirthJustHappened wollte Lennart unsere kulturell übliche Darstellungsweise von Geburten infrage stellen. »Ich habe jahrelang Fashionmodels fotografiert und ständig Bilder von schönen, sexy, jungen, femininen Frauen gesehen, das volle Programm eben. Aber nichts davon strahlte je echte Macht aus«, erzählte sie mir. »Und das ist es, worum es bei der ganzen Serie geht. Das ist es, was ich den

Menschen mitgeben will, diese neue Bildersprache, die zeigt, wie wunderbar Geburten sind, wie angefüllt mit Emotionen, wie vielschichtig. Ich glaube, dass es uns nach Bildern wie diesen dürstet.« Ebenso wie bei #BirthJustHappened deutet das Feedback, das Natalie für ihre Bilder von anderen Frauen bekam, darauf hin, dass sie damit eine Frauengeneration bedient, die sich nach positiven Botschaften über Geburten sehnt. Eine Frau hinterließ auf Lennards Instagram-Account[19] den Kommentar: »Als ich selbst Wehen hatte, dachte ich an die Kraft, die von den Frauen auf deinen Bildern ausging, und das hat mir viel Stärke verliehen. Deine Arbeit ist der Grund dafür, dass aus meiner Angst vor den Wehen als etwas, das man einfach irgendwie durchstehen muss, Vorfreude auf die vermutlich einflussreichste und transformativste Erfahrung meines Lebens wurde. Und genauso kam es dann auch.« Eine andere schrieb: »Deine Bilder haben die Tatsache unterstrichen, dass man vor Geburten keine Angst zu haben braucht. Ich hatte fast mein ganzes Leben lang einen anderen Eindruck. Ich finde keine Worte dafür, wie kraftvoll das ist. Ich glaube, wegen Leuten wie dir findet eine Art Geburtsrevolution statt, und das ist ein verdammtes Wunder!«

Die sozialen Medien helfen außerdem dabei, die postnatalen Erfahrungen von Frauen zu revolutionieren. Die Reaktionen auf das Aussehen von Kate Middleton, als sie 2013 am Tag nach Prinz Georges Geburt das Krankenhaus verließ, waren ziemlich bemerkenswert. Einige Medien äußerten sich überrascht, dass sie »noch einen Babybauch« hatte. Es wurden Fachleute zurate gezogen, die den Journalisten erklären sollten, dass der weibliche Körper nicht einfach über Nacht wieder der alte wird (vielleicht auch nie wieder), selbst wenn man eine Herzogin ist. Die Zeitungsartikel, die um diese Informationen gestrickt wurden, zeigten vor allem eins: wie beschämend wenig wir über Frauenkörper nach der Geburt wissen. Auf Instagram und Facebook finden sich allerdings ebenfalls Antworten auf diese Fragen, denn immer mehr Frauen – auch einige Promis – teilen inzwischen unter Hashtags wie #TakebackPostpartum und #StopCensoringMotherhood Fotos von ihren »Post Baby Bodys«, auch von ihren »Bäuchlein« in der Zeit nach der Geburt, ihren Dehnungsstreifen, ihren Narben und ihren riesigen Unterhosen und Einlagen. All diese Social-Media-Aktivitäten rund um das Thema Geburt scheinen ein Teil der vierten Welle des Feminismus zu sein, die vor allem durch den Einsatz neuer Technologien gekennzeichnet ist und manchmal auch als »Hashtag-Feminismus« bezeichnet wird – man denke nur an #MeToo oder #EverydaySexism und viele weitere Kampagnen, in denen Frauen die sozialen Medien genutzt haben, um den Status quo infrage zu stellen. Die Macht des Internets, Denkweisen auf den Kopf zu stellen und die Basis zu gemeinsamen Aktionen zu mobilisieren, erweist sich in vielen Lebensbereichen von Frauen als transformativ. Im Bereich Geburten wirkt die aktuelle Aktivismuswelle frisch, dynamisch und längst überfällig. Doch neben diesem jugendlichen, energiegeladenen Phänomen stampft noch immer ein Dinosaurier durch die Landschaft, der hoffentlich inzwischen auf dem letzten Loch pfeift: das uralte, schuppige Ungetüm namens »One Born Every Minute«.

One Born Every Minute*

Es ist frustrierend zu beobachten, was für ein wesentlicher Bestandteil unserer Fernsehgewohnheiten die Fernsehserie *One Born Every Minute (OBEM)* inzwischen ist. Denn sie dient für viele Frauen als eine Art Blaupause dafür, wie »Geburten nun mal so sind«. Die gebärenden Frauen werden allerdings fast immer im Bett auf dem Rücken liegend gezeigt, wo sie den Kräften der Natur und den Entscheidungen des Krankenhauspersonals hilflos ausgeliefert sind. Und da es sich um eine Fernsehserie handelt, muss es spannend zugehen – eine wunderbare Ausrede, um Geburten als dramatische, hektische Notfälle darzustellen. Langsame, lange, ereignislose Eröffnungsphasen bei schummriger Beleuchtung mögen für die gebärenden Frauen zwar besser sein, würden die Aufmerksamkeit der Zuschauenden aber vermutlich nicht sonderlich lange fesseln. Zudem ist es aus Sicht der Produktion vermutlich einfacher, medikalisierte Geburten zu filmen, da diese häufig im Krankenhausbett stattfinden – ein deutlich besserer Winkel nicht nur für die Geburtsbegleitung, sondern auch für die Kamera. Eingeleitete Geburten finden meist tagsüber statt und sind für das Filmteam leichter einzuplanen. Zudem kann es

---

* Bei *One Born Every Minute* handelt es sich um eine britische Doku-Serie ähnlich dem deutschen Format *Die Babystation – Jeden Tag ein kleines Wunder*, das den Alltag auf Geburtsstationen darstellt, indem es verschiedene Paare vom Weg ins Krankenhaus bis zur Geburt begleitet. In Großbritannien und den USA erfreut sich *OBEM* großer Beliebtheit.

gut sein, dass Frauen, die sich im Vorfeld über den physiologischen Aspekt von Geburten schlaugemacht haben, überhaupt nicht darauf kommen würden, in der Serie mitzuwirken, da sie wissen, dass es den natürlichen Geburtsprozess hemmen könnte, beobachtet und gefilmt zu werden. Entsprechend hoch ist die Wahrscheinlichkeit, dass Personen, die bereit sind, an der Serie teilzuhaben, weniger aufgeklärt darüber sind, wie sie eine natürliche Geburt unterstützen können, und eine hohe Bereitschaft mitbringen, sich an Krankenhausnormen und -richtlinien zu halten.

Das sind nur einige der Erklärungen dafür, wie Geburten in *OBEM* dargestellt werden. Unterm Strich aber lässt sich sagen, dass die Serie großen Einfluss auf Frauen und ihre Partner:innen hat und damit die soziale Verantwortung trägt, ausführlichere Informationen über Rechte und Möglichkeiten von Frauen im Geburtsraum einzubauen. Viele Hebammen und andere Mitarbeitende in der Geburtshilfe geben hinter vorgehaltener Hand zu, dass sie selbst *OBEM* schauen und sich jedes Mal winden, wenn sie sehen, wie ihr Beruf dort dargestellt wird. »Ich kann das nicht mehr mit ansehen, das ist schlecht für meinen Blutdruck«, sagte eine Hebamme zu mir, und eine andere fügte hinzu: »Ich ertrage es nicht, zusehen zu müssen, wie viele Möglichkeiten für eine unkomplizierte, frauzentrierte Geburt dort verpasst werden.« Folgt man dem Twitter-Feed der Serie, begegnet man vielen Beispielen von schwangeren Frauen, die sich durch die Inhalte beeinflussen lassen. »Schaue alte Folgen von *One Born Every Minute*, um mich selbst geistig für die Folter zu wappnen. Ich habe Panik, obwohl ich weiß, was mich erwartet«, twitterte beispielsweise @laurastonex. »Schaue *One Born Every Minute* – sollte das wohl besser bleiben lassen, schließlich bin in einer Woche ich das (besorgter Smiley)«, schrieb @wldxhrt. Viele Frauen betrachten das angebliche Grauen der Geburt auch mit Humor, so wie @goggleboxAU, die die Serie beschrieb als »das Verhütungsmittel, von dem wir gar nicht wussten, dass wir es brauchen«.

OBEM und ähnliche Doku-Serien schaden Frauen. Indem sie Geburten so darstellen, wie sie es tun, normalisieren und verstetigen sie eine Kultur, in der Geburten als medizinischer Notfall empfunden werden, bei dem die Frauen kaum ein Wörtchen mitzureden haben. Das hat ganz direkte Auswirkungen auf die Erwartungen, die Frauen an die Geburt ihrer Kinder stellen, und diese wiederum beeinflussen ihr Verhalten, ihre Ängste, ihr Vertrauen auf ihren Körper und ihren

Anspruch auf Selbstbestimmung im Geburtsraum. Aber damit steht die Serie nicht allein da – sie ist Teil einer langen Historie der medialen Darstellung von Geburten als dysfunktionale Krise, aus der die gebärenden Frauen dringend errettet werden müssen. Überleg mal, wie praktisch alle Geburten abliefen, die du je in Film oder Fernsehen gesehen hast. Die Zutaten sind meist die gleichen: hastiger Aufbruch ins Krankenhaus, ein Bett, Ärztinnen und Ärzte, die das Kommando übernehmen, eine hilflose, verschwitzte Frau, die auf dem Rücken liegt, Leute, die »Pressen!« brüllen. Und meistens wird die Nabelschnur direkt durchtrennt (falls es überhaupt eine gibt. Rachels Baby in *Friends* beispielsweise kam ganz ohne zur Welt!), es gibt keinen Hautkontakt zum Baby, und die Plazenta bleibt unsichtbar. Um diesem Umstand die Stirn zu bieten, hat die US-amerikanische Geburtspädagogin Vicki Elson 2009 einen Film mit dem Titel *Labouring Under an Illusion: Mass Media Childbirth vs. The Real Thing*[20] gedreht, in dem Fernsehgeburten mit Aufnahmen von echten gebärenden Frauen verglichen werden, manchmal auf durchaus lustige Weise, aber immer vor dem ernsten Hintergrund, wie unrealistisch Geburten im Fernsehen in der Regel dargestellt werden. Eine der besten Ideen, die eine Schwangere im 21. Jahrhundert haben kann, ist es, sich Geburtsfilme wie Elsons anzusehen, die Hausgeburten, Wassergeburten und Geburten in aufrechter Haltung zeigen – egal was, Hauptsache, es sind Geburten, bei denen die Frau die Königin im Raum ist und die Kontrolle und die Macht über das Geschehen innehat.

Und das vermutlich Schlimmste, was sie tun kann, ist, *One Born Every Minute* zu schauen – außer sie sieht es sich ausschließlich aus dem Grund an, dass sie noch nicht viel darüber weiß, welche Möglichkeiten sie hat, und mehr darüber erfahren will, wie Krankenhausgeburten aussehen können. Wenn dir meine Kritik an der beliebtesten Vorabendserie Großbritanniens arg streng vorkommt, interessiert es dich vielleicht, dass mehrere Akademiker:innen die Serie im Detail unter die Lupe genommen haben und zu ähnlichen Schlüssen gekommen sind. Lisa Baraitser, Professorin für Psychosozialtheorie in Birkbeck, und die Soziologieprofessorin Imogen Tyler veröffentlichten 2013 einen Beitrag in *Studies in the Maternal*,[21] in dem sie zu dem Schluss kamen, *OBEM* würde neben vielen anderen Fernsehserien über Geburten Frauen als »weitestgehend passive Subjekte darstellen« und einen äußerst begrenzten Blick auf Geburtsoptionen »außerhalb des dominanten Systems der Kontrolle und Überwachung bieten, das die Geburtshilfepraktiken im globalen Norden kennzeichnet.« Darüber hinaus würde *OBEM* »Ängste schüren, die die Vorstellung von Geburten als ›Krise‹, die von Mediziner:innen betreut und erfolgreich gelöst wird, nähren und aufrechterhalten.«

Die Wissenschaftlerin Julie Roberts leitet ein vom Wellcome Trust finanziertes Projekt namens *Televising Childbirth*, für das eine interdisziplinäre Forschungsgruppe an der University of Nottingham untersucht hat, wie Geburten im Fernsehen dargestellt werden und welche Auswirkungen diese Darstellung auf das Erleben von Frauen hat. Im Rahmen ihrer Studie haben sie eine quantitative »Inhaltsanalyse« von *One Born Every Minute* vorgenommen[22] und dabei herausgefunden, dass in der Serie nicht nur weiße, heterosexuelle Paare stark überrepräsentiert sind, sondern dass sie auch »eine Medikalisierung der Geburt zeigt, die dadurch zustande kommt, dass vorgeblich unbedeutende Geburtsinterventionen als Routineeingriff dargestellt werden und die Entscheidungsmacht der Frauen über solche Interventionen an keiner Stelle thematisiert wird.« In den zwei Staffeln, die sie untersuchten, wurde keine einzige Hausgeburt begleitet, und wenn Geburten in Geburtshäusern stattfanden, wurde das nicht ausreichend dargestellt, sodass insbesondere bei Laien der Eindruck entstand, alle Frauen würden in einem Krankenhauskreißsaal gebären. 90 % der Frauen mit Presswehen wurden auf dem Rücken liegend gezeigt, bei 98 % der Geburten kamen Schmerzmittel zum Einsatz, und bei 77 % wurden Interventionen vorgenommen. Das alles trug dazu bei, dass die Serie die Macht hat, wie es das Forschungsteam so schön ausdrückte, »das alltägliche Vorgehen zur Norm zu machen«. Mit anderen Worten: Diese Dinge mögen zwar überall in Großbritannien andauernd vorkommen, aber dass sie uns in dieser Form und unhinterfragt auf dem Bildschirm präsentiert werden, ermutigt uns, sie zu akzeptieren als das gute, alte »wie Geburten eben so sind«.

Das *Televising-Childbirth*-Team betont außerdem den bemerkenswerten Mangel an Informationen, die gebärende Frau in *OBEM* über ihre Optionen und Entscheidungsmöglichkeiten erhalten. Beispielsweise wird in 91 % der Geburtsgeschichten, in denen ein Eingriff vorgenommen wird, kein Gespräch darüber gezeigt, in dem die Frau aktiv die Entscheidung trifft. Das Forschungsteam gesteht zwar zu, dass das nicht unbedingt bedeuten muss, dass die Frauen tatsächlich nicht über ihre Möglichkeiten informiert wurden, sondern dass es auch sein kann, dass dieser Teil es einfach nicht auf den Bildschirm geschafft hat. Doch auch das ist für sich genommen bereits problematisch. Denn es schiebt das Thema Optionen und Entscheidungsfreiheit der Frau bei der Geburt an den Rand und verbannt jegliche Diskussion über dieses wichtige Thema aus dem Mainstreambereich. Außerdem »stellt es Frauen potenziell auf einer Position dar, die dem Geburtsprozess, ihrem Körper und all jenen, die sich angeblich besser mit Geburtsentscheidungen auskennen, untergeordnet ist.« Die Wissenschaftlerin Julie Roberts sagte mir: »Besondere Sorge bereitet mir der Mangel an Erklärungen, weshalb Interventionen vorgenommen werden, und an Gesprächen mit den Frauen vor der Kamera über Vor- und Nachteile und Alternativen. Ich glaube, es würde sich sehr positiv auf das Recht auf Selbstbestimmung und Entscheidungsfreiheit der Frauen auswirken, wenn solche Unterhaltungen im Mainstream Fernsehen gezeigt werden würden.«

> *Wer seine Wahlmöglichkeiten nicht kennt, hat keine.*
> Diana Korte[23]

Wissenschaftler und Wissenschaftlerinnen haben zudem die Unterhaltungen und Interaktionen analysiert, die in *OBEM* zwischen Frauen und Hebammen stattfinden, um herauszufinden, wie Entscheidungen getroffen werden. Jackson et al. von der *University of York* veröffentlichten 2016 einen Aufsatz,[24] für den sie 26 Unterhaltungen transkribiert und analysiert hatten. Dabei stellte sich heraus, dass die Hebammen in *OBEM* häufig Behauptungen aufstellen, die das Gefühl der Entscheidungsfreiheit der Frauen beeinflussen. Dazu zählen Formulierungen wie: »Wir müssen ...« oder »Wir werden jetzt ...«, wie beispielsweise in »Wir müssen Sie jetzt an einen Monitor anschließen« oder »Wir werden jetzt gleich Ihre Fruchtblase aufstechen«. Zwischen den Zeilen lässt eine solche Formulierung keinerlei Raum für Entscheidungen, auch wenn es theoretisch andere Optionen gäbe. Es wird auch keine Einwilligung eingeholt. Stattdessen wird das vorgeschlagene weitere Vorgehen als *notwendige Tatsache* dargestellt, als etwas, dass *passieren wird*. Die Verwendung des Wortes »wir« impliziert dabei, dass mehrere Leute die Entscheidung gutheißen, wodurch sich die gebärende Frau noch isolierter und verletzlicher fühlen würde, wenn sie Einwände äußern würde. Zudem wird impliziert, dass es sich um eine gemeinsame Entscheidung handelt und die Frau ihre Zustimmung eigentlich bereits gegeben hat. Das Forschungsteam schließt daraus, dass ihre Untersuchung des Programms auf eine Lücke zwischen den aktuellen Richtlinien über gemeinsame Entscheidungsfindung in der Geburtshilfe und das tatsächliche Vorgehen im Berufsalltag hinweist.

Diese Forschungsergebnisse sind interessant, denn die schlimmen persönlichen Erfahrungen, von denen Frauen oft berichten, betreffen genau diese Lücke zwischen Richtlinien und Realität. Sie bezeugen oft eine entmenschlichte und überholte Sprache, wozu auch »entbinden« gehört, denn es versetzt die gebärende Frau automatisch in die passive Rolle, sie »wird entbunden«. Ähnlich überholt ist das englische Wort »deliver«, daher war es sehr überraschend als noch eine Geburtsdokumentation genau dieses Wort im Titel trug: »Delivering Babies«. Die Doula Kati Edwards, deren Hausgeburt für die BBC-Serie »Childbirth: All or Nothing« 2016 gefilmt wurde, sagte, dass sie die Dokumentation als eine weitere vertane Gelegenheit sieht, das Thema voranzubringen. »Hat denn den Programmverantwortlichen niemand erklärt, wie heiß umstritten das Wort »deliver« in Mütterkreisen ist? Die Sprache im Zusammenhang mit Geburt zu verändern scheint nur eine Kleinigkeit zu sein, aber es ist ein entscheidender Moment wenn wir den Frauen ihre Geburt zurückgeben wollen«, sagte sie mir. »Außerdem war der Film voll mit Szenen, die eben nicht frauzentriert waren: Die Frau wurde angeschrien, sie solle pressen, ihr wurde gesagt, es sei völlig normal, dass man sich nach einer Geburt wie von einem Zug überfahren fühlt und sogar ständiges Geplauder, das die Frau gestört hat, obwohl es doch eine friedliche Hausgeburt zeigen sollte. Das hat mich ziemlich verärgert.«[25]

Bild für Bild, Szene für Szene lassen Sendungen wie *OBEM* »das gängige Vorgehen als Norm erscheinen« und formen Erwartungen – und damit letztlich auch die Realität – all jener, die Babys bekommen oder einer Geburt beiwohnen. Wie Kim Kardashians passiver Popo gelten diese Arten von Geburt als absolut akzeptabel, während solche, in denen Frauen aktive Teilhabe zeigen, selten sind, zensiert werden und es häufig gar nicht erst auf den Bildschirm schaffen.

Blutige Geburten

Auch in den Printmedien werden Geburten aufgebauscht. Dramatische Geschichten über Gefahrensituationen kommen einfach besser an als Geschichten über starke Frauen, die ein super Erlebnis haben! Während ich das hier schreibe, fördert eine kurze Suche nach aktuellen Schlagzeilen die üblichen Verdächtigen zutage: Worte wie »Horror«, »Risiko« und »Schmerz« sind allgegenwärtig. Nachdem ich mehrere Jahre lang für die Medien über Geburten geschrieben habe, weiß ich aus Erfahrung, dass die Redaktion häufig sogenannte »Click Bait«-Titel aussucht, also Schlagzeilen, die im Zeitalter des Onlinewettbewerbs die Aufmerksamkeit der Lesenden auf sich ziehen. Ein Artikel, den ich über Väter schrieb, die nach der Geburt an PTSD leiden, in dem ich die Bereitschaft in unserer Kultur infrage stellte, Geburten automatisch als traumatisierend zu verstehen, und nahelegte, dass es auch anders laufen könnte – für Väter, Mütter und eigentlich alle –, erschien am Ende unter der Überschrift »Männer müssen sich besser auf den blutigen Aspekt von Geburten vorbereiten«,[26] was praktisch nichts mit dem Punkt zu tun hatte, den ich eigentlich machen wollte. Zweieinhalb Jahre lang schrieb ich eine wöchentliche Kolumne für das Magazin *BestDaily* und arbeitete dabei zusammen mit der Redakteurin Abigail Blackburn daran, Inhalte und die dazu passenden Schlagzeilen zu erarbeiten, um das existierende Narrativ rund um das Thema Geburt auf den Kopf zu stellen und es aus einer ganz neuen Perspektive zu präsentieren, die frauzentrierter und feministischer ist. Nie im Leben hätten wir mit den Leserzahlen gerechnet, die wir damit erreichten!

Unsere Zusammenarbeit begann während Kate Middletons erster Schwangerschaft. Damals bat mich Abigail, einen Bericht über die Reaktionen der Medien auf den angeblichen Wunsch der Herzogin nach einer Hypnogeburt ohne Medikamente zu schreiben. In einem kurzen Meinungsbeitrag mit dem Titel »Wird Kate wegen ihrer Geburt gemobbt?« boten wir all den Schlagzeilen die Stirn, die sich über ihre Pläne lustig machten und ihr Selbstvertrauen untergruben. Wir hinterfragten stattdessen, warum alle Welt so ein tiefes Bedürfnis hatte, Frauen wie Kate, die davon ausgingen, dass sie natürliche Wehen auch ohne Hilfe von außen durchstehen könnten, lächerlich zu machen. Der Artikel ging schnell viral, und ich bekam das Angebot, eine wöchentlich erscheinende Kolumne zu schreiben. »Wir waren damals das einzige Mainstream-Medium, das Kates Entscheidungen unterstützte«, sagte Abigail. »Dieser eine Artikel machte einen kleinen Magazin-Ableger des Großverlegers Hearst Magazines über Nacht zu einem Riesenerfolg. *BestDaily* generierte so viele Klicks, dass mich die IT anrief, um zu fragen, ob ich das System gesprengt hätte. Das Schönste daran waren für mich die Kommentare der Leserinnen und Leser in den sozialen Medien, die sich darüber freuten, dass unsere frauzentrierte Perspektive unter einem so bekannten und mainstreamigen Namen wie *BestDaily* erschien. Das bedeutete den Leuten so viel, dass sie Woche für Woche in Scharen wieder auf unsere Seite gingen, um zu sehen, was für eine Headline wir als Nächstes bringen würden. Und immer wieder brachen wir mit unseren Klickzahlen Rekorde. Dadurch zeigte sich, dass es da draußen schon lange eine schweigende Mehrheit gegeben hatte, die sich wünschte, dass jemand das Wort für sie ergriff und mit Positivität, Ermutigung und Respekt über ihre Geburtsentscheidungen sprach, selbst unter den Erstgebärenden.«

Sobald du offen äußerst, dass du eine natürliche oder Hausgeburt willst, schlägt das Wellen, ganz egal, ob du Kate oder Meghan bist oder gerade über einem Glas Limo in deiner Stammkneipe sitzt. Ich werde nie vergessen, wie einer der alten Jungs an der Bar im Pub bei mir um die Ecke halb von seinem Hocker fiel vor Lachen, als ich sagte, dass ich keine PDA wolle. »Da wirst du schon bald ein ganz anderes Lied singen, Herzchen«, sagte er unter schallendem Gelächter. Das war natürlich nur freundliches »Geplänkel«, aber wie jede Frau, die das hier liest, vermutlich bestätigen kann, zeitigt lebenslanges »Geplänkel« irgendwann seinen Effekt und macht uns mürbe. In mir lösten seine Worte eine kleine Welle der Selbstzweifel und Verlegenheit aus, während er sich vorkam wie der witzigste Typ im ganzen Pub. Aber für uns als Frauen gehört es zum Alltag, dass unsere Entscheidungen angezweifelt werden – und vermutlich hätte ich dieselbe Behandlung erfahren, wenn ich gesagt hätte, dass ich eine Sectio möchte. Eigentlich fällt mir kaum eine Entscheidung ein, die ich hätte treffen können, die *nicht* von anderen analysiert und kommentiert worden wäre. Häufig wird auch darüber debattiert, welche Geburtsgeschichten Frauen nach der Geburt teilen sollten und welche nicht. Wenn Frauen mit einem positiven Erlebnis über ihre Geburten sprechen, müssen sie sich häufig anhören, sie würden »angeben« oder andere Frauen »beschämen«. Frauen mit schwierigen oder traumatischen

Was ist eine positive Geburt?

Der folgende Ausschnitt stammt von www.positivebirthmovement.org. Das *Positive Birth Movement* glaubt daran, dass jede Frau eine positive Geburt verdient hat. Aber was bedeutet das?

Wir definieren positive Geburten wie folgt:

- Die Frau befindet sich an dem Ort, an dem sie sein will.
- Ihre Entscheidungen beruhen auf der Realität und nicht auf Ängsten.
- Die Frau wird angehört und respektvoll und würdevoll behandelt.
- Mütter werden gestärkt und bereichert.
- Die Erinnerungen an die Geburt sind voller Wärme und Stolz.

Eine positive Geburt bedeutet eine Geburt, bei der die Frau das Gefühl hat, Wahlfreiheit, Zugang zu genauen Informationen und die Kontrolle und Macht zu haben und respektiert zu werden. Ihrer Geburt nähert sie sich womöglich mit leisen Beklommenheitsgefühlen, aber ohne Angst und Panik. Später denkt sie voller Wärme und Stolz daran zurück.

Eine positive Geburt muss nicht »natürlich« oder »ohne Medikamente« verlaufen. Sie wird einfach nur von einer positiven, also angstfreien Haltung aus angegangen. Das *Positive Birth Movement* ist frauzentriert und respektiert als solches das Recht einer jeden Frau, selbst zu entscheiden, wo und wie sie ihr Baby bekommt.

Eine positive Geburt kann im Krankenhaus oder zu Hause stattfinden, mit oder ohne medizinische Interventionen. Es gibt positive Bauchgeburten genauso wie positive Wasser-Hausgeburten. Bei positiven Geburten geht es darum, realistisch an die Geburt heranzugehen, eine echte Wahl zu haben und gestärkt aus diesem Erlebnis hervorzugehen.

Das *Positive Birth Movement* glaubt daran, dass Kommunikation der Schlüssel ist, um Geburten umzukrempeln. Indem wir im wahren Leben oder online zusammenkommen, um uns über unsere Erfahrungen und Gefühle, unser Wissen und unsere Weisheit auszutauschen, können wir als Frauen das Thema Geburt zurückerobern.

Geburten dagegen wird vorgeworfen, sie würden anderen Frauen Angst machen oder sogar Tokophobien auslösen. Gleich, ob deine Pläne für die Geburt noch in der Mache sind oder schon in Scherben auf dem Boden liegen, mach dich darauf gefasst, dass du unter Beschuss gerätst, sobald du anderen davon erzählst. Seit meinen ersten Tagen bei *BestDaily* habe ich ein Herz für Kate Middleton, und ich weiß noch genau, wie sie damals auf der Treppe vor dem Lindo Wing stand und gleichzeitig kritisiert wurde, weil sie noch einen Babybauch hatte und so aussah, als hätte sie gerade ein Baby bekommen, *und* weil sie für jemanden, der gerade ein Baby bekommen hatte, zu glamourös und fit wirkte. Genauso wie wir alle konnte Kate tun und lassen, was sie wollte: Die Kritik blieb nicht aus.

Auch Partnerinnen und Partner betreten häufig schwieriges Terrain, wenn sie ihre Gedanken rund um die Geburt äußern oder von ihren Erfahrungen berichten. Immerhin wird es zunehmend gesellschaftsfähig, dass Männer überhaupt darüber sprechen, wie es sich für sie anfühlt, Vater zu werden. Das ist unter anderem prominenten Vorreitern wie Russell Brand zu verdanken, der mit fast schon metaphysischen Worten beschrieb, wie seine Partnerin Laura 2017 ihr erstes gemeinsames Kind auf die Welt brachte. »Sie wird noch heiliger, alle Hemmungen sind weggeatmet, ein Gefühl der Immersion und des Selbstwerdens … Und ich denke: ›Diese Frauen wissen, was sie da machen.‹«[27] Oder The Rock, der 2018 auf Instagram postete: »Wer den mächtigsten und ursprünglichsten Augenblick miterleben will, den das Leben zu bieten hat, der sollte dabei sein, wenn sein Kind geboren wird.«[28] Insgesamt aber ist es ungewöhnlich, so wie Brand (»Das Gefühl, gehalten, angeleitet, getragen zu werden … von einem Weg, den bereits all unsere Vorfahren beschritten haben«) über Geburten zu sprechen. Vermutlich bekommt man als Mann positiveres Feedback, wenn man Worte wählt wie Robbie Williams, der sagte, es sei gewesen »als müsste ich zusehen, wie mein Stamm-Pub abbrennt«, ein Zitat, das Emma Thompson daraufhin im Drehbuch zu *Bridget Jones'Baby* unterbrachte.[29] »Als müsste ich zusehen, wie mein Stamm-Pub abbrennt« – das fasst in sechs Worten vermutlich besser zusammen, wieso Geburten ein feministisches Thema sind, als dieses gesamte Buch. Die Frau wird komplett entmenschlicht und zum Objekt gemacht, ist nicht mehr Person, sondern Ort – ein Vergnügungsort, der dazu dient, die Bedürfnisse ihres Mannes zu befriedigen und der durch die Geburt zerstört wird. Oh, und falls es dir entgangen ist: Das ist *witzig*. Witzig genug jedenfalls für einen Blockbuster. Aber vielleicht überreagiere ich. Vielleicht war das ja nur harmloses »Geplänkel«.

#SoProud: Frischgebackene Mütter zelebrieren

Auch Partnerinnen und Partner bleiben in den sogenannten Geburtskriegen nicht verschont. Fußballer Harry Kane geriet 2018 in Teufels Küche, als er twitterte, er sei »so stolz«, dass seine Frau ohne Schmerzmittel geboren habe. Auf der Stelle wurde er von einer Flutwelle an Kritik überrollt: Er habe »Geburten zum Wettbewerbssport erklärt«, gefolgt vom Unvermeidlichen »Es ist doch egal, wie man gebiert, Hauptsache, das Baby ist gesund.«[30] Ahnungslos hatte Kane den dunklen Saum aus Wut und Schmerz berührt, der im Diskurs über Geburten unter der Oberfläche stets mitschwingt. Und auf diesem Weg herausgefunden, wie aufgeladen die Reaktionen selbst auf einfache Kommentare zum Thema sein können. Nachdem er vierundzwanzig Stunden lang auf Twitter geplagt worden war, entschuldigte er sich offiziell für seine Äußerung. Und ich? War in seinem Namen stinkwütend. Wieso sollen wir es nicht laut aussprechen dürfen, wenn wir stolz auf jemanden sind, weil er etwas getan hat, das andere freiwillig oder unfreiwillig nicht getan haben? Und wo wollen wir die Linie ziehen, wenn das die Regel sein soll? Darf ein Partner nicht sagen, dass er »so stolz« auf seine Partnerin ist, weil sie während ihrer Bauchgeburt so tapfer war? Oder weil sie eine Hausgeburt hatte oder weil sie gespürt hat, dass es an der Zeit für eine PDA war? Müssen wir jetzt nicht nur unsere Geburtsgeschichten zensieren, sondern auch die dazugehörigen Gefühle? Natürlich ist jede Frau, die gebiert, eine Heldin, ganz egal, was für Entscheidungen sie trifft und wie die Sache für sie läuft. Und Begleitpersonen sollten so stolz darauf sein dürfen, wie sie wollen. Mein Frust über Kanes Geschichte führte dazu, dass das *Positive Birth Movement* eine weitere Hashtag-Kampagne ins Leben rief, die viral ging: #SoProud. Diesmal teilten Frauen und ihre Partner:innen nach der Geburt Bilder und Geschichten über die Gründe, aus denen sie stolz waren. Diese Gründe waren zahlreich und vielfältig – von einer Geburt ohne Medikamente bis hin zur Sectio von Zwillingen. Sogar Geschichten von Totgeburten waren dabei. Ein Thema aber zog sich wie ein roter Faden durch die Kampagne: Die Frauen schienen dankbar zu sein, einen Raum gefunden zu haben, in dem sie offen über ihre Erlebnisse sprechen und sich selbst für die Kraft und Stärke loben konnten, die sie in sich gefunden hatten. Dieser Raum fehlt aktuell in unserer Gesellschaft.

In anderen Kulturen und zu anderen Zeiten wäre die frischgebackene Mutter betüddelt und zelebriert worden. Leider könnte das aber in vielen Fällen von der Realität in der westlichen Welt des 21. Jahrhunderts nicht weiter entfernt sein. Frauen werden hastig aus dem Krankenhaus entlassen, häufig ohne dass sie zu Hause irgendjemand unterstützt, und müssen dann schauen, wie sie zurechtkommen. Manchmal wird als Lösung für dieses Problem zwar vorgeschlagen, dass wir zu den längeren Krankenhausaufenthalten nach der Geburt zurückkehren, aber das ändert nichts an dem zugrunde liegenden Problem unserer Einstellung gegenüber Frauen, die gerade geboren haben: So wie wir die Fähigkeit verloren haben, gebärende Frauen als die wichtigste Person im Raum zu behandeln, sind wir inzwischen unfähig, Frauen nach der Geburt zu verehren, zu schätzen, zu hegen und zu pflegen. In anderen Kulturen gibt es häufig eine verbindliche Ruhephase für frischgeborene Mütter, in der Besuchende nur begrenzt oder gar nicht zu ihr dürfen, besondere, reichhaltige Gerichte zubereitet werden und die Mutter massiert, besungen, gebadet, eingeölt oder mit Geschenken überhäuft wird. In Tansania erwartet man von den Frauen in den ersten vier Monaten nach einer Geburt nichts weiter, als dass sie essen, schlafen und sich um ihr Baby kümmern. Und wenn sie irgendwo hingeht, rufen die Leute: »Nawore mfee!« (»Sie hat gerade erst ein Kind bekommen!«), um dafür zu sorgen, dass sie besonders respektvoll behandelt wird und Vortritt erhält. In China folgen junge Mütter dem *Zuo Yuezi* (»den Monat aussitzen«) und bleiben im Haus ihrer Mutter oder Schwiegermutter dreißig Tage lang im Bett, halten sich sehr warm und essen den Prinzipien des Yin und Yang folgend besonders »heiße« Speisen.[31] Frauen im Westen mögen einer angeordneten Ruhepause bei der Schwiegermutter zwar vielleicht nicht viel abgewinnen, aber dafür könnte ihnen *kraamzorg* gefallen, ein Standardelement der staatlichen Geburtshilfe in den Niederlanden, wo der Mutter nach der Geburt acht Tage lang mindestens acht Stunden pro Tag eine sogenannte *kraamverzorgster*, also eine Haushaltshilfe, zur Seite steht. Die *kraamverzorgster* unterstützt die Mutter, hilft ihr zu lernen, das Neugeborene zu versorgen und mit dem Stillen zurechtzukommen, putzt und kocht für sie.

Wie du dich nach der Geburt selbst zelebrieren kannst

Wenn du gerade geboren hast – ganz egal wo und wie –, hast du etwas Fantastisches geleistet. Aber wenn die ersten Tage vorüber sind und die Blumensträuße langsam dahinwelken, brauchst du vielleicht immer noch einen gewissen Fokus. Und zwar nicht unbedingt auf das Baby, sondern auf dich selbst, auf das, was du erlebt hast, darauf, wie du dich jetzt fühlst. Vielleicht fühlst du dich auch unter Druck gesetzt, dort weiterzumachen, wo du vor der Geburt aufgehört hast – mit der Arbeit, dem Alltag, damit, dir »deinen Körper zurückzuholen«. Nimm den Druck aus der Sache und halte inne. Während du dich von der Geburt erholst, können dir die folgenden Vorschläge vielleicht dabei helfen, dich umsorgt und zelebriert zu fühlen.

Erzähle deine Geschichte oder schreibe sie auf

Manchmal ist es gar nicht so leicht, willige Zuhörende für deine Geburtsgeschichte zu finden – zumindest für die detaillierte Fassung. Aber ganz gleich, ob dein Erlebnis positiv oder traumatisch war: Für irgendjemanden da draußen ist es vielleicht sehr wichtig, deine Geschichte zu hören. Wenn du eine traumatische Geburt hattest, kann es dir helfen, die Ereignisse mit deiner Hebamme durchzusprechen. Auch die meisten Krankenhäuser bieten Nachbesprechungen der Geburt mit den beteiligten Geburtshelfenden an. Auch in den sozialen Medien gibt es Gruppen, in denen man seine Geburtserfahrungen besprechen kann. Und ganz gleich, wie deine Geburt verlaufen ist – es lohnt sich immer, die Geschichte so detailliert wie möglich aufzuschreiben.

Bonding mit deinem Baby vs. Self-Care

Die beiden Konzepte werden häufig als Gegensätze verkauft. In den ersten Tagen oder Wochen wird man dir vielleicht raten, dein Baby für kurze Zeit bei jemand anders abzugeben, um dich auszuruhen oder etwas Zeit für dich zu haben. Vielleicht gefällt dir die Vorstellung, vielleicht fühlst du dich aber auch noch nicht bereit, von deinem Neugeborenen getrennt zu sein. Beides ist vollkommen in Ordnung. Aktivitäten wie ein gemeinsames warmes Bad oder Haut an Haut im Bett zu liegen können wohltuend für dich und dein Baby zugleich sein. Und sobald du bereit dafür bist, kann es schön sein, auch mal Zeit für dich zu haben und etwas zu tun, das dir allein guttut – sei es Sport, Arbeiten oder ein Glas Wein mit einer Freundin.

Dein After-Baby-Body ist normal

Genauso wie viele von uns noch nie im wahren Leben eine Geburt miterlebt haben, tappen wir oft ziemlich im Dunklen, was die körperlichen Veränderungen nach einer Geburt betrifft. Es kann schon ein kleiner Schock sein, wenn dein herrlicher, fester und ziemlich hotter Babybauch plötzlich eher an einen Ballon erinnert, aus dem die Luft entwichen ist. Vergiss nicht: Das ist normal! Such in den sozialen Medien nach Hashtags wie #TakeBackPostpartum oder #ThisIsPostpartum und sieh dir die Bilder an, um dir das auch wirklich bewusst zu machen. Außerdem sollte dir klar sein, dass viele Frauen ihrem Körper nach der Geburt mit gemischten Gefühlen gegenüberstehen: Einerseits sind sie voller Bewunderung dafür, was ihr Körper da geleistet hat, auf der anderen Seite finden sie die Dehnungsstreifen dann doch nicht ganz so prickelnd. Deinen Körper mit Fotos zu dokumentieren – ganz gleich, ob du sie teilen willst oder nicht –, kann dir dabei helfen, diese Phase zu einem Teil von dir zu machen. Und es *ist* eine Phase.

Essen, das glücklich macht

Plane schon vor der Geburt deines Babys eine Wochenbettzeit mit gesundem, nährstoffreichem Essen, das dich glücklich macht. Wobei es natürlich vollkommen in Ordnung ist, wenn nicht immer alle drei Kriterien zugleich erfüllt sind. Sorg dafür, dass dein Kühlschrank, dein Gefrierfach und deine Lieferdienstliste voll sind mit nahrhaften Gerichten. Und achte darauf, dass du auch ein paar besondere Leckereien im Haus hast. Stell dir das Wochenbett vor wie einen einzigen langen Feiertag, an dem du dich verwöhnst und zelebrierst. Falls du die Möglichkeit hast, bleib doch einfach ein paar Wochen lang im Morgenmantel und iss in gleichen Mengen teure Eiscreme und Karottenschnitze (aber besser nicht zusammen).

Achte deine Gefühle

Vielen Frauen machen ihre Gefühle im ersten Jahr des Mutterseins ganz schön zu schaffen. Manchmal kommen solche Phasen in Wellen, manchmal zu bestimmten Zeitpunkten, beispielsweise, wenn die Milch einschießt, wenn der Partner wieder arbeiten geht oder die Person das Haus verlässt, die dich am Anfang unterstützt hat. Es ist absolut normal, wenn du manchmal das Gefühl hast, in einer emotionalen Achterbahn zu sitzen. Wenn diese Gefühle von Dauer sind, zählst du allerdings vielleicht zu den 10 % der Frauen, die an postnatalen Depressionen leiden. Hattest du eine traumatische Geburt, kann es sich auch um PTSD handeln. Zudem gibt es auch komplexere postnatale psychische Probleme wie die postnatale Psychose. Weitere Informationen darüber, wo du Hilfe bekommen kannst, findest du im Bereich »Ressourcen«.

In Großbritannien und vielen anderen Ländern wie den USA, wo der Mutterschutz nur sechs Wochen dauert, ist eine Wochenbettbetreuung, in der die Mutter umsorgt und entlastet wird, kaum mehr als ein ferner Traum. Wir können das als eine Art Fortsetzung der Problematik betrachten, dass Frauenthemen an den Rand gedrängt werden und der gesamte Prozess des Mutterseins eher als medizinischer Umstand denn als Übergangsritus betrachtet wird. Ist das Ziel »gesundes Baby« erst einmal erreicht, findet hier und da noch eine Untersuchung der Mutter statt, abgesehen davon scheint die Frau aber nicht weiter wichtig zu sein. Gelobt wird sie vor allem, wenn sie »ihren Körper zurückerobert« und wieder produktiv wird, indem sie wieder arbeiten geht und/oder wieder sexy ist. Frauen mit postnatalen psychischen Problemen, die häufig im Geburtserlebnis wurzeln, erfahren viel zu wenig Unterstützung. Es gibt nur wenige Räume, in denen traumatisierte Frauen ihre Geschichten erzählen können.* Und ebenso gibt es kaum Räume, Rituale oder Gelegenheit, es zu zelebrieren, dass diese Frauen es geschafft haben, ein neues Leben in die Welt zu setzen. Das Muttersein selbst ist keine Aufgabe, die sonderliche Wertschätzung erfährt, und viele soziale und politische Vorgaben ermutigen Frauen, die Aufgabe der Kinderbetreuung ausgebildetem Fachpersonal zu überlassen, damit sie schnell wieder an den Arbeitsplatz zurückkehren können. Ist es dann soweit, stehen die Betreuungskosten häufig in keinem Verhältnis zum Gehalt. Trotzdem wird dies in einer Welt, in der man sich mit dem Baby alleingelassen, unterschätzt und isoliert fühlt, häufig als lohnenswerter Tausch betrachtet. Wie es eine Frau mir gegenüber beschrieb, leben viele Mütter in »Einzelhaft«. Wir lassen die Frauen nach der Geburt im Stich, genauso wie wir sie während der Geburt im Stich lassen.

Im Rahmen des *Positive Birth Movement* habe ich eine Gruppe von Frauen darum gebeten, ihre Erfahrungen in der Zeit nach der Geburt zu beschreiben. Viele Beschreibungen waren positiv, aber einige Frauen gaben auch – meist etwas zögerlich – zu, sie würden sich meist verstellen und auf Missbilligung stoßen, wenn sie doch einmal ehrlich sagten, wie es ihnen wirklich geht. Einige von ihnen hatten die Erfahrung gemacht, dass das Eingeständnis, sie hätten mit ihrer Situation zu kämpfen, eine Sturzflut an gut gemeinten Babytipps und unerbetenen Ratschlägen zur Folge hatte, die letztlich nur dazu führ-

* Eine positive Ausnahme ist das hilfetelefon-schwierige-geburt.de

ten, dass sie noch mehr das Gefühl hatten, ihre Sache nicht sonderlich gut zu machen. Was sie sich wirklich wünschten, war praktische Unterstützung – jemand, der sich um das Baby kümmert, während sie duschen, oder ihnen etwas kocht. Viele erzählten auch, sie hätten sich einsam und isoliert gefühlt, verliebt in ihr Baby und gleichzeitig gelangweilt davon, ständig für es da sein zu müssen, was wiederum zu Schuldgefühlen führte. Bei einigen kam wie bei Kate Scott-Clark aus Exeter zu der sowieso schon schwierigen Situation auch noch eine traumatische Geburt hinzu: »Der Verlust meines alten Lebens in Kombination mit diesem Trauma löste in mir regelrechte Trauergefühle aus. Ich wollte einfach nur, dass die Welt stillsteht, bis ich für mich sortiert hatte, was alles passiert war. Ich wollte keine Babymusik, keine PEKiP-Gruppen, keine Babymassagekurse. Was ich wollte, war jemand, der genauso wie ich sagte: ›Scheiße, war das krass, und das hier ist es auch.‹« Kate hatte das Gefühl, als Mutter hoffnungslos untalentiert zu sein, ein Gefühl, das auch Becca Bevis kennt, eine andere Mutter, die sagte: »Die Geburt meines Sohns war eine Aneinanderreihung von Interventionen, die wir beide nicht gebraucht hätten, was in mir ein Gefühl kompletter Machtlosigkeit und tiefe Selbstzweifel an mir und meinem Körper auslöste. Das hatte ganz direkte Auswirkungen darauf, wie ich in die Mutterrolle hineinfand. Die Zweifel an meinen Instinkten hielten noch monatelang an. Ich werde nie vergessen, wie eine Hebamme streng zu mir sagte: ›Einfach lächeln. Wenn es nicht anders geht, tu einfach so‹, während meine Tränen beim Stillen auf die Wangen meines Babys kullerten. Das war für mich damals der Beweis dafür, dass ich nicht gut genug war und alles falsch machte.«

Das Wasser sehen

Ein positives Geburtserlebnis ist keine Lösung für diese postnatale Krise, aber helfen kann es durchaus. Wir wissen, dass Jahr für Jahr rund 4 % der britischen Frauen über postnatales PTSD berichten.[32] Die Anzahl der Frauen, die an leichteren Formen von Geburtstraumata leiden, dürfte aber deutlich höher sein. Und noch mehr fühlen sich womöglich einfach entmachtet, enttäuscht, unzulänglich oder traurig, halten ihre Gefühle allerdings nicht für stark oder wichtig genug, um sich professionelle Hilfe zu suchen, werden aber während ihres Eintritts in die Elternphase ihres Lebens dennoch negativ davon beeinflusst. Und warum? Weil unsere gesamte Gesellschaft aktuell darauf ausgerichtet ist und die Frauen entsprechend in diese Richtung lenkt. Sie werden mitgetragen von einer ganzen Welle aus Beteuerungen, das sei alles ganz normal, nur um am Ende allein an den einsamen Strand der Mutterschaft gespült zu werden – schockiert, ramponiert und orientierungslos. Von der Objektifizierung unserer Körper bis hin zum unersättlichen Appetit der Medien auf »Horrorgeschichten«, von den passiven, seelenlosen Geburten im Fernsehen bis hin zum Mangel an positiver Aufmerksamkeit, die frischgebackene Mütter erhalten, wird das Erleben des Mutterdaseins in den meisten Fällen dehumanisiert, und ständig werden wir dazu angehalten, auch noch dankbar dafür zu sein. Wie der inzwischen verstorbene Marsden Wagner, ehemaliger Leiter der Gesundheitsorganisation *Women and Children's Health for the World*, in dem Essay schrieb, dem ich den Titel dieses Kapitels entnommen habe,[33] ist die Humanisierung von Geburten von zentraler Bedeutung: »Geburten zu humanisieren bedeutet zu verstehen, dass die gebärende Frau ein Mensch ist, keine Maschine, und auch kein Baby-Herstellungs-Behälter. Frauen – also der Hälfte der Menschheit – zu zeigen, dass sie minderwertig und unzulänglich sind, indem man ihnen bei der Geburt ihre Macht entzieht, ist eine Tragödie für die gesamte Menschheit. Die Frau als wichtiges und wertvolles menschliches Wesen zu respektieren und dafür zu sorgen, dass das Geburtserlebnis der Frau erfüllend ist und ihr Kraft gibt, ist kein nettes Extra, sondern eine unverzichtbare Grundlage. Denn es macht die Frau stark, und damit macht es auch die Gesellschaft stark.«

Der Grund dafür, dass die Geburt aktuell dehumanisiert würde, so Wagner, bestünde darin, dass »Fische das Wasser, in dem sie schwimmen, nicht sehen. Menschen, die Geburten begleiten – seien es Ärztinnen, Hebammen oder Krankenpfleger –, die bisher nur krankenhausbasierte, hoch interventionistische, medikalisierte Geburten erlebt haben, sind gar nicht in der Lage, zu erkennen, was für tiefgreifende Auswirkungen ihre Interventionen auf die Geburt haben. Sie haben keine Vorstellung davon, wie eine Geburt ohne all diese Interventionen aussieht – eine Geburt, die nicht dehumanisiert ist.«

Als Frauen und als Feministinnen müssen wir die Fische sein, die das Wasser sehen. Wir müssen unermüdlich darauf hinweisen, dass Geburten auch anders aussehen können. Dass sie besser verlaufen können. Und dass sie ein Stück Lebenserfahrung sind, das Frauen zutiefst wichtig ist. Wir müssen gegen die sterilen Geburten im Fernsehen protestieren und fordern, dass die Programmmachenden dafür sorgen, dass mehr Informationen über Wahlmöglichkeiten in der Sendezeit untergebracht werden. Wir müssen außerdem die sozialen Medien nutzen, um Bilder und Filme von Geburtsalternativen zu zeigen, die uns inspirieren und stolz machen. Wir müssen unsere Geschichten, Gefühle und Erfahrungen auf unzensierte, echte und mutige Weise teilen. Und wir müssen an unserer Vision von einer humanisierten Geburt festhalten, in der die Frau die Macht und die Kontrolle innehat und ihre körperlichen Fähigkeiten respektiert und mit Vertrauen behandelt werden. Wir wissen, dass nicht alle Geburten ohne medizinische Hilfe vonstattengehen können. Aber selbst in den Fällen, in denen eine Intervention unvermeidlich ist, ist immer noch eine frauzentrierte und von Menschlichkeit geprägte Vorgehensweise möglich. Mehr darüber erfährst du im nächsten Kapitel, das die wohl beste Chance unter die Lupe nimmt, wie wir uns an eine humanisierte Geburt annähern können: indem wir das Thema durch die Brille der Menschenrechte betrachten.

Endnoten

1 Young, I. M., *Throwing Like a Girl: A Phenomenology of Feminine Body Comportment Motility and Spatiality*, Iris Marion Young, Human Studies, vol. 3, 1980

2 Hill, M., *By removing photos of childbirth, Facebook is censoring powerful female images*, The Guardian, 22. Oktober 2014. www.theguardian.com/commentisfree/2014/oct/22/facebook-removing-childbirth-female-images

3 Eliot, T. S., *Burnt Norton*, aus: *Four Quartets*, Faber and Faber, London, 1941.

4 Scott, E., *Model receives rape and death threats for showing unshaved legs in an Adidas advert*, Metro, 7. Oktober 2017. https://metro.co.uk/2017/10/07/model-receives-rape-and-death-threats-for-showing-unshaved-legs-in-an-adidas-advert-6983379/

5 Gottschalk, M., The Photographs of Women's Bodies That Instagram Censored, artsy.net, 13. März 2017. www.artsy.net/article/artsy-editorial-photographs-womens-bodies-instagram-censored

6 Chou, R., *Harnett mom banned from Facebook over her child breastfeeding photo*, WRAL.com, 8. November 2018. www.wral.com/mother-outraged-after-facebook-bans-breastfeeding-photo-/17979895/

7 Mann, T., *Mum, 38, told it's inappropriate to breastfeed twins at nursery*, Metro, 22. Januar 2019. metro. https://metro.co.uk/2019/01/22/mum-38-told-inappropriate-breastfeed-twins-nursery-8373603/

8 Hartley-Parkinson, R., *Mum ordered to breastfeed behind curtain to avoid causing offence*, Metro, 13. Februar 2019. metro.co.uk/2019/02/13/mum-ordered-breastfeed-behind-curtain-avoid-causing-offence-8606260/

9 Zitiert nach Greer, G., *The Female Eunuch*, MacGibbon and Kee Ltd, 1970. Deutsche Ausgabe: *Der weibliche Eunuch. Aufruf zur Befreiung der Frau*, dtv Verlag, 2000

10 Shabot, S. C., *Making loud bodies »feminine«: a feminist-phenomenological analysis of obstetric violence*, academia.edu. www.academia.edu/19975105/Making_loud_bodies_feminine_a_feminist-phenomenological_analysis_of_obstetric_violence

11 O'Donovan, C., und O'Donovan, J., *Why do women request an elective cesarean delivery for non-medical reasons? A systematic review of the qualitative literature*, Birth 45, November 2017. www.researchgate.net/publication/320906460_Why_do_women_request_an_elective_cesarean_delivery_for_non-medical_reasons_A_systematic_review_of_the_qualitative_literature

12 *WHO recommendation against routine perineal/pubic shaving prior to giving vaginal birth*, WHO-Empfehlung, 1. September 2015. www.who.int/publications/i/item/WHO-RHR-16.01

13 Marcoux, H., *Uncensored birth: Instagram updates their policy around childbirth photos*, Motherly, 17. Mai 2018. www.mother.ly/news/uncensored-birth-instagram-updates-policy-around-childbirth-photos

14 Seymour, T., *One Day Young: The first few hours of life*, bbc.com, 3. Dezember 2015. www.bbc.com/culture/story/20151201-one-day-young-the-first-few-hours-of-life

15 Luff, M., *One Day Young, interview with Jenny Lewis*, People of Print, 9. März 2016. www.peopleofprint.com/general/jenny-lewis-one-day-young-interview/

16 Rodie, C., *#birthjusthappened: the photos changing the way we see labour*, Essential Baby, 31. März 2015. www.essentialbaby.com.au/birth/stages-of-labour/birthjusthappenedthe-photos-changing-the-way-we-see-labour-20150331-1mbmam

17 www.birthundisturbed.com/

18 Dick-Read, G., *Childbirth Without Fear*, Heinemann Medical Books, 1942. Zweite Auflage, Pinter & Martin Ltd, London, 2013.

19 www.instagram.com/natalielennard/

20 birth-media.com/laboring-under-an-illusion/

21 Baraitser, L., *Private view, public birth: making feminist sense of the new visual culture of childbirth, Studies in the Maternal*, vol.5, issue 2, 2013. www.research.lancs.ac.uk/portal/en/publications/private-viewpublic-birth(7e479b47-5da2-40e9-8d22-7ac08067ed1c).html

22 De Benedictinis, S., et al., *Quantitative insights into televised birth: a content analysis of One Born Every Minute*, Critical Studies in Media Communication, vol.36, issue 1, 2019. www.tandfonline.com/doi/full/10.1080/15295036.2018.1516046?

23 Korte, D., *A Good Birth, a Safe Birth: Choosing and Having the Childbirth Experience You Want*, Harvard Common Press (3. Auflage), Boston, 1992

24 Jackson, C., et al., *Healthcare professionals' assertions and women's responses during labour: A conversation analytic study of data from One Born Every Minute*, Patient Education and Counselling, vol. 100, issue 3, March 2017. www.ncbi.nlm.nih.gov/pubmed/27769589

25 www.birthyouinlove.com/better-antenatal-education/my-thoughts-on-delivering-babies-with-emma-willis-episode-1/

26 Hill, M., Men need to better prepare for the »gore« of childbirth, The Telegraph, 18. April 2013. www.telegraph.co.uk/women/mother-tongue/10003723/Men-need-to-better-prepare-for-the-gore-of-childbirth.html

27 Wie beschrieben in Brand, R., *Recovery: Freedom From Our Addictions*, Bluebird, London, 2017, und als überarbeitetes Extrakt auf www.whimn.com.au/strength/mind/russell-brandshares-the-incredibly-personal-story-of-his-daughters-birth/news-story/38a318762ade23224967d4aef714a951

28 www.instagram.com/p/Bh7Amsfl_pd/?fbclid=IwARodPs-8D1oxcGGtdUZ6CLD2KIBgmbdsHZKZzy9nqvRKAytOCdBGUd4W43Gs

29 Jones, R., *So then. Bridget Jones' Baby ...*, Medium, 23. Februar 2017. medium.com/@OhHiRalphJones/so-then-bridgetjones-baby-6c42efe9066b

30 Ellen, B., *Harry Kane, the main thing about giving birth is mother and baby's health*, The Guardian, 11. August 2018. www.theguardian.com/commentisfree/2018/aug/11/actually-harry-kane-no-one-cares-how-you-give-birth-as-long-as-the-baby-is-safely-delivered

31 McConville, B., *On Becoming a Mother: Welcoming Your New Baby and Your New Life with Wisdom from Around the World*, Oneworld Publications, London, 2014.

32 Forschungsprojekt realisiert 2017 von Wissenschaftlern von City, University of London. www.city.ac.uk/news/2017/february/maternal-ptsd-could-affect-up-to-28,000-women-in-the-uk-each-year,-says-new-review?fbclid=IwAR36tuBiTlGGVvF5gZct4MfWtlrwN5Qc2Z_juzm_a0S9f1OZElAHHlpY_os

33 Wagner, M., *The Need to Humanize Birth in Australia*, Aufsatz präsentiert bei der Homebirth Australia Conference, Noosa, Australien, im November 2000. https://pubmed.ncbi.nlm.nih.gov/11742640/

Kapitel 7

Gebärendenrechte sind Frauenrechte sind Menschenrechte

Mein Wunsch ist es nicht, dass Frauen Macht über Männer haben, sondern über sich selbst.

Mary Wollstonecraft: *A Vindication for the Rights of Woman*[1]

Im Oktober 2013 fuhr ich mit einem sechs Wochen alten Baby vor der Brust mit dem Zug von Somerset nach London. Ein kleines Baby, stellte ich dabei fest, ist für uns sozial eher unbeholfenen Britinnen und Briten ähnlich wie ein Hundewelpe der Icebreaker schlechthin. Buchstäblich alle Passagiere in diesem Zug begegneten mir mit einer warmen, gesprächigen Neugierde, wie ich sie niemals vorher oder nachher in einem britischen Verkehrsmittel erlebt habe. Alle wollten wissen, wohin ich unterwegs sei. Meine Antwort: zu einem Forum mit dem Titel »Dignity in Childbirth« – »Würde bei der Geburt« – von der britischen Charity-Organisation Birthrights, wo ich einen kurzen Vortrag halten wolle. Die Unterhaltungen verliefen in den meisten Fällen ungefähr wie folgt:

»Wow, schon im Zug ... wie klein er noch ist! Wohin wollen Sie mit einem so kleinen Baby?«

»Ach, zu einer Konferenz, es geht um Menschenrechte bei der Geburt.«

»Oh, aha. (Pause) Menschenrechte? Bei der Geburt?

»Genau.«

»Worum genau geht es da? Um Leute in anderen Ländern?«

»Nein, eigentlich nicht. Es geht um die Rechte britischer Frauen beim Gebären.«

»Oh!«

Daraufhin folgten meist überraschtes Schweigen und weitere Fragen. Alle Leute, mit denen ich redete, versuchten sichtlich, die Begriffe »Menschenrechte« und »Geburten« zusammenzubringen. Niemand schien sie je zuvor Seite an Seite in einem einzigen Satz gehört zu haben, und ganz sicher nicht in Zusammenhang mit der britischen Geburtshilfe. Auch für mich als diejenige, die die Hintergründe zu erklären versuchte (meistens, während ein Baby inmitten eines vollen Zugabteils Milch aus meiner Brust zuzelte), war das Ganze noch ziemlich neu. Es war zwar schon länger die Rede von humanisierten Geburten, und von reproduktiven Rechten sogar noch länger, aber der Gedanke, dass auch die faktischen Rechte von Frauen im Geburtsraum diskutiert werden müssen, war damals noch brandneu.

Doch was sind denn nun eigentlich die Rechte von Frauen im Geburtsraum? Die kurze Antwort lautet: Als Weltbürgerinnen haben wir bei der Geburt genau dieselben Grundrechte wie in allen anderen Lebensbereichen auch. In der praktischen Anwendung auf den Geburtskontext zählt zu deinen Menschenrechten:

- Das Recht auf eine sichere und angemessene Geburtshilfe
- Das Recht auf eine Betreuung, bei der deine Würde geachtet wird
- Das Recht auf Privatsphäre und Vertraulichkeit
- Die Freiheit, Entscheidungen bezüglich deiner Schwangerschaft und Geburt zu treffen, auch dann, wenn die Geburtshelfenden mit diesen Entscheidungen nicht einverstanden sind
- Das Recht auf Gleichheit und Schutz vor Diskriminierung

Quelle: *Birthrights*[2]

Freie Entscheidungen?

In diesem Buch haben wir immer wieder über Menschenrechte bei der Geburt gesprochen. Denn Feminismus befasst sich mit Frauenrechten, und Frauen sind Menschen. Im Kontext dieses Buches ist der vierte Punkt auf der obenstehenden Liste wohl der wichtigste:

»Die Freiheit, Entscheidungen (…) zu treffen, auch dann, wenn die Geburtshelfenden mit diesen Entscheidungen nicht einverstanden sind.« Das klingt zwar klar umrissen, in der Realität aber handelt es sich um eine gewaltige Grauzone im Leben von Frauen, die dringend der Aufmerksamkeit des Feminismus bedarf. Wie wir in diesem Buch anhand zahlloser Beispiele gesehen haben, haben Frauen prinzipiell zwar die freie Wahl, in der Realität aber ist ihre Freiheit von zahlreichen externen Faktoren abhängig, unter anderem von Geografie, öffentlicher Finanzierung und – insbesondere – den Ansichten des Betreuungspersonals. Zudem wissen die Betreuenden häufig selbst nicht ganz, welche Rechte Frauen im Geburtsraum haben, und handeln nicht mit dem Ziel, das Beste für die Frauen zu erreichen, sondern rechtliche Konsequenzen zu vermeiden, insbesondere dann, wenn eine Frau sich nicht an die Richtlinien halten will oder Empfehlungen ablehnt. 2013 erschien in dem Fachjournal *BMC Pregnancy and Childbirth* eine Studie, die ergab, dass medizinisches Fachpersonal widersprüchliche Überzeugungen bezüglich der Entscheidungen von Frauen im Geburtskontext hat:[3] Auf der einen Seite äußerten sie, »am Ende würde die Entscheidung bei den Frauen liegen«, gleichzeitig stimmten sie aber auch der Aussage zu, dass »die Bedürfnisse der Frau zugunsten der Sicherheit des Fötus übergangen werden dürfen«. Weiter verkompliziert wurde ihre Einstellung durch die Überzeugung, sie seien persönlich juristisch haftbar für den Ausgang von Schwangerschaft und Geburt, obwohl rechtlich eindeutig niedergelegt ist, dass Angehörige des Gesundheitswesens nur für negative Ausgänge haftbar sind, die durch fahrlässiges Verhalten entstanden sind.

Die Gesetzeslage ist eindeutig: Frauen verfügen in Schwangerschaft und Geburt ebenso über körperliche Selbstbestimmung wie zu jedem anderen Zeitpunkt ihres Lebens, und sie dürfen nicht gezwungen werden, sich während der Geburt irgendwelchen Eingriffen unterziehen zu lassen, selbst wenn es ihr eigenes Leben oder das des Babys retten würde. Genauso, wie sie ohne Schwangerschaft nicht gezwungen werden können, sich einer lebensrettenden Operation zu unterziehen oder eine Niere zu spenden, um ihrem sterbenden Zwilling das Leben zu retten.

In manchen Regionen der Welt gibt es rechtliche »Grauzonen« bezüglich der Rechte des Ungeborenen auf Leben – manchmal auch als »Persönlichkeitsrechte« bezeichnet. Diese stehen aus offensichtlichen Gründen stets in Zusammenhang mit dem Thema Abtreibung, das wiederum häufig mit starken religiösen Überzeugungen einhergeht. In solchen Regionen lässt sich eine direkte und korrespondierende Erosion der Frauenrechte bezüglich ihrer Entscheidungsfreiheit über ihren Körper beobachten. Wir haben bereits die Geschichte von Adelir Carmen gehört, die 2014 in Brasilien gezwungen wurde, sich einer Sectio zu unterziehen (siehe S. 31). In den USA existieren in mindestens 38 Bundesstaaten sogenannte »Gesetze zur Fötustötung«, die den Fötus unabhängig von der Frau betrachten, die ihn in sich trägt, und somit als potenzielles Gewaltopfer. Diese Gesetze hatten unter anderem zur Folge, dass in den USA Hunderte von Frauen angeklagt und teilweise zu Gefängnisstrafen verurteilt wurden, weil ihre Schwangerschaften mit einer Fehl- oder Totgeburt endete. Eine Frau, die wegen Trunkenheit am Steuer in New York einen Verkehrsunfall verursachte, bei dem zwei Personen in einem anderen Auto ums Leben kamen, wurde wegen Totschlags in *drei* Fällen angeklagt: an den zwei Erwachsenen und dem ungeborenen Kind, das sie selbst in sich trug.[4] Eine Frau aus Iowa verbrachte zwei Nächte im Gefängnis, nachdem sie eine Treppe hinuntergestürzt war und einer Krankenschwester in der Notaufnahme anvertraut hatte, dass sie Schwierigkeiten hatte, sich mit ihrer Schwangerschaft abzufinden – eine Aussage, die die Schwester als Eingeständnis »böswilliger Absicht« interpretierte.[5] Laut *New York Times* dienen diese und ähnliche Fälle dazu, »eine tiefe Umwälzung in der US-amerikanischen Gesellschaft sichtbar zu machen, fort von einer jahrhundertealten Tradition westlichen Rechts und hin zur Akzeptanz eines relativ neuen Gedankens: dass ein Fötus im Mutterleib dieselben Rechte hat wie eine vollständig ausgeformte Person.«[6] Gesetze zum Schutz des Fötus werden außerdem genutzt, um das Verhalten von Frauen während der Schwangerschaft zu regulieren: In mindestens 45 US-Staaten müssen Frauen, die während der Schwangerschaft Drogen konsumieren, mit rechtlichen Konsequenzen rechnen, in einigen Staaten reicht bereits der Konsum von Alkohol während der Schwangerschaft.[7]

Doch wo sollen wir die Grenze ziehen, wenn der Staat anfängt, unsere Entscheidungen in der Schwangerschaft zu regulieren? In Großbritannien hat der Fötus keine Persönlichkeitsrechte und wird bis zur Geburt nicht als Person betrachtet. Aber könnte sich daran irgendwann etwas ändern? 2014 entschied das englische Berufungsgericht, dass eine Mutter, deren Baby mit Fetalem Alkoholsyndrom zur Welt gekommen war, kein Verbrechen begangen hatte.[8] Der Fall war vor Gericht geraten, um Schadensersatz einzuklagen. Eine zentrale Rolle in dem Fall spielte die Anti-Abtreibungsgruppe Pro-Life Research Unit – laut Rebecca Schiller, ehemalige Vorsitzende von Birthrights, eine potenzielle Strategie, um die Selbstbestimmung der Frau zu untergraben und letztlich die Kriminalisierung von Abtreibungen zu erreichen: »Es ist ein praktisch unausweichlicher Versuch der Anti-Abtreibungs-Lobby, die strategische Inanspruchnahme von Schwangerschaften ihrer US-amerikanischen Kollegenschaft abzukupfern«, sagt sie. Auch wenn Alkoholkonsum in der Schwangerschaft sicherlich »nicht die beste Entscheidung« sei, ginge es bei der Frage, ob Frauen das letzte Wort über den Umgang mit ihren schwangeren Körpern haben, um »alles oder nichts«. Ganz gleich, ob wir eine Entscheidung gut oder schlecht finden – in jedem Fall müssen wir das Recht der Frauen unterstützen, sie treffen zu dürfen. Das ist der Grundpfeiler der Selbstbestimmung.

Mitten in Europa – nämlich in Irland – wurde gerade erst der achte Zusatzartikel abgeschafft, der Mutter und Fötus den gleichen rechtlichen Status einräumte und damit starken Einfluss auf das Thema Abtreibung hatte, aber auch im Geburtsraum eine zentrale Rolle spielte. Der achte Zusatzartikel mag abgeschafft sein, aber die Ansichten, die überhaupt erst dazu geführt haben, dass er entstand, sind tief in christlichen Werten verankert und in Irland bis heute weit verbreitet. Als ich 2018 in Dublin für die Entscheidungsfreiheit von Frauen auf die Straße ging, sah ich überall um mich herum Plakate und Banner, die auf den Punkt brachten, was die Demonstrierenden davon hielten, dass ihr Recht auf körperliche Selbstbestimmung von Kirche und Staat untergraben wurde: »Nicht euer Brutkasten«, »Kirche und Staat haben keinen Eisprung«, »Vertrauen in Frauen« und natürlich »Mein Körper, meine Entscheidung« war dort zu lesen. Ein Umfeld, das Frauen keine wirkliche Entscheidungsmacht über ihren eigenen Körper zutraut, durchdringt wie der stete Tropfen nach und nach jede Interaktion in der Geburtshilfe. Eine Hebamme aus einem großen Krankenhaus in Nordirland berichtete mir: »Einwilligung ist mir wahnsinnig wichtig. Ich erkläre der Frau und ihrer Begleitung immer wieder, dass sie die Chefin ist und nichts passiert, ohne dass sie es sagt. Leider scheine ich mit dieser Einstellung aber komplett allein dazustehen. Tag für Tag muss ich mitansehen, wie Frauen ihre Menschenrechte verwehrt werden.«

Auf globaler Ebene herrscht offensichtlich Verwirrung bezüglich der Rechte von Frauen bei der Geburt und ihr Grundrecht auf körperliche Selbstbestimmung – das Erbe einer sehr langen Historie der Wahrnehmung von Frauen als Objekte, Besitztümer und Reproduktionsgefäße, deren Schicksal in den Händen von Männern und Gott liegt, ohne dass sie je nach ihrer Meinung gefragt wurden. Obwohl sich die Einstellung zu dem Thema langsam wandelt, hat sich am Ausmaß der Verwirrung bislang kaum etwas geändert – und damit auch nicht am Machtgefälle im Geburtsraum, wo Frauen weiterhin zwar offiziell das Gefühl gegeben wird, sie hätten Wirkungsmacht, von dieser Wirkungsmacht aber plötzlich nichts mehr zu spüren ist, sobald es darauf ankommt. Wie es Hermine Hayes-Klein mir gegenüber ausdrückte: »Wie viel würde sich im Geburtsraum ändern, wenn alle Anwesenden begreifen würden, dass Frauen nicht ohne ihre Einwilligung berührt werden dürfen. Das würde einen echten Wandel herbeiführen. Schon die Tatsache, dass das einen Wandel herbeiführen würde, sagt aus, in welchem Ausmaß die Notwendigkeit informierter Einwilligung in der Geburtshilfe aktuell ignoriert wird.«

Gebärendenrechte im Zeitgeist

Hermine Hayes-Klein ist eine US-amerikanische Anwältin, die sich für Gebärendenrechte zu interessieren begann, als sie ihre Kinder in den Niederlanden zur Welt brachte, wo sie Jura an der Hague University lehrte und Leiterin des *Research Center für Reproductive Rights* am Bynkershoek Institute wurde. Hayes-Klein erlebte mit ihrer Hebamme Laura zwar selbst positive Hausgeburten, bemerkte aber, dass selbst in den Niederlanden, die in dem Ruf stehen, eine frauzentrierte Einstellung zu Geburten zu haben, die Freiheit der Frauen zunehmend Einschränkungen ausgesetzt war. So wurde es Frauen »nicht erlaubt«, bei bestimmten »Risikofaktoren« zu Hause zu gebären, beispielsweise bei Zwillingsgeburten. Ihre Hebamme Laura hatte sich vor Gericht verantworten müssen, weil sie Frauen unterstützt hatte, die dennoch zu Hause gebären wollten. »Als ich meine Babys zur Welt brachte, glaubte ich, die Wahl zu haben, wo und mit wem ich gebäre. Doch als ich die Beschwerden gegen Hebammen mitbekam, die die Entscheidungen anderer Frauen unterstützten, begriff ich: Oh, ich habe gar keine Entscheidung getroffen. Mir ›wurde es erlaubt‹, während es ihr ›nicht erlaubt wurde‹«, erzählte mir Hermine. »Ich begriff, dass es sich hierbei um das grundlegende Problem hinter den Misshandlungen an Frauen während der Geburt weltweit handelt: Es herrscht Verwirrung darüber, ob Frauen zurechnungsfähige Erwachsene sind, die selbstbestimmte Entscheidungen treffen, oder ob sie als nicht zurechnungsfähige, infantilisierte Menschen behandelt werden, deren informierte Reproduktionsentscheidungen ›erlaubt‹ oder ›nicht erlaubt‹ sind.« Inmitten ihrer Nachforschungen zur Gesetzeslage rund um Geburtsentscheidungen in den Niederlanden geschah auf juristischer Ebene etwas Außergewöhnliches: Der grundlegende Fall vor dem Europäischen Gerichtshof für Menschenrechte, der unter dem Namen »Ternovszky vs. Ungarn« 2011 bekannt wurde.[9]

Anna Ternovszky war zum zweiten Mal schwanger und wollte eine Hausgeburt, wusste aber, dass gegen ihre Hebamme Ágnes Geréb (vgl. S. 158 u. 256) Strafanzeige erhoben werden könnte, insbesondere im Fall eines negativen Ausgangs, da der rechtliche Status von Hausgeburten in Ungarn nicht eindeutig war. Ternovszky klagte den ungarischen Staat an, zwei Artikel der Europäischen Menschenrechtskonvention zu verletzen: Artikel 8, der das Recht auf Privatsphäre sicherstellt, und einen weiteren, der sich mit Antidiskriminierung befasst. Der Europäische Gerichtshof für Menschenrechte entschied, dass beide Rechte verletzt worden waren. Der Fall war zwar aus dem Wunsch einer Frau nach einer Hausgeburt heraus entstanden, doch die Konsequenzen des Urteils sind viel weitgreifender und betreffen die Entscheidungen *aller* Frauen. Der Fall legt die rechtliche Grundlage dafür, wie, wo und mit wem Frauen gebären – oder, wie es im Gerichtsentscheid heißt: »Das Recht bezüglich der Entscheidung, ein Elternteil zu werden, beinhaltet auch das Recht, über die Umstände zu entscheiden, unter denen man ein Elternteil wird.« Ternovszky vs. Ungarn macht klar: Die Frau ist im Geburtsraum die zentrale Entscheidungsinstanz.

Auf einmal erwachte etwas zum Leben, dass größer war als der Fall Ternovszky: Inspiriert von den gewaltigen Auswirkungen des Falles auf die Freiheit im Geburtskontext rief Hayes-Klein gemeinsam mit *Geboortebeweging**, einer Gruppe niederländischer Geburtsaktivis-

---

* *Geboortebeweging*, was so viel wie »Geburtsbewegung« bedeutet, war damals noch eine Gruppe aus rund 50 Aktiven, die erstmals im Januar 2011 zusammenkamen, um sich gegen die zunehmende Medikalisierung von Geburten

tinnen und aktivisten, die erste Konferenz zum Thema Menschenrechte im Geburtskontext ins Leben. Sie fand im November 2012 in Den Haag statt. Auf der Konferenz beschloss wiederum eine andere Anwältin, die Britin Elizabeth Prochaska, *Birthrights* zu gründen, »einen Ort, an dem Prinzipien und Rahmenbedingungen der Menschenrechte genutzt werden können, um die Geburtshilfe in Großbritannien zu verbessern.« Der Startschuss fiel im Januar 2013, nur wenige Monate, nachdem ich das *Positive Birth Movement* gegründet hatte. Zu diesem Zeitpunkt waren Elizabeth Prochaska und ich einander noch nie begegnet und hatten keinerlei sonstige Berührungspunkte gehabt. Was uns verband, war eher eine Frage des Zeitgeistes. Ich zwar nicht auf der Konferenz in Den Haag gewesen, hatte aber den Film *Freedom of Birth*[10] von Toni Harman und Alex Wakeford gesehen, ein Dokumentarfilm über die Notlage von Ágnes Geréb, den Fall Ternovszky und die Beschränkungen ihrer Selbstbestimmung, denen sich alle Frauen im Geburtsraum ausgesetzt sehen. Der Film hatte mich tief beeindruckt. Harman und Wakeford organisierten über 1.000 Vorführungen ihres Films in 50 Ländern und auf 17 Sprachen, alle am selben Tag, dem 20. September 2012. An jenem Tag sahen schätzungsweise 100.000 Personen den Film. Eine davon war ich. Wakeford sagte, zu jener Zeit habe er den Eindruck gehabt, dass die Medikalisierung der Grund für die Einschränkungen der Freiheit wäre: »Geburten wurden gestohlen, von einem mächtigen, institutionalisierten System, das aus Angst entstanden ist. Einem System, das durchdrungen ist von der Überzeugung, dass Geburten gefährlich sind und von der modernen Technologie gesteuert und überwacht werden müssen.« Harman findet, dass sich das Bewusstsein über Menschenrechte im Geburtskontext seit Entstehung des Films »stark verbessert« hat, und hofft, dass durch mehr Personal und größere Ressourcen »jede werdende Mutter eines Tages die Möglichkeit haben wird, über die Umstände ihrer Geburt frei zu entscheiden, und dass diese Entscheidungen von allen Angestellten des Gesundheitssystems respektiert werden.«

Obwohl die meisten Menschen noch nie von Anna Ternovszky gehört haben, ist sie die klassische Heldin, von der niemand spricht.

---

einzusetzen. Hermine Hayes-Klein stieß bei ihrer dritten Zusammenkunft zu ihnen. Inzwischen sind sie zu einer Stiftung geworden, die sich für Geburtsrechte in den Niederlanden einsetzt: www.geboortebeweging.nl

»Ich bin nicht anders als Millionen andere Frauen. Ich wollte einfach nur gern selbst entscheiden, wo und unter welchen Bedingungen ich meine beiden Kinder bekomme«, erklärte sie auf der Konferenz in Den Haag. Aber bei aller Bescheidenheit: Sie ist nicht so wie »Millionen andere Frauen«. Denn sie ist die eine Frau, die – gemeinsam mit Stefania Kapronczay und der ungarischen Union für Freiheitsrechte – aufstand und handelte, direkt und wirkungsmächtig. Ihr Handeln wiederum diente als Katalysator für eine ganze Kette von Ereignissen, die die Menschenrechte im Geburtskontext von einem Nischenthema zu einer weltweiten Bewegung ausgeweitet hat. Es ist interessant, Ternovszkys Beschreibung ihrer Geburt im direkten Vergleich mit der von Hermine Hayes-Klein zu lesen. Die Berichte sprechen Bände darüber, was für Auswirkungen eine kraftspendende Geburt auf Frauen haben kann und was für ein Selbstvertrauen und wie viel Motivation zur Veränderung eine solche Erfahrung mit sich bringen kann. Ohne Ternovszky und Hayes-Klein hätte es vielleicht keinen Urteilsspruch des Europäischen Gerichtshofs und keine große globale Konferenz über Gebärendenrechte gegeben. Und die beiden Frauen wiederum hätten vielleicht niemals gehandelt, wenn sie aus den Geburten ihrer Kinder nicht solche Kraft geschöpft und nicht so eine tiefe Loyalität zu ihren Hebammen empfunden hätten:

> *Ich fühlte mich keine Sekunde lang unwohl, nicht mal als ich auf Händen und Knien dahockte und mich schreiend splitterfasernackt auf dem Boden wand. Ich brauchte mich nicht zu »benehmen«, niemand kommentierte mein Verhalten. Ich fühlte mich akzeptiert. Ich glaubte zwar, vor Schmerz zu sterben, aber die Hebammen strahlten ein solches Vertrauen darauf aus, dass ich es schaffen würde, dass ich daraus eine wahnsinnige Kraft schöpfte. Das war ein neues Gefühl für mich, das ich herrlich fand. Ich hatte die Chance, zu erfahren, dass ich die Fähigkeit besaß, mein Kind ganz allein zur Welt zu bringen. Man hat mir die Möglichkeit geschenkt, mich selbst wirklich kennenzulernen und die unglaubliche Stärke zu erleben, die mir innewohnt. Bis heute schöpfe ich große Kraft aus dieser Erinnerung und baue auf dieses Gefühl.*
>
> Anna Ternovszky, 2012[11]

Ganz gleich, wie überwältig und unkontrolliert ich mich fühlte, die Gesichter um mich herum spiegelten Frieden und ruhige Ermuti-

gung aus. Niemand sagte mir, was ich zu tun hätte, oder brüllte mich an, ich solle pressen. Das wäre auch absurd gewesen. Denn mein Körper erledigte die ganze Arbeit, ich war nur eine Art Passagierin. Mein Körper presste, bewegte sich, schrie, wann und wie es nötig war, damit er gebären konnte. Jegliche Unterbrechungen, Anweisungen oder Einschränkungen hätten den Prozess behindert und wären die reinste Folter gewesen. Frauen erzählen manchmal, dass Geburten wie ein Tor sind, das man durchschreitet, um in die Mutterschaft einzutreten, und für mich war diese Phase das Tor. Mein Kopf sagte mir, was da geschah, ist unmöglich – das Baby kann da unmöglich durchpassen. Ich hatte Angst. Als das Baby langsam hervorkam, sah ich meine Hebamme Laura an und bettelte: »Bitte, hol ihn raus!« Sie sah mir ganz ruhig in die Augen und sagte: »Das kann ich nicht für dich tun. Du musst dein Baby selbst herauspressen.« Das war ein lebensverändernder Augenblick für mich. Ich begriff, dass einzig und allein ich diese Aufgabe übernehmen konnte, so wie nur ich Mutter dieses Kindes sein konnte.

Hermine Hayes-Klein, 2012[12]

Als ich mit meinem dritten Baby im Arm die Birthrights-Konferenz besuchte, hatte ich zwei solche Geburtserlebnisse hinter mir: zu Hause, in einem Becken und umgeben von Hebammen, die nichts weiter taten, als Blickkontakt zu mir zu halten und ihr tiefes Vertrauen auf mich zu vermitteln, wenn ich sie brauchte, sich dann aber auch sofort wieder zurückzogen, damit ich ungestört meiner Aufgabe nachgehen konnte. Auch auf mich hatte das transformative Auswirkungen: Es änderte mein Verhältnis zu mir selbst, meinem Körper, meinen Kräften und meiner Fähigkeit, mich großen Herausforderungen zu stellen. Entsprechend wirkt meine intensive Beschäftigung mit dem Thema Geburten – ähnlich wie bei Hayes-Klein, Ternovszky und vielen anderen Frauen in diesem Bereich – vielleicht fast schon wie eine Art »Hausgeburten-Evangelismus«. Also: Geht es hier denn wirklich darum, dass jede Frau das Recht hat, so zu gebären, wie *sie* es will? Oder verbirgt sich dahinter nicht doch die verkappte Ansicht, dass eine Art von Geburt »besser« oder sogar »die beste« sei?

Geburtsrechte für jede Geburt

Das Wunderbare daran, Geburten durch die Brille der Menschenrechte zu betrachten: Aus dieser Perspektive wird ausnahmslos jede Frau als Individuum gesehen und unterstützt, was den kompletten Wegfall aller Dichotomien und Forderungen bedeutet. Es ist wichtig, dass wir die größtmögliche Bandbreite an Möglichkeiten beibehalten, was Ort und Art der Geburt betrifft. Denn sobald die Möglichkeit, persönliche Entscheidungen zu treffen, verringert wird, verlieren wir ein Stückchen unserer kollektiven Freiheit. Selbst dann, wenn die Möglichkeiten, die wir verlieren, nicht die sind, für die wir uns entschieden hätten. Das Wissen, dass wir das Recht haben, eine Behandlung zu verweigern, oder dass wir einfach gehen und uns eine neue Klinik suchen können, führt beispielsweise zu einer kompletten Verschiebung der Machtdynamiken. Und zwar zugunsten der Frauen – selbst wenn sie vielleicht niemals von diesem Recht Gebrauch machen. Aus diesem Grund müssen wir uns als Frauen zusammenschließen und uns für das Recht auf jede erdenkliche Geburtsentscheidung einsetzen – von der Hausgeburt ohne jegliche Unterstützung bis hin zur geplanten Sectio. Auch dann, wenn wir selbst lieber eine Krankenhausgeburt mit PDA hätten oder eine Leihmutter engagieren oder gar keine Kinder bekommen möchten. Ein Teil des »Gebärens wie eine Feministin« besteht darin, für unsere Schwestern und Töchter zu kämpfen, damit sie Wahlmöglichkeiten haben, die wir nicht ergreifen, nicht wollen und vielleicht nicht einmal gutheißen können.

Die White Ribbon Alliance: Die Charta für respektvolle Geburtshilfe.[13] Die universellen Rechte gebärender Frauen

2011 setzte die White Ribbon Alliance eine weltweite Kampagne in Gang, um einen klaren Standard für respektvolle Geburtshilfe zu setzen, der auf den internationalen Menschenrechten basierte. In Zusammenarbeit mit verschiedenen Organisationen aus der ganzen Welt entwickelte die White Ribbon Alliance die zukunftsweisende *Respectful Maternity Care Charta*, die in acht Sprachen übersetzt wurde und seitdem weltweit für die Anpassung von Richtlinien sorgt und das Thema ins öffentliche Bewusstsein rückt. Die Kriterien für eine respektvolle Geburtshilfe lauten:

- Jede Frau hat das Recht auf Unversehrtheit und eine gute Versorgung.
- Jede Frau hat das Recht auf Informationen, informierte Einwilligung und Ablehnung und darauf, dass ihre Entscheidungen und Präferenzen respektiert werden, darunter auch das Recht, selbst zu entscheiden, wer der Geburt beiwohnen darf, wann immer es möglich ist.
- Jede Frau hat das Recht auf Privatsphäre und Vertraulichkeit.
- Jede Frau hat das Recht auf eine würdevolle und respektvolle Behandlung.
- Jede Frau hat das Recht auf Gleichheit, Schutz vor Diskriminierung und eine faire Betreuung.
- Jede Frau hat das Recht auf eine Gesundheitsversorgung und auf das höchste erreichbare Gesundheitsniveau.
- Jede Frau hat das Recht auf Freiheit, Selbstbestimmung, Entscheidungsfreiheit und Schutz vor Nötigung.

Unter diesem Aspekt des Menschenrechts auf Wahlfreiheit, Selbstbestimmung und eine humanisierte, personalisierte und sogar »liebevolle« Betreuung lässt sich jede einzelne Geburtserfahrung betrachten. Dafür müssen wir nur den Fokus wegrichten vom »Entbindungsmodus« und uns stattdessen ansehen, was für ein Gefühl einer jeden Frau gegeben wird. Das bedeutet nicht, dass wir die natürlichen Gebärfähigkeiten von Frauen aus dem Blick verlieren oder aufhören sollten, sie zu zelebrieren. Oder dass wir aufhören sollten, die Auswirkungen unnötiger Interventionen zu thematisieren, ganz gleich, wie respektvoll sie vorgenommen werden. Eine respektvolle Betreuung aller steht nicht im Widerspruch zu der Notwendigkeit, dafür zu sorgen, dass jede Frau, die eine Geburt ohne Einmischung haben kann und möchte, diese auch bekommt. Tatsächlich bedeutet eine wirklich respektvolle Betreuung mit Sicherheit auch, dass man jegliches selbstherrliches Bedürfnis danach, Geburten zu kontrollieren, fallenlassen sollte, um Frauen den Raum und die Zeit zu lassen, ohne unnötige Einmischungen zu gebären – ebenso wie echte Entscheidungsfreiheit bedeutet, dass es möglich sein muss, sich für eine medikamentenfreie Geburt zu entscheiden und ein Betreuungsumfeld zu finden, in dem die Fähigkeiten und das Vertrauen auf die Frau vorhanden sind, um diese Entscheidung auch durchsetzen zu können. Denn obgleich um das Recht von Frauen, sich für eine Sectio, eine PDA oder eine Einleitung zu entscheiden, viele interessante und notwendige Diskussionen ranken, dürfen wir nicht vergessen, dass in unserer Kultur aktuell normale Vaginalgeburten kaum mehr zu erreichen sind – und sie werden Tag für Tag seltener, womöglich bis zu dem Punkt, an dem sie aussterben.

Frauzentrierte Geburtshilfe

Ebenso droht ein Szenario Realität zu werden, in dem Frauen, die aus welchem Grund auch immer doch nicht die normale vaginale Geburt erleben können, die sie eigentlich wollten, das Gefühl haben, plötzlich keine Rechte oder Wahlmöglichkeiten mehr zu haben. Oder, wie es manche Leute ausdrücken: »Der Geburtsplan wurde über Bord geworfen.« Doch gerade wenn Situationen aufkommen, in denen medizinische Hilfe wirklich nötig ist, bedeutet respektvolle Betreuung, weiterhin dafür zu sorgen, dass Frauen und ihre Gefühle im

Zentrum allen Geschehens bleiben. Nichts illustriert das besser als die vielen Beispiele von Ärztinnen und Ärzten, die versuchen, für mehr Empathie in hochmedikalisierten Umgebungen zu sorgen. Der geburtsbegleitende Arzt Andy Sim aus Nottingham ist einer der Pioniere der »auf die Frau zentrierten Sectio«, bei der der Fokus bei operativen Geburten weggelenkt wird vom Fachpersonal, das »seine Arbeit erledigt«, und hin zur Frau als Hauptfigur des Geschehens. Dazu zählt es auch, eine friedliche Atmosphäre im OP-Saal zu erschaffen, ohne »Geplauder« zwischen den Angestellten, dafür aber mit Musik, die die Mutter auswählen darf. Die Operationsvorhänge werden gesenkt, sodass die Frau und ihre Begleitung die Geburt mitansehen können, die Nabelschnur darf auspulsieren, und es wird darauf geachtet, dass es direkt nach der Geburt Hautkontakt zwischen Mutter und Kind gibt. Andy sagt über seine Arbeit: »Ich sehe mich weniger als jemanden, der Veränderungen herbeigeführt hat, sondern eher als jemanden, der den Standort gewechselt hat und nun eine weitaus größere Akzeptanz gegenüber den Entscheidungen der Frauen zeigt.« Eine der »kleinen« Veränderungen, die Andy vorgenommen hat – und um die jede Frau bei ihrer Sectio bitten darf –, besteht darin, dass sich bei der Einführung des Katheters alle Angehörigen des Personals, die nicht direkt an der Prozedur beteiligt sind, ans Kopfende des OP-Tischs stellen. Wenn ich davon erzähle, werde ich häufig verblüfft gefragt, was der Sinn dahinter ist. Vermutlich, weil man spontan davon ausgeht, dass es einen komplexen medizinischen Hintergrund dafür geben muss. In Wahrheit aber ist die Antwort ganz einfach: Es geht um die Würde der Frau. Dieser scheinbar so kleine Akt der Freundlichkeit besagt: »Wir, das Krankenhausteam, haben im Blick, wie es dir, der gebärenden Frau, damit geht.« Es ist ein kurzes Aufblitzen des Mitgefühls mit einer Frau, die kurz davor ist, Mutter zu werden: Wie muss sie sich dabei fühlen, wenn ausgerechnet in diesem Augenblick ein Teil ihres Körpers, der normalerweise Privatsache ist, den Blicken Fremder ausgesetzt wird? Zudem symbolisiert dieser kleine Akt eine Anerkennung der Tatsache, dass alles, was mit der Geburt zu tun hat, für immer im Gedächtnis abgespeichert bleibt und entsprechend alles von Bedeutung ist. Vielleicht finden die Leute das Ganze im ersten Moment auch deswegen so verblüffend, weil wir es einfach nicht gewöhnt sind, dass das Geschehen im Geburtsraum um die Bedürfnisse der Frau herum aufgebaut wird.

Einen ähnlichen Hintergrund hat die Aktion #LithotomyChallenge – die #SteinschnittlageChallenge (oder #Gynäkologie-Stuhl-Challenge), die von einigen Angestellten des NHS durchgeführt wurde: Um mehr Empathie mit den Frauen zu entwickeln, die sie betreuen, verbrachten sie Zeit auf dem Rücken liegend mit den Unterschenkeln in Halterungen.[14] Die geburtsbegleitende Ärztin Florence Wilcock, der die Idee zu der Challenge im Rahmen des »NHS Change Days« 2015 kam, erzählte anschließend, wie unwohl sie sich während der Challenge gefühlt habe, nicht nur physisch, sondern auch seelisch: »Mein Hintern fing an zu brennen, und ich bekam Nackenschmerzen. Mein Unterleib fühlte sich zusammengestaucht an, und ich dachte, wenn ich eine gebärende Frau wäre, die jetzt ihr Baby aus sich herauspressen soll, würde mir vermutlich schlecht werden … Dann kam eine Hebamme herein und öffnete Tür und Vorhang, und ich bemerkte, dass ich den ganzen Korridor entlangsehen konnte – was bedeutete, dass auch alle im Korridor die Möglichkeit hatten, *mich* zu sehen … Ich hatte vorher gewusst, dass ich gefilmt werden würde, aber es war interessant zu beobachten, dass eine ganze Reihe an Leuten hereinkam und wieder ging, ohne mich anzusehen oder mit mir zu reden … Der Kameramann führte mehrere Soundchecks über mir durch, dann filmte er einfach los, ohne ein Wort mit mir zu wechseln. Ich bin mir sicher, das war nur ein Versehen, aber es hat mir ein starkes Gefühl der Dehumanisierung vermittelt.«

Ein anderes Team von medizinischen Angestellten aus Derby, das unter dem Namen »Birth Outside the Box« bekannt wurde, rief die #TheatreChallenge[15], auf Deutsch die #OPChallenge, ins Leben, um es mithilfe von Filmaufnahmen und Rollenspielen Klinikärztinnen und -ärzten zu ermöglichen, einmal selbst zu erleben, wie es sich anfühlt, auf einer Liege in den OP gerollt zu werden oder eine Sectio zu bekommen. »Als der Vorhang hochgezogen wurde, hatte ich das Gefühl, mein Körper würde nicht mehr mir gehören. Ich war machtlos«, berichtete ein Teilnehmer. Andere Teams, so wie am St George's in Tooting, London, entwickeln Maßnahmen, um eine sichere Arbeitsumgebung zu wahren, gleichzeitig aber rund um Mutter und Neugeborenes die Lichter im OP dimmen zu können, da sie wissen, was für körperliche und psychische Auswirkungen eine sanfte Beleuchtung auf die Oxytocin-Produktion, den Bonding-Prozess, das Stillen und nicht zuletzt auch auf das persönliche Erleben der Geburt seitens der Frau hat. Und in Burnley, Lancashire, hat die geburtsbegleitende Ärztin Liz Martindale eine Möglichkeit entwickelt, Zangen- und Saugglockengeburten durchzuführen, bei denen die Frau aufrecht stehen oder auf allen vieren knien kann, anstatt auf dem Rücken zu liegen. »Zum ersten Mal versuchten wir das mit einer Frau, die bei einer vorherigen Bauchgeburt ein traumatisches Erlebnis gehabt hatte, bei dem sie das Gefühl gehabt hatte, keinerlei Kontrolle oder Einfluss mehr zu haben«, berichtete mir Liz. »Wir konnten bei ihrer zweiten Geburt die sogenannte ›Kiwi Cup‹ einsetzen, und die Patientin beugte sich übers Bett. Sie war sehr glücklich mit der Geburt, insbesondere, weil sie ihre Wunschposition einnehmen konnte und das Gefühl hatte, das Sagen zu haben. Sicherheit von Mutter und Kind sind zwar von zentraler Bedeutung, aber die Auswirkungen der Geburtserfahrungen sollten stets mitberücksichtigt werden.«

»Vorbei sind die Zeiten«: Das Ende des medizinischen Paternalismus?

Ein zentraler Punkt bei jeder Diskussion über Menschenrechte im Geburtskontext ist das Thema der Einwilligung. Ein weiterer grundlegender Fall in Bereich der Mütterrechte, der als »Montgomery vs. Lanarkshire«[16] bekannt wurde, wurde 2015 vor dem britischen Obersten Gerichtshof angehört. Er hatte große Auswirkungen auf die Bedeutung von Einwilligung und wurde von einem Berichterstatter bezeichnet als »nicht der Todesstoß für den medizinischen Paternalismus, sondern ein verspäteter Nachruf.«[17] In dem Fall ging es um eine Frau mit Nachnamen Montgomery, die Diabetes hatte und dadurch bei der Vaginalgeburt ihres Kindes ein erhöhtes Risiko für Schulterdystokie hatte. Ihre Ärztin schätzte das Risiko als sehr gering ein und beschloss daraufhin, Mrs Montgomery nicht darüber aufzuklären, da sie befürchtete, wenn sie allen Diabetikerinnen von diesem Risiko erzählte, würden sie – um es mit den Worten der Ärztin auszudrücken – »allesamt um eine Sectio bitten«.

Das Gericht sprach die Ärztin schuldig, und der Urteilsspruch sagt viel darüber aus, wieso Geburten auch ein feministisches Thema sind. Denn er besagte, dass Frauen ein Recht auf Informationen über »jegliches wesentliche Risiko« haben, um selbstbestimmt entscheiden zu können, wie sie gebären wollen. Brenda Hale, Richterin am Obersten Gerichtshof, erklärte weiter: »Vorbei sind die Zeiten, in denen man davon ausging, eine Frau würde in dem Moment, in dem sie schwanger wird, nicht nur ihre Zurechnungsfähigkeit verlieren, sondern auch ihr Recht, als selbstbestimmter Mensch zu handeln.« Das Urteil rief dazu auf, Dialoge über Risiken an der Patientin beziehungsweise an der schwangeren Frau zu orientieren. Anstatt des sogenannten »Bolam-Tests«, laut dem Ärztinnen und Ärzte sich fragen sollten, ab wann ihre *Fachkolleginnen und -kollegen* ein Risiko als bedeutsam einschätzen würden, sollten sie sich fragen, ob die *Patientin* es als bedeutsam einschätzen würde. Das bedeutet einen höheren Aufwand für das Personal, weil man jede einzelne Frau als Individuum kennenlernen und sie auf einer ganzheitlichen Ebene verstehen muss. Beispielsweise sind die Risiken für Komplikationen bei weiteren Schwangerschaften nach einer Sectio zwar statistisch recht gering, für eine Frau, die sich eine große Familie wünscht, sind sie aber *bedeutsamer* als für eine Frau, bei der das nicht der Fall ist. Ärztinnen und Ärzte müssten, so das Urteil, mit ihren Patientinnen sprechen, und diese Gespräche müssen als personalisierter, beidseitiger Dialog angelegt sein, nicht als bloße Präsentation einer medizinischen Fachmeinung oder das Überreichen eines Informationsblättchens. Der vielleicht wichtigste Punkt lautet, dass ein Einwilligungsformular allein nicht reicht: »Die Pflicht der Ärztin ist demnach nicht erfüllt, indem sie die Patientin mit technischen Informationen bombardiert, die sie aller Wahrscheinlichkeit nach überhaupt nicht in ihrem vollen Ausmaß begreifen kann. Und noch viel weniger, indem sie ihr einfach ein Einwilligungsformular vorlegt, das sie unterschreiben soll.«

Das Montgomery-Urteil hat weitreichende Konsequenzen. Es fordert ein komplettes Umdenken in der Medizin, das längst nicht abgeschlossen ist, während ich diesen Text schreibe. Bei manchen Leuten hat es Besorgnis darüber ausgelöst, wie viele Informationen Frauen erhalten sollten und wo die Grenze verläuft, andere Kritisierende dagegen befürchten, das Urteil würde zu einem Anstieg der Gerichtsprozesse führen. Beide Befürchtungen bringen letztlich aber nur eben jenen Mangel an Anerkennung der intelligenten Selbstbestimmung von Frauen zum Ausdruck, auf dem die gesamte Geburtsbetreuung beruht. Frauen wollen wie erwachsene Menschen behandelt werden und personalisierte und klare Informationen erhalten, auf deren Grundlage sie ihre Entscheidungen treffen können – Entscheidungen, für die sie bereitwillig die persönliche Verantwortung übernehmen, solange sie vorher ausreichend informiert wurden. Eine

Gruppe von Expertinnen und Experten, die im Rahmen des Sheila Kitzinger Programme am Green Templeton College Oxford von Birthrights zusammengerufen wurde,[18] setzte sich mit den Auswirkungen des Urteils auseinander und kam zu dem Schluss: »Es bestand die Notwendigkeit, zu formulieren, wieso informierte Einwilligung überhaupt so wichtig ist – nicht nur als rechtliche Erfordernis und ethischer Imperativ, um die Rechte gebärender Frauen als gleichberechtigte Bürgerinnen zu wahren, sondern auch als etwas, das Frauen wollen und das eine sicherere, personalisiertere und weniger traumatische Betreuung zur Folge hat.« Sie erkannten auch, dass »Paternalismus immer noch existiert und noch einiges passieren muss, ehe das Prinzip informierte Einwilligung überall verstanden und praktiziert wird.« Die Gruppe überlegte zudem, wie man medizinisches Fachpersonal dabei unterstützen könnte, seine Menschlichkeit und seine Fähigkeit, die Perspektive der Frauen zu sehen, zu bewahren. Zudem stellte sie sich die Frage: »Wie können wir die Sprache so ändern, dass nicht mehr in Begriffen wie ›erlaubt‹ und »nicht erlaubt‹ gedacht wird?« Das Montgomery-Urteil führte also dazu, dass wichtige Fragen über eine auf den Menschenrechten basierende, frauzentrierte Betreuung gestellt werden mussten.

Es fordert aber auch – und das zurecht –, dass Frauen so umfassend wie möglich informiert werden und die zentrale Rolle im Entscheidungsprozess einnehmen. Weltweit basiert das Prinzip der medizinischen Einwilligung darauf, dass eine ärztliche Fachperson Informationen vermittelt. Wir können keine rechtlich gültige Einwilligung zu etwas, das mit unserem Körper geschieht, erteilen, ohne vorher umfassend informiert worden zu sein – mit anderen Worten: Handelt es sich nicht um *informierte* Einwilligung, ist es *gar keine* Einwilligung.

In Zusammenhang mit Geburten wird häufig das Thema »Zurechnungsfähigkeit« auf den Tisch gebracht. Das bedeutet, dass das medizinische Fachpersonal Entscheidungen für dich treffen kann, wenn der Eindruck entsteht, dass du nicht »zurechnungsfähig« genug bist, um diese Entscheidungen selbst zu treffen. Die Vorstellung, dass eine Frau in den Wehen womöglich nicht dazu in der Lage ist, selbst zu entscheiden, kommt leider häufiger vor, als man meinen möchte. Das wiederum hängt vermutlich mit der Vorstellung zusammen, dass Schwangerschaft und Mutterschaft an sich die Denkfähigkeit und Rationalität von Frauen einschränken. (In den Augen mancher reicht es übrigens schon, einfach nur eine Frau zu sein: Das Wort »hysterisch« stammt von dem griechischen Wort für »Gebärmutter« ab und bedeutet wörtlich, dass die Gebärmutter der Auslöser für irrationale Verhaltensweisen ist). Ich werde niemals vergessen, wie man mich während meiner ersten Schwangerschaft in einem seriösen Arbeitsmeeting beschuldigte, unter »Schwangerschaftsdemenz« zu leiden, ein Zustand, für den es keinerlei wissenschaftliche Belege gibt, der aber trotzdem immer wieder genannt wird, um die Meinungen von Frauen herabzuwürdigen. Die »Zurechnungsfähigkeit« von Frauen in den Wehen infrage zu stellen, zeigt nicht nur, dass das Konzept der Zurechnungsfähigkeit fehlinterpretiert wurde, sondern auch einen Mangel an Wissen darüber, wie es sich wirklich anfühlt, in den Wehen zu liegen. Ja, in den letzten Stunden, ehe man sein Baby kennenlernt, kann es durchaus vorkommen, dass man durchkämpft, erschöpft, überwältigt und aufgewühlt ist, Schmerzen leidet und sich einfach nur wünscht, dass das Ganze bald vorbei ist. Aber das bedeutet nicht, dass man nicht genug bei Sinnen wäre, um nicht selbst Entscheidungen treffen zu können. Um juristisch als unzurechnungsfähig eingestuft zu werden, muss man normalerweise unter schwerem Drogen- oder Alkoholeinfluss stehen, einen Hirnschaden erlitten haben, beispielsweise durch einen schweren Schlaganfall, eine starke Lernbehinderung haben, an Demenz leiden, sich in einem Zustand der starken Verwirrung oder Bewusstlosigkeit befinden oder von einer schweren Geisteskrankheit wie Schizophrenie betroffen sein.[19] Traf nichts davon auf dich zu, als die Wehen eingesetzt haben, ist es ausgesprochen unwahrscheinlich, dass die Wehen allein zu einem Verlust der Zurechnungsfähigkeit führen. Und es ist auch kein Anzeichen für »mangelnde Zurechnungsfähigkeit«, wenn du eine Entscheidung über das Geburtsgeschehen triffst, mit der andere nicht einverstanden sind. Wenn tatsächlich der Eindruck entsteht, dass du nicht mehr dazu in der Lage bist zu entscheiden, dann sollte deine Begleitung und, wenn vorhanden, dein Geburtsplan zurate gezogen werden, und alle vorgenommenen Interventionen sollten nur zu deinem Besten sein.

Sie haben das Recht, die Ihnen angebotenen Behandlungen anzunehmen oder abzulehnen und keinerlei körperlichen Untersuchungen oder Behandlungen unterzogen zu werden, denen Sie nicht ausdrücklich zugestimmt haben. Sind Sie nicht selbst dazu in der Lage, diese Einwilligung zu erteilen, muss sie von einer Person eingeholt werden, die rechtlich an Ihrer statt handeln darf, oder die Behandlung muss zu Ihrem Besten sein.

Aus der Verfassung des NHS[20]

»Es musste zu Ende gebracht werden«

Wehen zu haben bedeutet in der Regel zwar nicht, dass dein Verstand nur noch eingeschränkt funktioniert, aber viele Frauen berichten darüber, dass sie dann keine Gespräche mehr mit Außenstehenden führen möchten, da sie diese als starke Ablenkung empfinden. Häufig beschreiben Frauen die Wehen als eine Art »überirdischen Ort«, die »Wehenwelt«, eine Art meditativer oder tranceartiger Zustand. Fragen beantworten zu müssen, ist besonders unangenehm, da es den »Zauber« zerstört und die Frau zurückholt in den modernen, analytisch ausgerichteten Neokortex-Teil des Gehirns, obwohl sie im archaischeren limbischen System gerade viel besser aufgehoben wäre. Man ist in der Regel zwar »zurechnungsfähig«, wenn man in den Wehen liegt, meiner Einschätzung nach wird man aber empfänglicher dafür, zu Entscheidungen *gedrängt* zu werden, die sich eigentlich nicht richtig anfühlen – einfach aus dem Grund, dass man keine längeren Diskussionen führen oder immer weiter mit Fragen gelöchert werden möchte. Deswegen besteht die Notwendigkeit, die Diskussionen über Einwilligung im Geburtskontext wegzulenken von der möglichen Unfähigkeit von Frauen, selbst zu entscheiden, und sich stattdessen damit auseinanderzusetzen, wie das medizinische Fachpersonal mit diesen Frauen interagiert, welche Informationen übermittelt werden, wann sie übermittelt werden und – besonders wichtig – inwiefern die Betreuungspersonen wirklich bereit sind, das Recht der Frauen zu akzeptieren, Vorschläge auch abzulehnen.

Derzeit kursieren viel zu viele Berichte über Geburten, bei denen die Frauen das Gefühl hatten, sie müssten dem Druck nachgeben, der auf sie ausgeübt wurde, und bestimmte Entscheidungen treffen, die sie so eigentlich nicht wollten, die das Fachpersonal aber eindeutig für die beste Option hielt. Und viel zu viele Frauen berichten, dass ihnen Entscheidungen von vornherein nicht als solche präsentiert wurden, sondern als Behauptungen/Aussagen mit Feststellungscharakter: »Wir müssen Sie jetzt bitten, sich auf das Bett zu legen«, »Ich werde Sie nur eben kurz untersuchen« und so weiter.

Medizinische Eingriffe ohne vorherige Einwilligung bewegen sich häufig auch in einer Grauzone. Manchmal handelt es sich zwar um schreckliche Übergriffe, die direkt als solche zu erkennen sind, weit häufiger aber kommen sie als »rüdes Verhalten« daher, das im Augenblick des Geschehens häufig schwer als übergriffig einzuordnen ist. Vielleicht sagt man dir, dass du dich jetzt aufs Bett legen »musst« oder was als Nächstes »passieren wird«, und du hast erst danach die Zeit, darüber nachzudenken, dass man dir gar nicht die Möglichkeit gegeben hat, abzulehnen. Vielleicht findest du auch erst nach der Geburt heraus, dass etwas stattgefunden hat, das du nicht wolltest, beispielsweise dass die Nabelschnur durchtrennt wurde, während du abgelenkt warst oder gerade wegen einer anderen Sache behandelt wurdest, beispielsweise einem Dammschnitt. Vielleicht fühlst du dich genötigt, weil man dir erzählt, dein Baby »könnte sterben« oder Ähnliches, ohne dir weitere Informationen oder die Zeit für weitere Fragen zu geben.

Häufig berichten Frauen auch, dass ihre Begleitung in diese Nötigung mithineingezogen wurden: »Überzeugen Sie Ihre Frau davon, dass sie auf uns hören soll«, bekam der Mann einer Kroatin zu hören. Georgie Watson brachte 2013 in Cornwall ein Kind zur Welt und erzählt, wie man sie dazu brachte, für eine Vaginaluntersuchung aus dem Geburtsbecken zu kommen. »Ich wollte diese Untersuchung nicht, aber sie sagte zu meinem Mann, dass sie nicht wisse, ob das Baby Steißlage hätte, und dass das ›extrem gefährlich‹ werden könne. Mein Mann geriet in Panik und bat mich, aus dem Becken zu kommen, obwohl er wusste, dass ich das nicht wollte und dass sich unser Baby auch gar nicht in Steißlage befand. Daraufhin wurde ich bei vollständig geöffnetem Muttermund einer brutalen Vaginaluntersuchung unterzogen, während ich Wehen hatte, und die Fruchtblase wurde zum Platzen gebracht. Das hat mir die Geburt kaputtgemacht und meinen Mann und mich noch lange seelisch beeinträchtigt.«

Besonders bemerkenswert ist, dass Georgie versuchte, Beschwerde einzureichen, die Hebamme, an die sie sich damit wandte, das Verhalten der betreuenden Hebamme aber verteidigte. »Vaginaluntersuchungen sind nun einmal nicht angenehm, und wenn sie aufgehört hätte, als du darum gebeten hast, hättest du ihr meiner Meinung nach nicht erlaubt, die Untersuchung fortzuführen. Aber es musste zu Ende gebracht werden«, bekam Georgie zu hören.

Wie so oft liegt der Fokus dabei auf dem, was das Fachpersonal »tun musste, um seine Arbeit erledigen zu können«, anstatt darauf einzugehen, wie die Frau die Situation erlebt. In den Worten der Hebamme bleiben Georgie und ihre Bedürfnisse vollkommen unsichtbar. »Ich fing an, an mir zu zweifeln. Ich dachte, vielleicht erinnere ich mich falsch, oder ich überreagiere«, gestand sie mir. »Aber ich bin inzwischen im Vorstand meiner örtlichen *Maternity Voices Partnership* und fest entschlossen, etwas an diesen Dingen zu ändern.« Geschichten wie ihre, in denen das Thema Einwilligung nicht einmal auftaucht, sind schwer zu hören. Aber es ist wichtig, dass sie erzählt werden. Auch, weil immer noch die Meinung vorherrscht, die Verletzung der Rechte gebärender Frauen sei ein Problem, dass »anderswo« auftritt, aber doch nicht hier bei uns in der privilegierten »entwickelten« Welt. Vielleicht sollte uns das Auftreten solcher Missachtungen der körperlichen Selbstbestimmung von Frauen auch nicht weiter wundern, solange das Thema Einwilligung insgesamt noch voller ungeklärter Fragen ist. Eine Umfrage von YouGov und der *End Violence Against Women Coalition* aus dem Jahr 2018 zeigt, dass viele Menschen eine sehr unklare Vorstellung davon haben, was eine Vergewaltigung ausmacht: Ein Drittel der Männer in Großbritannien war der Umfrage zufolge der Meinung, wenn eine Frau bei einer Verabredung geflirtet habe, »zählt es generell nicht als Vergewaltigung«, selbst wenn sie dem Sex nicht explizit zustimmt. 33 % der Befragten glaubten, es sei »in der Regel keine Vergewaltigung«, wenn eine Frau »ohne den Einsatz von körperlicher Gewalt« zum Sex gezwungen wird.[21] Geburten und Sex sind beides intime körperliche Erlebnisse, bei denen der Verlust von Kontrolle, Vertrauen und Handlungsfähigkeit tiefe Wunden hinterlassen kann. Doch in beiden Fällen findet eine himmelschreiende Missachtung der körperlichen Grenzen von Frauen statt, begleitet von einer Art kultureller Massentaubheit, sobald eine Frau laut und deutlich Nein sagt.

Wie du dich über deine Betreuung beschweren kannst

Wenn Frauen kein Feedback zu ihren Geburtserlebnissen geben, wird sich nichts ändern. Positives Feedback ist sehr wichtig. Wenn du deine Betreuung fantastisch gefunden hast und dir deine Betreuungspersonen zugehört, dich als Individuum betrachtet und dich respektvoll und würdevoll behandelt haben, dann solltest du sie das wissen lassen, damit sie mitbekommen, was für wundervolle Auswirkungen das auf dich und deine Familie hat. Aus denselben Gründen ist es aber ebenso wichtig, deine Stimme zu erheben, wenn du findest, deine Geburt hätte besser laufen können. Vielleicht hast du nur ein paar generelle Anregungen für mögliche Verbesserungen. Vielleicht willst du dich aber auch ganz gezielt über bestimmte Situationen beschweren, in denen man dir ohne guten Grund eine Wahlmöglichkeit vorenthalten hat, dich respektlos behandelt oder deine körperlichen Grenzen missachtet hat. Vielleicht willst du auch eine bestimmte Betreuungsperson melden oder rechtliche Schritte einleiten. Ganz gleich, worüber du dich beschweren willst – erhebe deine Stimme. Was dir widerfahren ist, kannst du nicht mehr ändern. Aber vielleicht kannst du etwas daran ändern, wie Frauen in Zukunft gebären.

- Du hast ein Recht darauf, formal Beschwerde gegen deine Betreuung einzureichen. Regionale Organisationen, die dich bezüglich der richtigen Maßnahmen beraten und unterstützen können, findest du hinten in diesem Buch unter »Ressourcen«.
- Wenn du dich über die Schwangerschaftsversorgung vor der Geburt beschweren willst, sprich mit deiner Hebamme, deiner Ärztin oder deinem Arzt oder ihren Vorgesetzten. Entspricht das Ergebnis nicht deinen Erwartungen, wende dich an die nächsthöhere Ebene, beispielsweise an den jeweiligen Landesverband der Hebammen oder an das Gesundheitsamt.
- Betreffen deine Beschwerden die Geburt selbst, solltest du versuchen, so schnell wie möglich alles, woran du dich erinnerst, genau aufzuschreiben. Ansonsten vergisst du vielleicht Details, die für das weitere Prozedere wichtig sein könnten. Wenn du diesen Prozess aufwühlend findest, lass dir Zeit und such dir Hilfe.
- Bitte auch alle anderen, die bei der Geburt anwesend waren, ihre Erinnerungen zumindest stichpunktartig festzuhalten.
- Fordere so schnell wie möglich eine Kopie des Geburtsberichts an. In den meisten Ländern weltweit hast du einen rechtlichen Anspruch darauf, dass man ihn dir aushändigt. Wenn du ihn durchgesehen hast, kannst du

auch beantragen, im Krankenhaus das Original einzusehen, um sicherzustellen, dass in deiner Kopie nichts ausgelassen wurde.

- Vielleicht möchtest du auch formal Beschwerde gegen das Krankenhaus oder bestimmte Betreuungspersonen einreichen. Um herauszufinden, wohin du einen formalen Beschwerdebrief schicken kannst, informiere dich auf der Krankenhauswebseite, bei deiner Krankenkasse oder beim Bundesministerium für Gesundheit. Häufig kannst du auch beim jeweiligen Berufsverband Beschwerde einreichen. Je nachdem kannst du auch deine Bundestagsabgeordneten oder Bürgerbeauftragten oder Interessenverbände und andere Organisationen, für die dein Fall von Interesse sein könnten, involvieren.
- Wenn du ein Beschwerdeschreiben einreichst, ist eine Aufteilung in nummerierte Stichpunkte sinnvoll, nicht zuletzt, weil du dadurch leichter feststellen kannst, welche Punkte berücksichtigt wurden und welche nicht, wenn du eine Antwort erhältst.
- Wenn du zu einem Treffen eingeladen wirst, um deine Beschwerde du besprechen, nimm jemanden mit. Mach dir Notizen zu allen Reaktionen auf deine Beschwerde und allen Äußerungen bei solchen Treffen, und bewahre sie sorgfältig auf.
- Manchmal gibt es eine zeitliche Beschränkung für Beschwerden, beispielsweise zwölf Monate nach der Geburt. Wenn du dich dennoch nach Ablauf der Frist beschweren willst – nur zu! Es ist immer noch wichtig, dir Gehör zu verschaffen und Feedback zu geben.
- Wenn du glaubst, dass es Anlass gibt, juristische Schritte einzuleiten, wende dich an eine Rechtsberatung.
- Wenn deine Beschwerde alle entsprechenden Kanäle durchlaufen hat und du immer noch das Gefühl hast, dass sie kein Gehör gefunden hat, kannst du überlegen, dich in den sozialen Medien zu äußern. Das kann eine effiziente Möglichkeit sein, andere Menschen zu finden, die in einer ähnlichen Lage waren wie du, und ein Bewusstsein für Missstände zu schaffen.

Auf dem *Birthrights Dignity in Childbirth* Forum, das ich mit meinem Neugeborenen besuchte, wurden die Ergebnisse der *Dignity Survey* 2013[22] bekannt gegeben, die in Zusammenarbeit mit der Elternwebseite *Mumsnet* entstanden war. 12 % der Befragten gaben an, keine Einwilligung zu Untersuchungen und Behandlungen erteilt zu haben, wobei die Zahl unter den Erstgebärenden etwas höher lag, nämlich bei 16 %. Und bei Frauen, die im Krankenhaus geboren hatten, war sie sogar noch höher (23 %). Am höchsten war sie bei den Frauen, bei deren Geburten Instrumente zum Einsatz gekommen waren: 24 % von ihnen gaben an, dass sie keine Einwilligung gegeben hätten. Ähnliche Zahlen hatte eine Umfrage aus dem Jahr 2016 von *Positive Birth Movement* und *Channel Mum* ergeben: Über 22 % der 2.186 teilnehmenden Frauen gaben an, nicht zu allen vorgenommenen Interventionen ihre Einwilligung erteilt zu haben. Stattdessen habe man ihnen gesagt, sie »müssten« manche Eingriffe vornehmen lassen.[23] Und in den USA ergab eine Umfrage von *Childbirth Connection* aus dem Jahr 2013, dass sechs von zehn Dammschnitten ohne Einwilligung durchgeführt wurden.[24] Cristen Pascucci, die einen Film über das Thema Einwilligung bei Geburten in den USA mit dem Titel »Mother May I?«[25] gedreht hat, sagt: »Einwilligung ist ein zentraler Punkt der Menschenrechtskrise. Als ich schwanger war, dienten die meisten Botschaften, die bei mir ankamen, dazu, gehorsame statt informierte und aktive Patientinnen zu generieren. Mein Ziel ist es, dieses System auf den Kopf zu stellen, sodass Frauen und Gebärende ganz oben stehen.«

Es ist ein Privileg, eine Stimme zu haben

So besorgniserregend die Zahlen zum Thema Einwilligung auch sein mögen – ich glaube, dass die tatsächlichen Zahlen noch weitaus höher liegen, da die teilnehmenden Frauen – beispielsweise an einer Umfrage zum Thema »Würde beim Gebären« – insgesamt womöglich etwas besser über ihre Rechte aufgeklärt sind als der Durchschnitt. Wie wir bereits an anderen Stellen dieses Buchs gesehen haben, sind es häufig die »Mittelschicht-Birthzillas«, die für ihre »laminierten Geburtspläne« besonders harsche Kritik kassieren. Vielleicht sind sie aber auch einfach nur »anspruchsvolle Kundinnen«, weil sie mehr über ihre Rechte wissen als andere. Wenn du dieses Buch liest, bist du womöglich eine von ihnen.

Frauen aus den Randschichten der Gesellschaft mit schlechterem Zugang zu Bildung, Informationen und Unterstützung werden dieses Buch womöglich gar nicht erst zur Hand nehmen und auch nicht an Onlineumfragen von *Mumsnet* teilnehmen – und vielleicht ist ihnen auch gar nicht bewusst, dass sie bei der Geburt nie eine Einwilligung zu bestimmten Eingriffen gegeben haben, weil sie gar nicht wussten, dass sie überhaupt eine Wahl haben. Doulas, die fälschlicherweise häufig für ein weiteres Privileg der Privilegierten gehalten werden, arbeiten auch ehrenamtlich mit sozial schwachen Gruppen zusammen, unterstützen sie und helfen ihnen, ihre Rechte zu vertreten. Maddie McMahon arbeitet als ehrenamtliche Doula für die Cambridge *Refugee Resettlement Campaign* und ist ebenfalls der Meinung, dass der Zugang zu einer respektvollen Betreuung für Randgruppen häufig mit noch mehr Hindernissen gespickt ist als ohnehin schon: »Meistens können sich Geflüchtete von der NHS kaum mehr erwarten als eine Übersetzerin am anderen Ende der Leitung. Und das ist noch nicht mal ein Rund-um-die-Uhr-Service – häufig muss man warten. Die Mischung aus Sprachbarriere, mangelnder Aufklärung in der Schwangerschaft und dem ständigen Wechsel ihrer Betreuungspersonen führt dazu, dass sie kaum eine Wahl haben und sich nicht für die eigenen Belange einsetzen können. Aber am meisten stört es mich, dass offenbar niemand sehen will, dass diese Frauen mit einiger Wahrscheinlichkeit traumatisiert sind und medizinische Interventionen bei ihnen unter Umständen schlimme Triggerreaktionen auslösen können.«

Katie Olliffe aus Cambridge arbeitet für *Birth as a Medium for Change*, eine Organisation, die Doulas an verletzliche und sozioökonomisch benachteiligte Frauen aus ihrer Region vermittelt. »Meiner Erfahrung nach neigen sie zu der Überzeugung, keine Wahl zu haben«, berichtete sie mir. »Sie sind auch so schon besonders verletzlich und machtlos, entweder weil das Sozialamt bereits die Finger im Spiel hat oder weil sie befürchten, dass das Sozialamt eingeschaltet werden könnte. Deswegen glauben sie auch so schon, immer tun zu müssen, was man ihnen sagt, und fühlen sich wegen ihrer komplexen Probleme verurteilt, zu denen häufig psychische Probleme, Drogensucht oder häusliche Gewalt zählen.« Doulas, die mit solchen sozial schwachen Frauen arbeiten, spielen eine zentrale Rolle bei der

Wahrung ihrer Menschenrechte. Sie ermutigen sie, Fragen zu stellen und Umstände infrage zu stellen, mit denen sie sich unwohl fühlen. Kurzum: Sie helfen ihnen, sich das Gehör zu verschaffen, das für viele von uns ganz selbstverständlich ist.

Birth Companions[26] ist eine Charity-Organisation, die sich dafür einsetzt, das Leben schwangerer Frauen und frischgebackener Mütter zu verbessern, die stark benachteiligt sind. Die Ehrenamtlichen und Angestellten bieten Frauen im Gefängnis und der Community praktische und emotionale Unterstützung, auch bei der Geburt. Ich habe die Leiterin Naomi Delap gefragt, wie sie das Thema Menschenrechte im Geburtskontext der Frauen, mit denen sie arbeiten, einschätzt. »Hier bei *Birth Companions* erleben wir regelmäßig Beispiele dafür, wie stark die perinatale Betreuung von benachteiligten Frauen beeinträchtigt ist, auch im Gefängnis«, berichtete sie. »Dazu zählt, dass die Frauen keine adäquaten Informationen und Hilfen erhalten, um eine informierte Einwilligung zu Behandlungsmethoden erteilen zu können. Auch wird die Privatsphäre und Vertraulichkeit der Frauen nicht gewahrt. Zudem herrscht ein Mangel an Verständnis dafür, was für starke Auswirkungen die Vergangenheit und die Lebensumstände dieser Frauen auf ihr Erleben der Betreuung und den Geburtsausgang haben, insbesondere was lebenslange Gefängnisstrafen und Geburtstraumata betrifft. Erschreckenderweise zeigen die Daten, dass die Frauen, die mit verschiedenen Herausforderungen zu kämpfen haben und entsprechend am bedürftigsten sind, die schlechtesten Betreuungserfahrungen machen und die schlechtesten Geburtsausgänge haben. Das ist ein Punkt, der in der Geburtshilfe und dem Gesundheitssystem für Frauen im Allgemeinen unbedingt berücksichtigt werden muss.«

Es ist bekannt, dass Schwarze Frauen in den USA während Schwangerschaft und Geburt drei- bis viermal[27] so häufig sterben wie Weiße, und die neusten Zahlen von MBRRACE zeigen, dass ihre Mortalitätsrate in Großbritannien fünfmal höher ist.[28] Candice Brathwaite, Gründerin von *Make Motherhood Diverse*, hat den Eindruck, dass Schwarzen Frauen in der Geburtshilfe einfach nicht zugehört wird, was auf Vorurteile zurückzuführen ist, die der Gegenseite in den meisten Fällen nicht einmal bewusst sind. »Nach der Geburt meiner Tochter wusste ich, dass etwas nicht stimmt. Meine Sectionarbe war geschwollen, und ich schwitzte immer wieder die Matratze durch. Aber ich hatte nicht den Eindruck, dass meine Besorgnis ernst genommen wurde. Das war für mich keine neue Erfahrung, während der Geburt war es mir ähnlich ergangen. Dort hatte man mich behandelt, als seien die Schmerzen ›nur in meinem Kopf‹. Als ich am Ende mit einer akuten Sepsis ins Krankenhaus eingeliefert wurde, empfand ich das ernsthaft als Triumph, weil ich endlich den Beweis hatte, dass etwas nicht stimmte. Rückblickend ist mir klar, was für ein Glück ich hatte. Es gibt so viele Schwarze Frauen, die sterben, weil sie ihren Zustand thematisieren und man ihnen nicht glaubt. Und es ist wirklich toll, dass wir jetzt Zahlen haben, die belegen, was wir bereits wissen.« *Listening to Mothers III*, eine Umfrage der US-amerikanischen Geburtshilfe aus dem Jahr 2013, ergab, dass eine von fünf Schwarzen und hispanischen Frauen angab, vom Krankenhauspersonal aufgrund ihrer Hautfarbe, Ethnizität, des kulturellen Hintergrunds oder ihrer Sprache schlecht behandelt worden zu sein. Im Vergleich: Nur eine von zwölf Weißen Frauen berichtete Ähnliches.[29] Wenn Schwarzen Frauen bei der Geburt nicht zugehört wird, kann man sicher sein, dass ihre Menschenrechte nicht respektiert werden, ihre Einwilligung nicht auf angemessene Weise eingeholt wird und ihre Präferenzen für die Geburt ignoriert werden. Ebenso wie Weiße Frauen also – nur verbunden mit einer Extraportion Rassismus und deswegen in noch stärkerem Ausmaß.

Es geht über die Möglichkeiten dieses Buchs hinaus, ein nachvollziehbares Bild von Geburten weltweit zu zeichnen. Doch als Feministinnen sollten wir uns noch ein paar weitere globale Beispiele für eine Geburtshilfe ansehen, in der die Menschenrechte mit Füßen getreten wurden. Natalia de Biegler leitet eine Positive-Birth-Movement-Gruppe in Guatemala City und berichtete mir: »Die meisten Frauen hier gebären in öffentlichen oder privaten Krankenhäusern in Anwesenheit von medizinischem Fachpersonal. Fast alle müssen sich aufgrund der Krankenhausrichtlinien während der Presswehen hinlegen. Der Kristeller-Handgriff ist hier immer noch gang und gäbe. Es ist traurig und frustrierend, mitansehen zu müssen, wie die Frauen mithilfe von Angst und Schuldgefühlen zu Entscheidungen gedrängt werden, die sie so gar nicht treffen wollen. Es gibt kaum Respekt, wenig Raum für Entscheidungen und eine Menge geburtshilfliche Misshandlungen. Aus diesen Gründen bin ich Doula geworden und kämpfe für die Rechte gebärender Frauen. Aber ich kann dir sagen, es ist ein harter Kampf. Es bricht einem das Herz.« Einen ähnlichen Bericht hörte ich von Sara Vale, die das *Positive Birth*

Movement Lissabon leitet: »In portugiesischen Krankenhäusern ist Gewalt im Kreißsaal immer noch ein grassierendes Problem, und die absolute Mehrheit der Frauen erhält keine echten, datengestützten Informationen. Außerdem existiert in der portugiesischen Gesellschaft bis heute die tiefverwurzelte Überzeugung, dass es ›der Arzt schon am besten wissen wird‹. Viele Frauen wissen nicht einmal, dass sie Eingriffe auch ablehnen können. Sie lassen einfach alles mit sich machen. Die Schwangerschafts- und Geburtshilfe hier fördert keine gemeinsame Entscheidungsfindung und ist Frauen, die Fragen stellen, nicht freundlich gesonnen. Und das ist das eigentlich Perverse daran: Gewalt im Kreißsaal ist so tief verwurzelt, dass die Frauen sie praktisch erwarten und einfach geschehen lassen.« Und Sangeetha Parthasarathy, die Leiterin von *Positive Birth Movement* im indischen Chennai, berichtete: »Im Wesentlichen haben wir es hier mit einer frauenverachtenden, patriarchalischen Kultur zu tun, in der Frauen behandelt werden wie Gefäße, in denen ein (vorzugsweise männlicher) Nachkomme produziert wird. Selbst gebildete Frauen aus einem städtischen Umfeld schauen einen mit großen Augen an, wenn man ihnen mitteilt, dass sie in Schwangerschaft und Geburt Entscheidungen treffen können. Die typische Geburtsart hier ist die Sectio – in indischen Großstädten kommen rund 80 % der Babys durch die Bauchdecke auf die Welt. Als Alternative gibt es eine übermedikalisierte, unfassbar traumatisierende Vaginalgeburt, die die Frauen »normale Geburt« nennen – routinemäßige Flüssigkeitszufuhr über den Tropf bei der Einweisung, Einlauf, Schamrasur, Steinschnittlage, CTG, Oxytocin, alle halbe oder volle Stunde Vaginaluntersuchungen, routinemäßiger Dammschnitt insbesondere bei Erstgebärenden, Kristeller-Handgriff während der Presswehen (insbesondere in staatlichen Krankenhäusern) und am Ende häufig eine notfallmäßige Sectio. 2017 gab es in Mumbai eine Konferenz zum Thema Menschenrechte bei der Geburt, auf die eine kurze Welle des Aktivismus folgte, aber ich kann dir sagen, dass wir alle ziemlich erschöpft sind, weil das, was hier schiefläuft, so ein gewaltiges Ausmaß hat.«

Singt laut wie die Kanarienvögel

Frauen, die sich mit derart erschreckend begrenzten Wahlmöglichkeiten konfrontiert sehen, entscheiden manchmal, dass sie lieber ganz auf sich gestellt gebären wollen, als das Risiko einer Geburt im Krankenhaus einzugehen. Deswegen sagt Brigid McConville von der *White Ribbon Alliance:* »Eine respektvolle Geburtshilfe in Krankenhausumgebungen ist von zentraler Bedeutung für eine sichere Mutterschaft. Denn wenn Frauen Angst davor haben, im Krankenhaus zu gebären, werden sie es eben anderswo tun. Aber wenn sie nicht gerade in einer Region wohnen, in der es eine kompetente Hebammenversorgung für Hausgeburten gibt, geht das mit einer ganz anderen Art von Risiken einher.« Doch mehr und mehr Frauen überall auf der Welt, in jedem Land, treffen – auch wenn sie die Möglichkeit zu einer hebammenbetreuten Hausgeburt haben – die Entscheidung, komplett ohne offizielle medizinische Betreuung zu gebären. Hannah Dahlen, Professorin für Hebammenkunst, bezeichnet diese Frauen als »die Kanarienvögel im Kohlebergwerk«, ein Anzeichen für ein größeres, sich zusammenbrauendes Problem. »Das Recht von Frauen auf Entscheidungsfreiheit, Respekt und eine evidenzbasierte Betreuung wird in vielen Ländern auf der Welt nicht eingehalten«, erklärte mir Dahlen, die derzeit ein Buch über ihre Forschung rund um Frauen schreibt, die außerhalb des Systems gebären. »Frauen lassen immer häufiger Taten sprechen und entscheiden sich, unabhängig von der Mainstream-Geburtshilfe zu gebären, um den Systemen zu entgehen, mit denen sie bei vorangegangenen Geburten oder in der Schwangerschaftsbetreuung während ihrer aktuellen Schwangerschaft traumatische Erfahrungen gemacht haben. Es ist an der Zeit, dass wir als Geburtshelfende aufwachen und gnadenlos unter die Lupe nehmen, was wir gebärenden Frauen antun und wie begrenzt die Möglichkeiten sind, die wir ihnen bieten. Diese Frauen sind nicht ›verrückt‹ und auch nicht ›bösartig‹, auch wenn das oft behauptet wird. Nachdem ich Tausende von Frauen befragt und interviewt habe, die sich entschieden haben, außerhalb des Systems zu gebären, besteht für mich keinerlei Zweifel daran, dass sie ihre Babys genauso lieben wie Frauen, die im System gebären. Nur betrachten sie das System als einen Ort, der ihnen und ihren Babys keine Sicherheit bieten kann, weder in körperlicher noch in seelischer Hinsicht.

Wenn wir diesen Frauen nicht zuhören und verstehen, was sie uns sagen wollen, ist das am Ende für alle Beteiligten von Nachteil.«

Menschenrechte sind kein Wettbewerb. Wie das Sprichwort sagt: »Gleiches Recht für alle bedeutet nicht, dass du am Ende weniger Rechte hast – Rechte sind kein Kuchen.« Entsprechend sollte man nicht einfach zufrieden sein, wenn man mehr Rechte hat als andere, weil das heißt, dass es immer noch andere gibt, denen es noch schlechter geht. Westliche Frauen, die sich über die hiesige Geburtshilfe beschweren, werden oft in bester paternalistischer Manier daran erinnert, sie sollten nicht vergessen, »wie gut es ihnen hier geht« im Vergleich zu den grauenerregenden Geburtserfahrungen von Frauen andernorts auf der Welt, Frauen mit einem anderen sozioökonomischen Status oder Frauen mit einem anderen ethnischen Hintergrund. Das hat einen Maulkorbeffekt – als würde man einer Frau, die auf der Heimfahrt im Bus belästigt wurde, sagen: »Du hast Glück, dass du nicht vergewaltigt wurdest.« Nein, sie hatte kein Glück. Niemand, der in irgendeiner Form verletzt oder belästigt wurde, ganz gleich in welchem Ausmaß, hat »Glück« gehabt oder sollte über das Erlebte schweigen müssen. Ganz gleich, wo im Spektrum respektloser Geburtshilfe wir uns befinden, die Tatsache, dass es »anderen Frauen noch schlechter geht«, bedeutet nicht, dass wir über unsere eigene Situation schweigen sollten. Ich glaube, dass wir als Frauen von Kindesbeinen an lernen, unser Unwohlsein kleinzureden. Selbst unsere Schuhe und unsere Kleidung sind unpraktisch und unbequem, und der Großteil der Männer würde es keine fünf Minuten aushalten, sie tragen zu müssen. Wenn wir sexuell belästigt werden oder sogar Übergriffen ausgesetzt sind, sagen wir uns häufig: »So schlimm war es doch gar nicht, anderen Frauen passieren viel schlimmere Dinge, vermutlich glaubt mir sowieso niemand, vielleicht bausche ich die Sache auch unnötig auf« und so weiter und so fort. #MeToo hat uns nicht nur gezeigt, was für eine gewaltige Anzahl an Frauen ihr Unwohlsein kleingeredet und verschwiegen hat, sondern auch, wie mächtig eine kollektive Stimme sein kann und dass jede einzelne Geschichte, ganz gleich wie »klein«, es wert ist, erzählt zu werden. Wenn sich viele Geschichten langsam miteinander verbinden und an einem Ort sammeln, erzeugt das einen Schneeballeffekt und gibt den Frauen, die sie erzählen, das Gefühl, von der Menge geschützt zu sein. Wir dürfen nicht ignorieren, was gebärenden Frauen widerfährt, ganz gleich wie unbedeutend uns ein Fall von respektlosem

Verhalten auch zu sein scheint. Wenn wir uns zu Wort melden, bringen wir das Thema damit zur Sprache – für uns, für andere Frauen in unserem eigenen Land und in dem weltweiten Kampf darum, dass alle Frauen überall würdevoll und selbstbestimmt gebären können.

Seit ich damals mit meinem neugeborenen Sohn im Zug saß, hat sich die Landschaft der Menschenrechte im Geburtskontext radikal verändert. Es gab einige rückschrittliche Entwicklungen – in zwei anderen Fällen[30] vor dem Europäischen Gerichtshof beispielsweise wurde im Gegensatz zu dem grundlegenden Urteil im Fall Ternovszky entschieden, dass die Verweigerung einer Hausgeburt nicht dem in Artikel 8 verankerten Recht auf Privatsphäre widerspricht. In wiederum einem anderen Fall dagegen wurde entschieden, dass das Menschenrecht auf Privatsphäre einer Frau, die gegen ihren Willen in Gegenwart von Medizinstudierenden gebären musste, verletzt wurde.[31] Selbst der Europäische Gerichtshof für Menschenrechte scheint die Wahlfreiheit von Frauen immer noch für ein komplexes, schwer zu navigierendes Fahrwasser zu halten. In den USA haben zwei grundlegende Fälle, der von Kimberly Turbin (siehe S. 84) und der von Caroline Malatesta, die einen 16-Millionen-Dollar-Prozess wegen Misshandlung in der Geburtshilfe gewann,[32] eine ganze Flut an Geschichten von Frauen und eine energiegeladene Bewegung, die für Veränderungen kämpft, losgetreten. Weltweit gibt es viele Organisationen, bei denen das Thema Menschenrechte im Geburtskontext hohe Priorität hat, von Basisbewegungen über regionale Initiativen (siehe »Ressourcen«) bis hin zur WHO, die gesagt hat: »Eine respektvolle Geburtshilfe – womit eine auf die Frau ausgerichtete Betreuung gemeint ist, die ihre Würde, Privatsphäre und Vertraulichkeit respektiert, für Unverletztheit und Schutz vor Misshandlungen sorgt und informierte Einwilligungen sowie eine durchgängige Betreuung während der Geburt ermöglicht – ist empfehlenswert.«[33] Die *White Ribbon Alliance* führte 2019 eine Kampagne mit dem Titel *What Women Want*[34] durch, bei der sich 1,2 Millionen Frauen zu ihren persönlichen Prioritäten in der Geburtshilfe äußerten. Brigid McConville, Kreativdirektorin von *White Ribbon Alliance* UK, berichtete: »Es ist bemerkenswert, wie viele dieser Frauen überrascht waren, dass sie überhaupt nach ihrer Meinung gefragt werden. Als sei es gegeben, dass sie keinen Einfluss darauf haben, was während Schwangerschaft und Geburt mit ihrem Körper passiert. Was bedauerlicherweise natürlich auch allzu oft der Fall ist. Indem wir das infrage stellen, stellen wir auch die Machtstrukturen infrage, die bis heute weltweit Frauen unterdrücken, indem sie ihnen ihre Reproduktionsrechte, Entscheidungen und Selbstbestimmung verweigern.« Doch seit sich mehr und mehr Frauen unter Hashtags wie #ExposingTheSilence, #BreakingTheSilence, #MeToo und #MeTooInTheBirthroom offen dazu äußern, »was sie wollen« und wie es ihnen mit ihren Geburtserfahrungen ergangen ist, wird die kollektive Stimme immer lauter. Ich wünschte, ich könnte noch einmal in der Zeit zurückreisen und den Leuten, die mich im Zug gefragt haben, was genau »Menschenrechte im Geburtskontext« bedeutet, alles im Detail erklären. Wenn ich Zeit hätte, würde ich ihnen alles erzählen, was ich dir in diesem Kapitel erzählt habe. Aber wenn sie gleich aussteigen müssten und ich mich kurzfassen wollte, würde ich einfach sagen: »Frauen haben ein Menschenrecht darauf, die zentralen Entscheidungsträgerinnen darüber zu sein, was mit ihrem Körper passiert, dass man ihnen zuhört und sie respektvoll behandelt. Dieses Recht wurde ihnen lange Zeit über verweigert, also haben sie beschlossen, aufzustehen und dafür zu kämpfen. So einfach ist das.«

Brief an meine schwangeren Leserinnen

Wissen ist Macht – aber »aus großer Macht folgt auch große Verantwortung«. Das ist zwar ein Zitat aus *Spider-Man*, klingt aber wunderbar gewichtig, weswegen ich es mir ausleihe.

Vielleicht willst du während deiner Geburt lieber keine Superheldin sein, wenn das bedeutet, dass du die gesamte Verantwortung auf dich nehmen musst. Und nachdem du dieses Buch gelesen hast, befürchtest du jetzt vielleicht, dass du dich nur dann als »Feministin« qualifizierst, wenn du während der Geburt die Kontrolle übernimmst und womöglich sogar besser informiert bist als deine Geburtsbetreuenden. Ich versichere dir, so ist es nicht. Ziel dieses Buches ist eine neue Geburtslandschaft, in der sich Hebammen, geburtshelfende Ärztinnen und Ärzte sowie die Frauen, um die sie sich kümmern, gegenseitigen Respekt entgegenbringen und die Macht zwischen ihnen gleichmäßig verteilt ist. Und ja: Damit diese Landschaft entstehen kann, müssen Frauen während der Geburt Verantwortung übernehmen – aber nicht die gesamte. Es wird Augenblicke geben, in denen du mit aller Kraft an deiner Macht festhalten willst, und andere, in denen du sie unbedingt und im vollen Bewusstsein auf jemand anders übertragen möchtest. Der Schlüssel liegt vermutlich darin, dass *du* diese Entscheidung triffst und dass dir Macht gegeben, nicht genommen wird.

Dieses Buch fordert dich auf, alles zu hinterfragen, was du über Geburten zu wissen glaubtest. Es bittet dich, darüber nachzudenken, wie wir über Geburtsentscheidungen sprechen und was für ein Machtgefälle durch Sätze wie »Ich darf das nicht« oder »Am Ende zählt nur, dass das Baby gesund ist« zum Ausdruck kommt. Es stellt die These auf, dass Geburten ein bislang übersehenes feministisches Thema sind und dass wir das grelle Scheinwerferlicht der #MeToo-Debatte endlich auch auf die Geburtsstation richten sollten. Selbst wenn dadurch unangenehme Fragen darüber aufkommen, wie wir in einer Welt, in der sich der feministische Kampf vor allem Gleichberechtigung zum Ziel gesetzt hat, mit einer zwingend weiblichen Erfahrung umgehen sollen. Wir haben eine Zeitreise unternommen, um die historischen Ereignisse zu betrachten, die uns an den heutigen Punkt geführt haben – in eine Welt, in der wir zwar eine Menge darüber wissen, was Frauen während der Geburt brauchen, es aber trotzdem häufig nicht bekommen. Während meine Arbeit an diesem Buch in den letzten Zügen lag, wurde der Care-Quality-Commission-Bericht 2018 veröffentlicht, in dem unter anderem betont wird, dass nur 15 % der Britinnen, die im vergangenen Jahr ein Kind zur Welt brachten, die Hebamme kannten, die sie während der Wehen betreute, und dass 36 % von ihnen »liegend mit den Unterschenkeln in Halterungen« gebaren.[35]

Mit dem Gedanken im Hinterkopf, das die Art und Weise, wie wir Geburten gestalten, stets auch ein Symptom unserer Zeit ist, habe ich dich gebeten, zu überlegen, wie zukünftige Generationen wohl eines Tages unseren aktuellen Ansatz bewerten werden. Wir alle versuchen derzeit, uns aus dem Griff der Technik zu befreien, die uns von unserer Familie, unseren Beziehungen und der Natur entfernt und uns dazu veranlasst, häufiger auf Bildschirme zu blicken als in Gesichter. Gleichzeitig wollen wir aber all die vielen Vorteile erhalten, die uns der medizinische und technologische Fortschritt gebracht hat. Dieses Buch vertritt die These, dass wir bei unseren Geburten sowohl die uralte zwischenmenschliche Bindung als auch die Technologien des 21. Jahrhunderts nutzen können. Im Augenblick setzen sich in der westlichen Welt technologisierte Geburten durch. Immer seltener trifft man auf humanisierte Geburten. Als Frauen, als Feministinnen und als diejenigen, die die Geburt »ausführen«, müssen wir diesen Trend infrage stellen.

Wie wir ebenfalls gesehen haben, kann es dazu führen, dass wir als »unrealistisch« oder »schwierig«, als »schlechte Mütter« oder sogar als »verrückt« abgestempelt werden, wenn wir infrage stellen, wie, wo und mit wem wir gebären. So wie es eine gesellschaftliche Historie strenger Richtlinien bezüglich des Sexualverhaltens von Frauen gibt, erwartet man bis heute von uns, dass wir uns beim Gebären fügsam und passiv zeigen und uns eher den Bedürfnissen anderer unterordnen, als unsere eigenen durchzusetzen. Diese Fügsamkeit wird durch Angst und Desinformation verstärkt. Man lehrt uns, dass der weibliche Körper nicht dazu gemacht ist, komplikationslos zu gebären. Deswegen nehmen wir bereitwillig die Hilfe an, die wir zu brauchen glauben. Ironischerweise basiert die »Hilfe«, die man uns anbietet, allerdings selbst auf einem Fehlverständnis der weiblichen Physiologie. Entsprechend steht uns diese Hilfe eher im Weg, als dass sie uns unterstützen würde, suggeriert uns aber, dass es unser *Körper* war, der uns im Stich gelassen hat. Dieses Buch fordert dich auf, darüber nachzudenken, wie die Kultur um dich herum – von deinen unhinterfragten Überzeugungen über die Form deines Beckens bis zu den sterilen Geburten, die im Fernsehen gezeigt werden – diesen Status quo unterstützt haben und inwiefern echtes Wissen diesen negativen Kreislauf womöglich hätte durchbrechen können.

Und schließlich haben wir im Schnelldurchlauf das Thema Menschenrechte im Geburtskontext kennengelernt. War es für dich – wie für so viele andere – eine Offenbarung, dass du all diese Rechte hast? Die Tatsache, dass deine Antwort mit größter Wahrscheinlichkeit Ja lauten wird, macht mich froh darüber, dass ich dieses Buch geschrieben habe und du es gelesen hast, auch wenn es manchmal hart war oder unangenehme Gefühle in dir oder den Menschen, die mit deiner Geburtshilfe betraut sind, ausgelöst hat. Veränderungen sind kein angenehmer Prozess – da braucht man nur die Raupe zu fragen. Und niemals in der langen Menschheitsgeschichte wurden irgendjemandem seine Rechte auf dem Silbertablett serviert. Weiterentwicklungen der Menschenrechte beginnen immer damit, dass jemand erkennt, wie *genau* er unterdrückt wird. Danach kommt es immer – immer! – zu einer Situation, in der diese Rechte erst erbeten, dann gefordert und in beiden Phasen erst einmal konsequent verweigert werden. Die Person oder Gruppe, die ihre Rechte einfordert, wird als fehlgeleitet, unverantwortlich, wütend, aggressiv, destruktiv, desinformiert und wahnsinnig dargestellt. Rechte werden niemals bereitwillig eingeräumt. Es muss stets um sie gekämpft werden, sie müssen stets gefordert werden.

Jede einzelne Person, die dieses Buch liest, kann Teil dieser Veränderung werden. Wenn du eine Rolle innehast, in der du bezüglich Finanzierung, Richtung oder Struktur der Geburtshilfe die »Fäden in der Hand hast«, solltest du dir die Frage stellen, welchen Beitrag du zu einem System leisten kannst, der den Prozess des Gebärens als physiologische Funktion und psycho-spirituelles Initiationsritual gleichermaßen respektiert. Schäm dich nicht dafür, Geburten mit solchen Begrifflichkeiten zu beschreiben. Denn wenn wir nicht anerkennen, dass der Augenblick, in dem ein neues Leben beginnt, zumindest ein Minimum an Ehrfurcht verdient hat, dann ist es wohl langsam an der Zeit zuzugeben, dass die ganze Angelegenheit Menschheit sinnlos und überbewertet ist. An welchen Fäden also kannst du ziehen, um Schönheit, menschlicher Verbundenheit und Seele im Geburtsprozess einen Platz einzuräumen? Ob du nun grünes Licht für die neuen Verdunkelungsrollos im Geburtshaus gibst oder landesweite frauzentrierte Programme durchsetzt, du kannst beeinflussen, wie individuelle Frauen ihr Geburtserlebnis für den Rest ihres Lebens in Erinnerung behalten.

Und wenn du im Gesundheitswesen tätig bist, versteht sich natürlich von selbst, dass du an dieser Veränderung mitwirken kannst. Du kannst Zeit investieren, um darüber nachzudenken, welche Rolle du im modernen Kreißsaal einnimmst, und deine Ansichten und Annahmen darüber, wie Geburten »sind« und wie sie »sein könnten«, infrage stellen. Du kannst auf eine personalisiertere, individualisiertere Betreuung hinarbeiten, in der häufiger Blickkontakt gesucht wird, anstatt auf Monitore zu starren. Du kannst offen und ehrlich mit deinen Mitarbeitenden sprechen und überlegen, ob deine persönlichen Vorurteile und Privilegien deine Perspektive womöglich beeinflussen. Vor allem aber kannst du dich empathischer zeigen und dir Moment für Moment immer wieder die Frage stellen, wie sich die Frauen in deiner Obhut gerade *fühlen*. Wenn dich dieses letzte Wort genervt oder in die Defensive getrieben hat – Bingo! Im Augenblick stellst du dir diese Frage noch nicht häufig genug. Und wenn du gerade richtig wütend auf mich bist und darauf bestehst, dass du in deinem Beruf längst so empathisch agierst, wie es dir möglich ist, dann ... mach weiter so. Ich glaube dir.

Aber ich wende mich in diesem Buch nicht an Kommissionsmitglieder, politisch Aktive oder Geburtshelfende, auch wenn ich hoffe, dass sie es lesen und zuhören. Ich wende mich an Frauen, die gebären: Frauen, die schwanger sind, ein Baby bekommen haben und vielleicht noch eines bekommen werden oder die hoffen, dass sie eines Tages Mutter werden. Ihr seid es, die die scheinbar unmögliche, wundersame und durch und durch alltägliche Aufgabe meistern müssen, mit eurem Körper einen neuen Menschen in die Welt zu setzen. Ihr seid es, die die bestmögliche Chance verdient haben, dem Erlebnis Geburt mit dem Gefühl gegenübertreten zu können, stark zu sein und Unterstützung zu erfahren, und mit einem Triumphgefühl aus dieser Erfahrung hervorzugehen – stark, ekstatisch, energiegeladen, stolz und voller Vertrauen in eure Fähigkeiten. Ihr seid es, die mir wichtig sind. Eure Geburtsgeschichten sind es, die mich dazu antreiben, ein ums andere Mal mein Mantra zu wiederholen: *Gebären ist ein feministisches Thema, Gebären kann anders aussehen, Gebären kann besser werden, auch Frauen sind wichtig.* Und nein, ihr könnt die Verantwortung, Geburtserlebnisse zu verbessern, nicht allein schultern. Nicht einmal in Bezug auf euer eigenes Geburtserlebnis. Frauen mögen Superkräfte haben, aber Veränderungen gehen oft unerträglich langsam vonstatten. Es könnte Jahre oder sogar Generationen dauern, dem Gebären eine Kehrtwende zu verpassen und wieder zurück zu einem Kurs zu finden, der jeder Frau als Individuum gerecht wird. Aber du bist es, bei der diese Veränderung ihren Anfang nimmt. Die Veränderung beginnt bei dir. Folgendes kannst du dafür tun.

Sei erwachsen

Wehr dich dagegen, im Rahmen der Geburtshilfe infantilisiert, jovial behandelt oder mansplained zu werden. Zeig dich genauso stark und erwachsen wie in jedem anderen Lebensbereich auch, sei es deine Karriere oder deine Beziehung. Achte auf Anzeichen dafür, dass dein Status von »Frau« zu »Mädchen« verschoben wird. Diese Anzeichen können beispielsweise darin bestehen, dass du dich klein, ungehört, störrisch oder aufsässig fühlst – oder darin, dass du es sein *willst*. Die Anzeichen können aber auch von anderen ausgehen, die versuchen, dich in diese Rolle zu drängen, indem sie dich als »braves Mädchen« bezeichnen, einen strengen oder bevormundenden Tonfall anschlagen oder dich mit Allgemeinplätzen wie »Gleich ist das alles vorbei« abspeisen. Solltest du solche Anzeichen wahrnehmen, versuch, wieder zu dir zu finden und dir ins Gedächtnis zu rufen, dass du eine erwachsene Frau bist. Fordere eingehende Erklärungen, Beweise, klare Beschreibungen der Risiken und Vorteile und erinnere andere wenn nötig an dein Menschenrecht, im Geburtsprozess die finalen Entscheidungen selbst treffen zu dürfen. Wenn es nötig sein sollte, lasse Taten sprechen und such dir eine neue Geburtsbegleitung – selbst während der Wehen kannst du noch darum bitten, von jemand anders betreut zu werden. Mach dir klar, dass es in Ordnung ist, im Rahmen deiner Geburtsbegleitung stark, klar und entschlossen aufzutreten – mit anderen Worten: Für dich selbst einzustehen. Ganz genauso wie in allen anderen Lebensbereichen auch.

Mach dir klar, dass du wichtig bist

Du bist wichtig, und dein Geburtserlebnis ist wichtig. Lass nicht zu, dass deine Bedürfnisse und Wünsche in den Hintergrund gedrängt, kleingemacht oder nicht ernst genommen werden. Dass du dir selbst wichtig bist, bedeutet nicht, dass dir dein Baby weniger wichtig ist. Dass dir bei all deinem Handeln die Sicherheit und das Wohlergehen deines Babys am Herzen liegen, ist selbstverständlich. Aber was ist sonst noch wichtig? Das ist von Frau zu Frau unterschiedlich – beispielsweise solltest du an einem Ort und in Begleitung von Menschen gebären, die dir Sicherheit schenken. Wie das auszusehen hat, ist aber eine individuelle Entscheidung. Gestatte dir, darüber nachzudenken, was dir wirklich wichtig ist. Sprich diese Bedürfnisse laut aus. Schreib sie stichpunktartig auf. Laminier sie, wenn es dir hilft!

Mach dir einen Plan

Geburtspläne sind nicht sinnlos. Sie sind ein klarer Ausdruck deiner Wünsche und Bedürfnisse und wären somit nur sinnlos, wenn du unwichtig wärst. Aber du bist wichtig! Aus diesem Grund solltest du mit besonderer Wachsamkeit auf die Motive achten, aus denen dir andere einzureden versuchen, dass du deine Zeit verschwendest. Mach dir einen Plan, sprich ihn mit deinen Geburtshelfenden durch und fordere sie auf, das Gespräch zu dokumentieren. Deinen Plan zu erarbeiten ist an sich bereits ein Prozess, während dem du Gelegenheit hast, all deine Optionen zu durchdenken und mehr über deine Möglichkeiten und Rechte zu erfahren. Es ist eine Chance, klar zu durchdenken, was du im Falle selbst der unwahrscheinlichsten Eventualitäten tun willst, nicht nur im Fall einer »perfekten Geburt« (falls es so etwas überhaupt gibt!). Stell auch Notfallpläne auf und integriere sie in deinen Geburtsplan. Und vergiss dabei nicht, dass du als erwachsene Frau bestens dafür gerüstet bist, die Enttäuschung zu verkraften, wenn du nicht die Geburt erlebst, die du dir gewünscht hast. Gleichzeitig brauchst du dich aber auch nicht davor zu scheuen, »nach den Sternen zu greifen«. Deine Traumgeburt zu visualisieren, hilft dir vielleicht dabei, sie auch zu bekommen.

Wehr dich gegen die »Sprache der Erlaubnis«

Spitze die Ohren, sobald du den Dynamiken des Machtgefälles in der Geburtshilfe begegnest, beispielsweise in Form von Sätzen wie »Das dürfen Sie nicht«, »Das wird man Ihnen nicht erlauben«. Vergiss nicht: *Du darfst*. Niemand kann dir befehlen, was du mit deinem Körper zu tun oder zu lassen hast. Und niemand kann ohne deine Einwilligung irgendetwas mit dir oder deinem Körper tun. Dieses Wissen muss nicht bedeuten, dass du zu allem Nein sagen oder in den Krieg mit deinen Geburtshelfenden ziehen sollst. Es bedeutet einfach nur, dass du das Selbstvertrauen und die innere Sicherheit haben darfst, dass du das Ruder in der Hand hast. Weise laut und deutlich darauf hin, sobald du es mit der Sprache der Erlaubnis zu tun bekommst. Hilf dabei, diesen falschen Blickwinkel auf die Rechte gebärender Frauen in die Geschichtsbücher zu verbannen.

Mach dir bewusst, dass man nicht richtig oder falsch gebären kann

Feministisch zu gebären bedeutet, auf *deine* Weise zu gebären. Nicht auf meine und auch nicht auf die von sonst irgendjemandem. Unterschiedliche gutinformierte Frauen werden zu unterschiedlichen Schlussfolgerungen darüber gelangen, was das Richtige für sie ist. Es gibt keine richtigen Antworten, und es werden auch keine Noten verteilt. Bestimmte Entscheidungen zu treffen, bedeutet nicht, dass du einem bestimmten Frauentyp oder einem bestimmten Lager angehörst. Du kannst auch gemischte Entscheidungen treffen, beispielsweise indem du dich gegen das Stillen, für eine geplante Sectio und für ein Dasein als Hausfrau und Mutter entscheidest. Oder du entscheidest dich für eine Hausgeburt und bist danach tandemstillende, supererfolgreiche Finanzanalystin. Lass dich nicht in irgendeine Schublade stopfen, und mach einen Bogen um die sogenannten »Mamikriege«, die sehr wahrscheinlich ohnehin eher von den Medien als von den Müttern selbst ausgehen. Generell sind Frauen offen für die Entscheidungen anderer Frauen und unterstützen sie – wir sitzen alle gemeinsam im Mutterschiff, und diese ziemlich wilde, intergalaktische Fahrt erzeugt eine gewisse Form von Solidarität. Schluss mit den Schuldgefühlen – es ist dein Körper, dein Baby und deine Entscheidung.

Hüte dich vor Polaritäten

Polaritäten sind im Augenblick ein ziemliches Ding. Man denke nur an die Politik. An Trump. Den Brexit. An geschlechtskodierte Kinder in Rosa und Blau. An Veganismus, Alkoholabstinenz, Clean Eating … Die Liste ließe sich endlos fortsetzen. In Extreme zu verfallen, ist zum Normalfall geworden, und auch beim Thema Geburt sind wir ein Stück weit in diese Falle getappt. Dialoge über Geburten werden schnell zu »Geburtskriegen«, auf der einen Seite die »Dein Körper wurde zum Gebären erschaffen«-Front, auf der anderen Seite die »Stopf jedes Medikament in dich rein, das du kriegen kannst«-Brigade. Und jenseits dieser Polaritäten gibt es noch weitere Extreme, beispielsweise sämtliche oder gar keine medizinische Hilfe in Anspruch zu nehmen oder freie Geburten vs. geplante Bauchgeburten. Lass dich nicht in diese Grabenkämpfe mit hineinziehen. Sei einzigartig. Sei ein Individuum mit individuellen, ganz spezifischen Bedürfnissen. Die Entscheidungen, die du bezüglich deiner Geburtserfahrung triffst, bieten Raum für Nuancen. Raum dafür, dass du jetzt eine Entscheidung triffst und es dir am Ende anders überlegst. Vielleicht wurde dein Körper zum Gebären erschaffen, war an dem Tag aber einfach nicht in Stimmung. Vielleicht dachtest du, du wurdest dafür erschaffen, hattest aber ein gesundheitliches Problem, und die moderne Medizin hat dir oder deinem Baby das Leben gerettet. Vielleicht wolltest du jedes Medikament nehmen, das du bekommen kannst, und hast dich am Ende doch ganz oder teilweise dagegen entschieden. Vielleicht warst du den Wehen anfangs nicht gewachsen und dann plötzlich doch und dann wieder nicht mehr. Vielleicht hast du dich für Hypnobirthing entschieden und dir trotzdem von Anfang bis Ende die Seele aus dem Leib gebrüllt. Vielleicht fandest du die Geburt teils großartig, teils grauenhaft. Vielleicht hattest du Angst *und* hast die Kontrolle verloren *und* hast dich am Ende trotzdem genial geschlagen. Lass dich von der Geburt überraschen. Erlaube ihr, kompliziert, real und menschlich zu sein.

Fordere die beste Betreuung, die du bekommen kannst

Eine auf einer persönlichen Beziehung basierende Betreuung durch eine Hebamme, die du kennst und der du vertraust, ist der Königsweg, den jede Frau verdient. Fordere sie ein. Erheb deine Stimme und sag, was dir wichtig ist. Wenn du gesundheitliche Probleme hast, die dazu führen, dass deine Betreuung stark medizinisch orientiert ist, spielen persönliche Beziehungen immer noch eine wichtige Rolle – also bau welche zum Krankenhausteam auf und versuch, Stabilität zu erzeugen. Wenn du die Art von Betreuung, die du dir wünschst, nicht bekommen kannst, hak noch einmal nach – vielleicht gibt es ja alternative Möglichkeiten. Kannst du zu einer anderen Klinik wechseln? Und was, wenn du dich auch nach Hausgeburten erkundigst? Gibt es bei dir in der Nähe ein Geburtshaus? Bleib am Ball, vielleicht öffnen sich Türen. In jedem Fall solltest du in Erwägung ziehen, eine Doula anzuheuern. Bewusste Entscheidungen über deine Betreuung verbessern deine Chancen auf ein positives Geburtserlebnis.

Denk auch an andere Frauen

Feministische Themen benötigen feministischen Aktivismus. Für dich selbst magst du vielleicht nichts ändern können. Vielleicht hast du deine Kinder bereits bekommen, oder du hast das Gefühl, aufgrund des Mangels an Wahlmöglichkeiten in deiner Gegend immer wieder gegen die Wand zu rennen. Mach trotzdem weiter. Indem du dich dafür einsetzt, dass sich etwas ändert, ebnest du den Frauen der Zukunft den Weg für eine neue Form von Geburtserfahrung. Nur dann, wenn Frauen das Nichtverfügbare fordern, wird das Gesundheitswesen nach und nach erkennen, wie viele Frauen es nach etwas verlangt, das aktuell nicht geboten wird. Nur dann, wenn sich Frauen über die Betreuung beschweren, die sie erfahren, werden ihre Stimmen im Kollektiv so laut und so schwer zu ignorieren, dass die Gesundheitssysteme sie auch wirklich hören. Indem du laut und deutlich sagst, was du im Geburtsraum willst und was nicht, tust du nicht nur dir selbst, sondern auch den Frauen, die nach dir kommen, einen riesigen Gefallen. Das ist wahrer Feminismus.

Und vergiss nicht: Du kannst die Geburt deines Kindes zwar nicht *kontrollieren,* wohl aber *beeinflussen.* Es ist in Ordnung, das zu versuchen. Und es ist in Ordnung, dass dir dein Geburtserlebnis wichtig ist. Ein gesundes Baby ist nicht das Einzige, worauf es ankommt. Auch *du* bist wichtig.

Endnoten

1 Wollstonecraft, M., *A Vindication for the Rights of Woman*, Mary 1792

2 www.birthrights.org.uk/resources/your-rights/

3 Kruske, S., et al., *Maternity care providers' perceptions of women's autonomy and the law'*, BMC Pregnancy and Childbirth, 4. April 2013. bmcpregnancychild birth.biomedcentral.com/articles/10.1186/1471-2393-13-84

4 www.nycourts.gov/ctapps/Decisions/2015/Oct15/179opn15-Decision.pdf

5 helpchristinetaylor.blogspot.com/

6 *More and more laws are treating a fetus as a person, and a woman as less of one, as states charge pregnant women with crimes ...*, The New York Times Opinion, 28. Dezember 2018. www.nytimes.com/interactive/2018/12/28/opinion/ pregnancy-women-pro-life-abortion.html

7 Wakeman, J., *Should Pregnant Women Be Put in Jail for Drinking?*, Healthline.com, 20. Februar 2018. www.healthline.com/health-news/ should-pregnant-women-be-jailed-for-drinking#

8 *Court of Appeal rules that drinking in pregnancy is not a crime*, birthrights.org.uk, 4. Dezember 2014. www.birthrights.org.uk/2014/12/ court-of-appeal-rules-that-drinking-in-pregnancy-is-not-a-crime/

9 hudoc.echr.coe.int/app/conversion/pdf/?Library=ECHR&id=001-102254& filename=001-102254.pdf

10 microbirth.com/freedom-for-birth/

11 Hayes-Klein, H. (Hg.), *Human Rights in Childbirth*, Bynkershoek Conference Papers, 2012. komora-primalja.hr/datoteke/Human%20Rights%20in%20 Childbirth%20Conference%20Papers.pdf

12 Ebd.

13 www.whiteribbonalliance.org/wp-content/uploads/2017/11/Final_RMC_ Charter.pdf

14 Kendall, L., *The #matexp lithotomy challenge*, Maternity Experience, 31. Mai 2015. matexp.org.uk/matexp-and-me/the-matexp-lithotomy-challenge/

15 Mabey, K., *Birth Outside the Box – #TheatreChallenge!*, All4maternity.com, 3. Dezember 2017. www.all4maternity.com/birth-outside-box-theatre challenge/

16 www.supremecourt.uk/cases/uksc-2013-0136.html

17 Foster, C., *Montgomery is the belated obituary, not the death knell, of medical paternalism, says Charles Foster*, New Law Journal, issue 7647. www.newlaw journal.co.uk/content/last-word-consent

18 *Transforming consent in maternity care*, Bericht des Sheila Kitzinger Symposium im Green Templeton College, Oxford, Oktober 2017. www.gtc.ox.ac.uk/ wp-content/uploads/2018/12/Transforming-Consent-Report-Cobranded-Final-April18.pdf

19 www.nhs.uk/conditions/consent-to-treatment/capacity/

20 www.gov.uk/government/publications/the-nhs-constitution-for-england

21 *Attitudes to sexual consent*, Forschungsprojekt im Auftrag der End Violence Against Women Coalition von YouGov, Dezember 2018. www.endviolence againstwomen.org.uk/wp-content/uploads/1-Attitudes-to-sexual-consent-Research-findings-FINAL.pdf

22 *Dignity in Childbirth, The Dignity Survey 2013: Women's and midwives' experiences of UK maternity care*, Birthrights Dignity in Childbirth Forum, 16. Oktober 2013. www.birthrights.org.uk/campaigns-research/dignity-in-childbirth/

23 Unveröffentlichte Umfrage

24 Declercq, E. R., et al., *Listening to Mothers III: Pregnancy and Birth, Report of the Third National U.S. Survey of Women's Childbearing Experiences*, Mai 2013. transform.childbirthconnection.org/wp-content/uploads/2013/06/LTM-III_Pregnancy-and-Birth.pdf

25 mothermayithemovie.com/

26 www.birthcompanions.org.uk/

27 Vallarosa, L., The New York Times, 11. April 2018. www.nytimes.com/2018/04/11/magazine/black-mothers-babies-death-maternal-mortality.html

28 *MBRRACE-UK: Saving Lives, Improving Mothers' Care: Lessons learned to inform maternity care from the UK and Ireland Confidential Enquiries into Maternal Deaths and Morbidity 2014–16*, Nuffield Department of Population Health, University of Oxford, letztes Update erfolgt am 31. Oktober 2018. www.npeu.ox.ac.uk/mbrrace-uk/reports

29 Kritz, F., *Doctors Often Fail to Listen to Black Mothers, Complicating Births, Survey Finds*, California Health Report, 20. September 2018. www.calhealthreport.org/2018/09/20/doctors-often-fail-listen-black-mothers-complicating-births-survey-finds/

30 Schiller., R., Dubska *ECHR judgment: disappointing but not the last word*, birthrights.org.uk, 15. November 2016. www.birthrights.org.uk/2016/11/disappointing-echr-judgment/

31 *Consent and student medics – European Court ruling*, birthrights.org.uk, 14. Oktober 2014. www.birthrights.org.uk/2014/10/consent-and-student-medics-european-court-ruling/

32 Faulk, K., et al., *Jury awards Mountain Brook couple $16 million in case against Brookwood Medical Center*, 6. August 2016. www.al.com/news/birmingham/index.ssf/2016/08/jury_awards_mountain_brook_cou.html

33 *WHO recommendation on respectful maternity care during labour and childbirth*, 15. February 2018. https://srhr.org/rhl/article/who-recommendation-on-respectful-maternity-care-during-labour-and-childbirth

34 www.whiteribbonalliance.org/whatwomenwant/

35 www.cqc.org.uk/publications/surveys/maternity-services-survey-2018

Kapitel 8

Was Frauen wollen. Was Frauen brauchen. Was Frauen sind.

Das ärgste Schicksal von allen Menschen in dieser Unglückszeit traf die schwangeren Frauen. Kam ihre Stunde und stellten sich die Wehen ein, so blieben sie ohne jede Hilfe. Weder Hebammen noch mitleidige Nachbarinnen kamen zu ihnen.
Daniel Defoe: *A Journal of the Plague Year*[1]

In den drei Jahren seit der Veröffentlichung der ersten englischen Ausgabe von *Give Birth Like a Feminist* ist viel passiert. Zuallererst eine globale Pandemie, ein beispielloses Ereignis, das alles, was uns vertraut oder selbstverständlich war, aus den Angeln hob. Während meine eigene Welt darauf schrumpfte, meinen drei Kindern am Küchentisch Mathe beizubringen, wandte ich mich neuen Themen zu und schrieb ein Buch über die Menstruation für Mädchen im Grundschulalter. Das Buch soll jungen Mädchen eine neue und positivere Sichtweise auf ihren weiblichen Körper vermitteln. In dieser Zeit gab es noch ein drittes nennenswertes Ereignis: einen deutlichen Temperaturanstieg im »Genderkrieg«. Die Debatte darüber, was es bedeutet, eine Frau zu sein, wurde immer brisanter. 2020 geriet auch ich in ihr Kreuzfeuer.

Es gibt einen roten Faden, der sich durch alle drei Themengebiete – die Pandemie, Perioden und den Genderkrieg – zieht: die Vernachlässigung von Frauen und ihrer Bedürfnisse. Wir sehen eine kollektive Ablehnung unserer Bedeutung als vollständige, ganze Menschen. Es ist dieselbe Ablehnung, von der du auf den Seiten dieses Buches immer wieder gelesen hast, und ihre Auswirkungen sind in der Geschichte und den Geburtserfahrungen von Frauen allgegenwärtig.

Was ist wesentlich?

Die Pandemie hat sich auf alle Bereiche unseres Lebens ausgewirkt, natürlich auch auf das Gesundheitswesen. In Großbritannien und anderswo war das Personal im Gesundheitsdienst gezwungen, sich noch weiter auszubeuten, um die steigende Zahl der Covid-19-Fälle zu bewältigen und neue Verfahren zur Infektionskontrolle einzuführen. Die laufenden Kosten im NHS wurden auf vier bis fünf Milliarden Pfund pro Jahr geschätzt[2], und die Wartelisten für Behandlungen stiegen von 4,3 Millionen im Januar 2020 auf fast 6,5 Millionen im April 2022.[3]

Auch die Frauenkliniken blieben nicht verschont. Die unmittelbare Botschaft an die schwangeren Frauen lautete: Gynäkologie und Geburtshilfe müssen aufs *Wesentliche* reduziert werden. Auf den ersten Blick, insbesondere vor dem Hintergrund des durch Covid-19 verursachten Leids, mag dies durchaus vernünftig und gerecht erscheinen, doch bei näherer Betrachtung der Liste der »wesentlichen« Leistungen zeigt sich, dass es die Bedürfnisse von Frauen nicht in die engere Auswahl geschafft haben. Das geburtshilfliche Personal arbeitete unter unvorstellbar schwierigen Bedingungen, und ich möchte verdeutlichen, dass ich hier das gesamte Geburtssystem und seine Kultur kritisiere und nicht einzelne Personen darin. Wenn wir dieses System also im weiteren Sinne betrachten, lässt sich nicht leugnen, dass die Angebote, die zurückgefahren wurden, oft genau diejenigen waren, die den Frauen Sicherheit und Geborgenheit bieten, Autonomie und Wahlfreiheit erhöhen und die Chance auf eine positive Geburtserfahrung steigern. Angebote, deren Bedeutung offensichtlich als nicht weiter wichtig eingestuft wurde.

Hausgeburten, Geburten in einer von Hebammen geleiteten Einrichtung und Wassergeburten waren die ersten, die eingestellt oder eingeschränkt wurden, ebenso wie die von der werdenden Mutter geplante Sectio. Da die Frauen oft keine andere Wahl hatten, als im Krankenhaus zu gebären, mussten sie Einschränkungen hinnehmen, wenn es darum ging, wer sie während der Wehen oder auf der

Wochenbettstation begleiten durfte. Einige Kliniken gaben sogar an, dass Frauen überhaupt keine Begleitpersonen haben durften, insbesondere wenn sie positiv auf das Coronavirus getestet waren. Viele Frauen mussten allein zu den Voruntersuchungen gehen und fühlten sich im Stich gelassen, insbesondere, wenn sie schlechte Nachrichten über das Wohlergehen ihres Babys erhielten. Vor- und nachgeburtliche Termine mit Hebammen und anderen medizinischen Fachkräften im Krankenhaus wurden für die meisten Frauen gestrichen. Im September 2020 konntest du mit fünf Freundinnen in eine Kneipe gehen, aber dein Partner durfte nicht mit zum Ultraschall kommen. Man konnte eine Hochzeit mit bis zu 30 Gästen feiern, aber bei der Geburt durfte nur ein Familienmitglied anwesend sein. (Es war üblich, schwangeren Frauen mitzuteilen, sie dürften während der Wehen nur eine Person dabeihaben. Wenn man bedenkt, dass die meisten Frauen ihren Lebenspartner oder ihre Lebenspartnerin dabeihaben wollen, bedeutet das effektiv: Doulas galten als verzichtbar. Auch Mütter, beste Freundinnen, Schwestern oder andere Unterstützungspersonen waren nicht anwesend.)

Obwohl die Pandemieeinschränkungen in Großbritannien im Februar 2022 offiziell aufgehoben wurden, blieben im darauffolgenden Monat März viele dieser Einschränkungen bestehen, sodass Frauen in einigen Teilen des Landes immer noch allein zu den Voruntersuchungen gehen mussten und während und nach der Geburt nur beschränkt von der Unterstützung ihrer Partner:innen und Geburtshelfenden Gebrauch machen konnten, obwohl so ziemlich alle anderen Kontakteinschränkungen aufgehoben worden waren. Auch gegen Ende des Jahres 2022 gibt es noch einige Einschränkungen im Gesundheitswesen, beispielsweise in der Besuchsregelung und für Optionen wie Hausgeburten. Regeln ändern sich auch immer wieder: In einigen Regionen ist die Maskenpflicht ausgesetzt und dann wieder eingeführt worden.

Während der gesamten Dauer der Pandemie hat die Kampagnengruppe #ButNotMaternity dazu aufgerufen, die Geburtshilfe anders als sonstige medizinische Leistungen zu behandeln. Sie betonte, dass die Geburt eher ein feierliches Lebensereignis als ein medizinischer Eingriff sei, und wies auf Ungerechtigkeiten und Diskrepanzen hin.[4] Bis heute haben fast 700.000 Menschen eine Petition unterzeichnet, in der die Aufhebung aller Einschränkungen im Zusammenhang mit Covid-19 in der Geburtshilfe gefordert wird.[5]

Covid-19 wurde auch dazu benutzt, um routinemäßige vaginale Untersuchungen (VUs) zu rechtfertigen. Diese Praxis wurde bereits vor der Pandemie infrage gestellt, weil sie keine informierte Entscheidung seitens der Frauen erlaubt und ihre körperliche Autonomie einschränkt. Schon 2019 hatte ich in diesem Buch die Probleme mit routinemäßigen VUs erörtert (siehe S. 34 f.) und wie schwangeren Frauen oft das Gefühl vermittelt wird, dass VUs obligatorisch seien, obwohl dies natürlich nicht der Fall ist. (Und niemandem sollte jemals das Gefühl vermittelt werden, Untersuchungen im Intimbereich könnten nicht abgelehnt werden.) Selbst vor Covid-19 wurden einige Frauen »überredet«, indem man ihnen sagte: »Wir müssen wissen, wie weit sich Ihr Muttermund geöffnet hat, bevor wir Sie aufnehmen können« oder »Sie brauchen eine vaginale Untersuchung, bevor Sie in den Pool steigen«. Dieser Druck, bei dem es oft darum ging, einer Frau etwas vorzuenthalten, das sie unbedingt haben wollte oder brauchte, um ihre Einwilligung zu erhalten, wurde in der Pandemie noch erhöht, sodass es bald hieß: »Sie können Ihren Partner erst an Ihrer Seite haben, wenn Sie vier Zentimeter weit sind.«

Die Gruppe *Pregnant Then Screwed* befragte über 15.000 Frauen, die zwischen März und November 2020 ein Baby auf die Welt gebracht hatten, und fand heraus, dass eine von fünf das Gefühl hatte, keine andere Wahl zu haben, als sich einer vaginalen Untersuchung zu unterziehen, wobei vier von fünf Frauen den Untersuchungen zustimmten, um dann ihre Begleitperson bei sich haben zu dürfen.[6] Ich habe damals mit einigen Frauen gesprochen, die dies selbst erlebt haben. Ruth, die in London geboren hat, erzählte mir: »Ich habe versucht, die VU abzulehnen, aber das Krankenhaus drohte, meinen Partner nach Hause zu schicken. Am Ende habe ich nachgegeben und sie gewähren lassen, aber es fühlte sich sehr übergriffig an.« Anna sagte: »Ich war zweimal mitten in der Nacht im Krankenhaus. Ich war in der Eröffnungsphase, spürte Wehen, und mein Partner musste vor der Tür warten. Beide Male wurde ich allein untersucht, für nicht ausreichend geweitet befunden und nach Hause geschickt. Das war ziemlich schrecklich und unmenschlich.« Und Ali: »Mir wurde gesagt, mein Partner müsse draußen bleiben, bis sie die Wehen ›diagnostiziert‹ hätten. Die Situation wurde definitiv so dargestellt, als hätte ich absolut kein Mitspracherecht. Wenn ich meinen Partner dabeihaben wollte, musste ich das mitmachen.«[7]

Ihre Geschichten schockieren, aber schon vor der Pandemie gab es ernsthafte Probleme im Zusammenhang mit VUs und Einwilligung. Eine Umfrage von *Positive Birth Movement* und *Channel Mum* aus dem Jahr 2016 ergab: Mehr als ein Drittel der Frauen wusste nicht, dass sie das Recht haben, vaginale Untersuchungen abzulehnen, und mehr als 20 % berichteten, ihnen wurde gesagt, sie »müssten« sich bestimmten Eingriffen unterziehen, und dass ihre Einwilligung nicht eingeholt wurde.[8] Den Partner einer Frau während der Wehen von ihr fernzuhalten, es sei denn, sie willigt zu einer Untersuchung ein, ist eine besonders barbarische Form der Nötigung. Ermöglicht wurde sie wohl nur durch eine Grundhaltung, die – lange bevor irgendjemand von uns überhaupt von Covid-19 gehört hatte – bereits tief in der Geburtshilfe verankert war. Als ich gebeten wurde, über diese erzwungenen VUs in der Jeremy Vine Show auf BBC Radio 2 im November 2020 zu sprechen, sagte ein Anrufer: »Eine Geburt ist nicht der Moment, um sich über Untersuchungen Sorgen zu machen.« Wieder einmal scheint zu gelten, dass alle üblichen Erwartungen in Bezug auf körperliche Autonomie oder Einwilligung lächerlich werden, sobald man in den Wehen liegt, weil »alles, was zählt, ein gesundes Baby ist«. In Wirklichkeit ist das Einführen von Fingern in eine Frau mit der beschriebenen Nötigung illegal und könnte eine Körperverletzung darstellen. Ein Gerichtsverfahren scheint aber unwahrscheinlich, da die meisten weiterhin glauben, solch eine Behandlung sei vollkommen gerechtfertigt.

Einige Frauen haben sich während der Pandemie dafür entschieden, Taten sprechen zu lassen und zu Hause zu gebären. Nach Angaben des britischen Amtes für nationale Statistik (ONS) ist im Vereinigten Königreich die Zahl der Hausgeburten im ersten Jahr der Pandemie um 7 % gestiegen, von 13.407 im Jahr 2019 auf 14.281 im Jahr 2020.[9] In den USA stieg die Zahl der Hausgeburten um fast 20 %, von 38.000 im Jahr 2019 auf 45.000 im Jahr 2020, wie die US-amerikanischen Zentren für Krankheitskontrolle und -prävention (CDC) mitteilten.[10] Mehrere britische Mütter in einer Hausgeburtsgruppe erzählten mir, dass sie nur durch schiere Willenskraft zu Hause gebären konnten: »Ich habe mich schlichtweg geweigert, ins Krankenhaus zu gehen, irgendwann haben sie dann eine Hebamme geschickt«, war das wiederkehrende Thema.

Es wäre interessant, herauszufinden, wie viele Frauen sich für eine Hausgeburt entschieden hätten, wenn alle geburtshilflichen Angebote weiterhin zur Verfügung gestanden hätten. Die zusätzlichen Einschränkungen für Begleitpersonen in Kombination mit Bedenken, das Haus während des Lockdowns zu verlassen und sich selbst, die Familie oder das Baby dem Infektionsrisiko auszusetzen, bedeuteten, dass eine Hausgeburt für Frauen, die sie vorher vielleicht nicht in Betracht gezogen hätten, attraktiv wurde. Für viele Frauen war sie jedoch gar keine Option. Anfang 2020 stellten einzelne organisatorische Einheiten (Trusts) im NHS Hausgeburten ein. Begründet wurde diese Entscheidung mit dem Mangel an Hebammen und geburtshilflichem Personal. Laut einer Umfrage des *Royal College of Midwives* (RCM) vom März 2020 berichteten 32 % der leitenden Hebammen, dass ihr Hausgeburtsdienst eingestellt wurde. Dieser Trend setzte sich während der gesamten Pandemie fort – im November 2021 stellte beispielsweise eine Untersuchung des *Observer* fest, dass mehr als 20 Trusts in den drei Monaten zuvor ihre Hausgeburtsdienste nur teilweise aufrecht erhalten konnten, wobei acht bestätigten, dass diese Dienste aufgrund von Personalknappheit ganz eingestellt werden mussten.[11]

Für die Frauen mit den nötigen Mitteln wurden private Hebammendienste attraktiv. 2019 buchten 209 Frauen bei dem britischen Unternehmen *Private Midwives* eine Hausgeburt; 2020 hat sich diese Zahl auf 423 mehr als verdoppelt. Private Hebammen bieten auch einen Service an, der nur vor- und nachgeburtliche Termine vorsieht, ohne dass sie bei der Geburt selbst anwesend sind. 2019 buchten 87 Frauen diesen Service. Im Folgejahr verdoppelte sich diese Zahl und 2022 verdreifachte sie sich.[12] Schwangere Frauen wollten Zeit und volle Aufmerksamkeit von ihren Hebammen und waren bereit, dafür Geld in die Hand zu nehmen. »Was für die Frauen in erster Linie wichtig ist, sind Zeit und Wahlmöglichkeiten«, erklärte mir Linda Bryceland, die Leiterin der Organisation. »Frauen haben die Nase voll von Vorsorgeterminen, für die sie sich einen halben Tag frei nehmen müssen, die aber nur zehn Minuten dauern und bei denen ihr Gegenüber keine Zeit hat, richtig zuzuhören. Außerdem haben sie oft das Gefühl, dass ihre Entscheidungen vom NHS nicht respektiert werden. Die Einschränkungen für Partner:innen sind ebenfalls ein großes Problem.«

Einige Frauen, die außerhalb des Krankenhauses gebären wollten, jedoch auf keine private Hebamme zurückgreifen konnten, haben sich für eine freie Geburt entschieden. Laut einer im Juli 2020 durchgeführten Studie[13] hätten eine von 20 schwangeren Frauen erwogen, ohne die Anwesenheit einer Ärztin, eines Arztes oder einer Hebamme zu gebären – ein Anstieg um 3 % gegenüber 2019. Beverley Turner hatte im September 2021 eine solche Geburt ohne professionelle Begleitung in ihrem Haus im englischen Stoke-on-Trent. Zu jener Zeit wurden von dem Trust in ihrer Region keine Hausgeburten angeboten. »Mein Partner war bei den Wehen unseres ersten Kindes von Anfang bis Ende dabei«, erzählte sie mir. »Meiner Meinung nach ist das Kind, das ich zur Welt bringe, gleichermaßen vom Vater wie von mir, und ich denke nicht, dass seine Beteiligung von medizinischen Fachleuten diktiert werden sollte. Ich verstand auch die Covid-19-Richtlinien nicht, nach denen mein Partner mich zwar ins Krankenhaus hätte ›einweisen‹ dürfen, dann aber hätte weggehen müssen und erst hätte wiederkommen können, wenn die ›richtigen‹ Wehen einsetzten. Ist es nicht gefährlicher, wenn jemand die Einrichtung verlässt und dann zurückkommt? In dieser Zeit könnte sich diese Person ja mit dem Virus anstecken.«

Louise Day, die 2020 in Schottland frei geboren hatte, sah die Risiken ähnlich. »Im Krankenhaus wäre ich meiner Meinung nach einem höheren Ansteckungsrisiko ausgesetzt gewesen, da ich mit mehr Personal in Kontakt gekommen wäre.« Ihre Entscheidung für eine freie Geburt war aber auch durch schwierige Erfahrungen bei ihrer vorherigen Geburt motiviert: »Bei meiner ersten Geburt im Krankenhaus hatte ich in einige Dinge nicht eingewilligt, und das wollte ich nicht noch einmal erleben.« Die Einwilligung war für beide Frauen ein wichtiges Thema. Beverley sagte: »Ich wollte sowieso keine VUs während der Wehen, also kam für mich sicherlich keine VU infrage, nur um bestimmen zu können, ob ich meinen Partner an meiner Seite haben könnte – auch deshalb habe ich mich entschieden, zu Hause zu bleiben.« Louise stimmte zu: »Bei meiner ersten Geburt wurde mir gesagt: ›Hüpfen Sie einfach aufs Bett, wir werden Sie untersuchen‹, und am Ende hatte ich eine VU, die ich weder wollte noch brauchte. Als ich hörte, dass ich bei dieser Geburt eine VU bräuchte, nur um meinen Partner dabeizuhaben, beschloss ich, diesem Streit beziehungsweise dieser Diskussion aus dem Weg zu gehen.«

Was ist notwendig?

Ob nun vor Covid-19 oder vor verletzenden Untersuchungen, die gebärende Frau muss sich sicher fühlen, und das ist ein tiefes, ureigenes Bedürfnis von Säugetieren. Wir wissen, dass Frauen ohne das Hormon Oxytocin nicht vaginal gebären können. Wir kennen es als das »scheue Hormon«, das Dunkelheit, Privatsphäre und eine warme, liebevolle Umgebung braucht, um produziert zu werden. Und wir wissen, dass das »Kampf- oder Fluchthormon« Adrenalin, das produziert wird, wenn wir uns bedroht fühlen oder Angst haben, die Oxytocinproduktion hemmen kann. Im vierten Kapitel haben wir uns angeschaut, welche Grundbedürfnisse Frauen in den Wehen haben. Einfach ausgedrückt: Die ideale Geburtsumgebung ist eine, in der wir gerne romantischen Sex haben möchten. »Dieselbe Energie, die das Baby hineinbringt, bringt es auch wieder heraus«, wie man so schön sagt.

Ich habe nur einen Absatz gebraucht, um dir das zu erklären, aber diese Grundlagen der weiblichen Physiologie wurden jahrzehntelang ignoriert. Beispielsweise wurden Geburtsräume mit Blick auf die Bedürfnisse des geburtshilflichen Personals und nicht auf die der schwangeren Frauen gebaut. Eine helle Beleuchtung, damit das Personal gut sehen kann; Betten, damit das Personal gut drankommt; offene Türen, damit das Personal nach Belieben kommen und gehen kann – all diese Standardelemente der Geburtszimmerarchitektur stellen die Produktivität des Personals über die Produktion von Oxytocin, obwohl der Mechanismus dieses Hormons so offensichtlich und so wesentlich ist.

Die Pandemie hat dies zweifelsohne verschärft, da die »abgespeckten« Dienste von den Frauen verlangen, dass sie die Wehen oder sogar die Geburt allein durchstehen, womöglich mit medizinischem Fachpersonal in voller Schutzausrüstung. Seien wir ehrlich: Ein Covid-19-konformer Geburtsraum erfüllt wohl kaum die Kriterien für romantischen Sex. Trotzdem scheinen die Statistiken keinen großen Anstieg an Geburtseingriffen aufzuweisen.[14] Dafür gibt es wahrscheinlich verschiedene Gründe. Vielleicht ging es einfach nicht mehr schlechter. Vielleicht haben die Covid-19-Maßnahmen die Quote der Geburtseingriffe nicht erhöht, weil die Geburtsumgebungen bereits vor der Pandemie suboptimal waren und die Interventionsquote entsprechend hoch.

Was sich jedoch verändert hat, ist die Prävalenz von Angstzuständen, Depressionen, Geburtstraumata und posttraumatischen Belastungsstörungen (PTBS). In einer Studie über Frauen in England[15], die während der Pandemie geboren hatten, wurde ein erhöhtes Maß an Beklemmung und Angst festgestellt, insbesondere wegen der sich ständig verändernden Richtlinien und der Ungewissheit darüber, ob ihre Geburtsbegleitung mit ins Krankenhaus durfte. 46,9 % der Studienteilnehmerinnen gaben an, dass ihre Geburtserfahrung »überwiegend negativ« war. Eine andere Studie mit schwangeren Frauen aus Großbritannien[16] zeigte, dass Angstzustände und Depressionen während der Pandemie um 60 % beziehungsweise 47 % zugenommen hatten, was Auswirkungen auf die Mutter-Kind-Bindung haben könnte. Eine dritte Studie[17], diese aus den USA, verglich die Erfahrungen von Teilnehmerinnen, die während der Coronaviruspandemie gebaren, mit denen von Frauen, die vor der Pandemie ein Baby bekommen hatten. Erstere berichteten eher über postnatale Angstzustände und PTBS und hatten mehr Schwierigkeiten mit Bindung und Stillen. Die britische *Birth Trauma Association* meldete einen starken Anstieg der Beratungsanfragen: Die Zahl habe sich zwischen 2020 und 2021 in etwa verdreifacht[18].

Innerhalb des NHS verschärfte die Pandemie das bereits bekannte Problem der Unterfinanzierung und Unterbesetzung in der Geburtshilfe, die sogenannte »Hebammenkrise«. Da so viele Hebammen dem Beruf den Rücken kehren, stieg die Zahl der vollzeitäquivalenten Stellen im NHS pro 30 frischqualifizierter Hebammen nur um eins.[19] Begründet wird die hohe Abgangsquote mit Burnout; der Unfähigkeit, sichere Betreuung leisten zu können; und der Enttäuschung über einen Beruf, in dem sie einerseits als eine Selbstverständlichkeit angesehen werden, sich aber andererseits überfordert fühlen und keine echte Beziehung zu den Frauen in ihrer Betreuung aufbauen können[20]. Die Geschäftsführerin des RCM, Gill Walton, hat an die Regierung appelliert, mehr Mittel zur Verfügung zu stellen, und kritisierte, dass die Geburtshilfe ganz unten auf der Liste der Investitionen stehe[21].

Es herrschen trübe Aussichten. Wir haben uns sicherlich weit von den behüteten Geburtsräumen des Mittelalters entfernt, die eine doch eher feierliche und rein weibliche Angelegenheit waren. Trotz der jahrzehntelangen Forderung von Aktivistinnen und Aktivisten nach einer menschlicheren, beziehungsorientierten Betreuung scheint sich die Geburt nur in eine Richtung zu entwickeln – hin zu einem hochgradig kontrollierten, technologisierten Modell mit ständig steigenden Sectio- und Einleitungsraten, die durch den Hebammenmangel und eine globale Pandemie noch verstärkt werden. Im Ockenden-Bericht vom März 2022[22] wurden schwerwiegende Sicherheitsmängel bei der Personalausstattung, den Richtlinien und den Verfahren in der britischen Geburtshilfe festgestellt, doch in den Medien werden die Probleme mit Schlagzeilen wie »300 Babys wegen fixer Idee von natürlichem Gebären verloren«[23] immer noch stark vereinfacht. Hinter diesen Geschichten verbirgt sich ein tief verwurzeltes Misstrauen gegenüber dem weiblichen Körper und die feste Überzeugung, dass er – vielleicht wie die Frauen selbst – einer ständigen Kontrolle und Überwachung bedarf.

In schwierigen Zeiten sind es oft die Frauen, die zur Stütze werden. Ihre Großherzigkeit und ihre Fähigkeit, die entstandene Lücke auszufüllen, wird ausgenutzt. Oft wird von Frauen erwartet, dass sie nachgeben, sich beugen und anpassen und dass sie sich nicht wehren, wenn andere ihre Grenzen überschreiten. Es ist gut dokumentiert, dass die Pandemie für Frauen unverhältnismäßig starke Einschnitte mit sich brachte, beispielsweise was den Lebensunterhalt oder die eigenen Karrierepläne betrifft. Folglich hat auch die psychische Gesundheit gelitten. Das alles, weil Frauen im klassischen Modell die Hauptverantwortung für das Homeschooling trugen.[24] [25] [26] [27] Die Geburtshilfe ist nur ein weiterer Bereich, in dem die Bedürfnisse der Frauen mit noch weniger Rechtfertigung als sonst beiseitegeschoben wurden und in dem von Frauen erwartet wird, dass sie dies klaglos hinnehmen.

Auf den Spuren der Anfänge

Ich hatte gerade angefangen, dieses Buch zu schreiben, als ich im Februar 2018 an einem Workshop mit Jane Hardwicke Collings zum Thema Menstruation teilnahm. Jane leitet die *School of Shamanic Womancraft* in Australien und hat sich darauf spezialisiert, das zu lehren, was sie als »Frauenmysterien« bezeichnet. Der eine Tag, den ich mit ihr während ihres Englandaufenthalts verbracht habe, hat in mir Ideen über die Zusammenhänge zwischen Menstruation und Geburt gesät, auf die ich während des Lockdowns zurückkommen sollte, als ich gefragt wurde, ob ich Interesse hätte, ein Buch über die Periode für Mädchen im Grundschulalter zu schreiben.

Eine von Janes Schlüsselbotschaften ist, dass wir die Frauen zu spät erwischen, wenn wir Geburtsvorbereitungskurse einrichten oder sogar Bücher schreiben, um sie durch die Vorsorge zu führen. Sie haben dann bereits ein oder zwei Jahrzehnte lang negative Botschaften über den weiblichen Körper in sich aufgenommen. Das beginnt mit dem, was wir ihnen im Alter von neun oder zehn Jahren über die Menarche, also die erste Periode, beibringen. Oft ist diese Erziehung mit Scham und Negativität behaftet und mit der Vorstellung verknüpft, dass der weibliche Körper etwas Undichtes, Unangenehmes oder sogar Ekelhaftes ist. Viele Frauen tragen eine ganze Reihe negativer Überzeugungen über ihren Körper mit sich herum, vielleicht ohne sich dessen bewusst zu sein – so allgegenwärtig und unangefochten sind die Botschaften. Genau wie bei der Geburt werden wir zum Fisch, der das Wasser nicht sieht. Viele von uns haben diese Überzeugungen von ihren Müttern übernommen, die sie wiederum von ihren Müttern übernommen haben, und so weiter und so fort. Ein roter Faden verbindet Generationen von Müttern. Man spricht auch von der »Mutterlinie«.

Jane hat mir die Erlaubnis gegeben, die Fragen, die sie ihren Workshop-Teilnehmerinnen stellt, hier zu teilen. In ihrem Namen lade ich dich ein, deine eigenen Antworten zu formulieren. Vielleicht möchtest du ja einige Gedanken zu jeder Frage aufschreiben oder diese Übung mit einer Freundin durchführen, indem ihr euch gegenseitig die Fragen stellt und sie gemeinsam besprecht. Was dabei herauskommt, könnte dich überraschen.

- Wie lautet die Geschichte deiner eigenen Geburt? (Sammle alle Informationen über deine Empfängnis, die Schwangerschaft deiner Mutter mit dir und ihre/deine Erfahrungen nach der Geburt. Denn manchmal können diese Ereignisse sowie deine Geburt selbst wichtige Hinweise für dich enthalten.)
- Wie gebären die Frauen in deiner Familie?
- Kannst du einen Zusammenhang zwischen deiner eigenen Geburt und deiner Menarche (ersten Periode) erkennen? (Schreib die Geschichte deiner ersten Periode auf und alles, woran du dich in Bezug auf diese Übergangszeit in deinem Leben erinnern kannst: Wie wurde darüber gesprochen und was wurde dir beigebracht?

Wie hast du dich dabei gefühlt? Wurde diese Zeit gefeiert oder nicht?)

- Kannst du einen Zusammenhang zwischen deiner eigenen Geburt, deiner ersten Periode und deiner allgemeinen Erfahrung mit der Menstruation erkennen?
- Kannst du einen Zusammenhang zwischen all dem und deinen Gefühlen zum Gebären erkennen? Falls du bereits Kinder auf die Welt gebracht hast: Siehst du eine Verbindung zwischen all dem und der Geburt deines Kindes/deiner Kinder? Welche Gefühle löst eine potenzielle oder anstehende Geburt bei dir aus?
- Kannst du ein Thema oder ein sich wiederholendes Muster erkennen?
- Was taucht jetzt gerade in deinem Leben auf, das damit in Verbindung steht?

Diese Geschichten sind für viele Menschen mehr oder weniger schambehaftet. Mit ziemlicher Sicherheit wird es bei den Frauen in deinem Leben Situationen geben, in denen Geschichten für immer unausgesprochen blieben, Geheimnisse bewahrt oder große Gefühle wie Trauer oder Wut nie vollständig ausgedrückt wurden. Meine eigene Mutter hatte eine Fehlgeburt, die von meiner Großmutter beiseitegeschoben und nie angesprochen wurde. Dass sie meiner Mutter nicht einmal in der unmittelbaren Zeit danach ein Wort des Trostes zukommen ließ, klingt zunächst völlig herzlos. Wenn man jedoch bedenkt, dass meine Großmutter in einem Haus aufwuchs, in dem ihre eigene Mutter – meine Urgroßmutter – mehrere Fehlgeburten erlitten hatte und ein Zweijähriges verlor, dann bekommt man ein Gefühl für das generationenübergreifende Trauma sowie für den Verlust und unausgesprochenen Kummer. Vielleicht hat sie auch noch andere Geschichten erlebt, die es ihr unmöglich machten, Wärme oder Liebe ohne Vorbehalt zu zeigen und die wir nie erfahren werden. Wie hat meine Mutter dieses Erbe der Traurigkeit und der emotionalen Trennung überwunden, als sie an der Reihe war, eine Beziehung zu ihrer eigenen Tochter – mir – aufzubauen? Was von diesem Erbe zeigt sich in der Art und Weise, wie ich mit meinen Töchtern umgehe? Die Erfahrungen der Frauen in unserer Linie haben einen Nachklang, auch wenn sie vor unserer eigenen Geburt stattfanden oder nie über sie gesprochen wurde.

Auf einer eher alltäglichen Ebene hat es bei den Frauen unserer Familie Zeiten gegeben, in denen grundlegende Informationen nicht klar weitergegeben wurden, einfach aus Verlegenheit oder aus der Unfähigkeit heraus, bestimmte Worte laut auszusprechen oder bestimmte Körperteile oder Vorgänge zu benennen. Dieser Mangel an Wissen über den weiblichen Körper beschränkt sich nicht auf die Geschichtsbücher: In einer kürzlich durchgeführten Umfrage konnten nur 9 % der Briten alle Teile der Vulva benennen, 37 % bezeichneten die Klitoris falsch, und weniger als die Hälfte (46 %) wusste, dass Frauen drei Löcher haben.[28] In einer anderen aktuellen Umfrage wusste fast die Hälfte der Teilnehmerinnen nicht, wo sich ihr Gebärmutterhals befindet.[29]

In der gleichen Umfrage hat eine von vier Frauen die Vagina auf einem Diagramm falsch identifiziert. Obwohl wir nicht wissen, ob sie im Rahmen der gleichen Übung gebeten wurden, auch noch die Vulva zu benennen, würde ich erwarten, dass sehr viele Frauen die Vulva nicht benennen können oder denken, dass die Vulva ihre Vagina ist. Eine Umfrage von *Bodyform* im Jahr 2019 ergab, dass 73 % der Frauen nicht genau wussten, was eine Vulva ist.[30] Wenn du das hier liest und auch verwirrt bist: Deine Vagina ist der starke und dehnbare Schlauch IN DIR, der von deiner Vulva bis zu deinem Gebärmutterhals führt. Der Begriff »Vulva« umfasst alle Teile auf der AUSSENSEITE. Ich sage zu meinen Töchtern: »Nimm deine Hand und leg sie zwischen deine Beine – alles, was deine Hand berührt, ist deine Vulva.«

Als Mutter, die das Wort »Vulva« vor meinen Kindern benutzt, gehöre ich zu einer Minderheit: Eine Umfrage des Krebshilfswerks Eve Appeal ergab 2019, dass nur gerade 1 % der Eltern das Wort verwendet, weniger als ein Fünftel sagt »Vagina« und fast die Hälfte (44 %) wählt Euphemismen wie »Goldstück«, »Vorderpo« oder »Blume«.[31] Solche und andere merkwürdige Umschreibungen dienen nur dazu, der nächsten Generation noch mehr Scham auf den Weg zu geben. Leider hat es aber reale Folgen, wenn erwachsene Frauen sich zu sehr schämen, Bereiche ihres eigenen Körpers zu benennen oder Hilfe bei gynäkologischen Problemen zu suchen.

Gleiche Körper, andere Narrative

Mein Buch *My Period* hat den Anspruch, Mädchen Informationen über ihre Körper und insbesondere ihre Periode auf andere, positive Weise zu vermitteln und das Ganze mainstreamfähig zu machen. Ich wollte neunjährigen Leserinnen ein ganz anderes Gefühl für ihre Anatomie vermitteln, damit sie – wie von Jane Hardwicke Collings vorgeschlagen – als Erwachsene mit einem echten Gefühl für ihre weibliche Kraft gebären können. Ein Buch kann eine Änderung bewirken, es kann einen Perspektivenwechsel bieten – sogar die Bilder sind wichtig.

Mir war klar, dass *My Period* bebildert sein würde, ebenso klar war mir, dass diese Bilder nicht »körperlos« sein sollten. Zu oft sehe ich Artikel über Schwangerschaft oder Geburt in den Medien, die mit einem gesichtslosen Foto von einem Babybauch untermalt werden. Das scheint harmlos, passt aber in das Narrativ, gemäß dem eine schwangere Frau keine »ganze« Person ist, sondern nur ein »Gefäß«, ein Behälter für das Baby. Die Fotos sagen uns nicht: »In diesem Artikel geht es um die ganze Person«, sondern zeigen uns stattdessen einen gesichtslosen, entmenschlichten Babybauch. Aus diesem Grund wollte ich in *My Period* keine körperlosen Gebärmütter und Vulvas sehen. Frauen sind ganze Menschen, keine Körperteile.

Eines Tages fand mich meine damals zehnjährige Tochter am Küchentisch, wo ich mit meinen begrenzten künstlerischen Fähigkeiten versuchte, ein Gebärmutter-Diagramm zu zeichnen, das irgendwie die Frau, deren Gebärmutter gerade beschriftet werden sollte, miteinschloss. Inspiriert von meiner Erklärung, warum ich das tat, holte meine Tochter einen Stift hervor und fertigte ihre eigene Skizze an – eine Version, die schließlich von der Illustratorin übernommen wurde und es in das Buch schaffte. Im Alter von zehn Jahren war meiner Tochter sofort klar, warum es wichtig war, die Illustration zu vermenschlichen. Gemeinsam hatten wir das Narrativ ein kleines bisschen verändert.

Als ich für das Buch über den Eisprung recherchierte, entdeckte ich ein weiteres Narrativ, das dringend geändert werden muss. Ich wette mir dir: Als bei euch in der Schule über die Empfängnis unterrichtet wurde, hat man euch Bilder (oder vielleicht ein Video) gezeigt, die veranschaulichen, wie alle Spermien ein Rennen machen, um zur Eizelle zu gelangen, und wie das beste und stärkste Spermium der

»Gewinner« ist. Korrekt? Wenn man bei Google nach Zeichnungen von Spermien und Eizellen sucht, findet man das »siegreiche« Spermium mit Sonnenbrille, in einem Superhelden-Umhang, das seinen Bizeps präsentiert und der Eizelle sogar einen Blumenstrauß anbietet. Möglicherweise wurden dir solche Illustrationen auch in der Schule gezeigt.

Aber was macht die Eizelle in dieser Geschichte? Nun, sie sitzt einfach da und wartet. In den Zeichentrickfilmen ist sie mit Lippenstift und langen Wimpern zu sehen, oft errötet sie und schaut mit feuchten Augen hinauf zu ihrem »Helden«. Was dir allerdings niemand sagt, ist, wieso genau diese Eizelle dort gelandet ist und nicht eine der anderen. In deinen Eierstöcken befinden sich kleine Säckchen, die Follikel, in denen sich immer Eizellen in verschiedenen Entwicklungsstadien befinden. Jeden Monat werden einige dieser Eizellen größer und stärker und sind bereit, freigesetzt zu werden. Die »siegreiche« Eizelle ist normalerweise die größte und stärkste und wird in den Eileiter entlassen.

Man könnte die Eizelle als Hauptcharakter in der Geschichte sehen, sogar als muskulös und wetteifernd. Das wäre zumindest eine Option, wenn man denn so eine Geschichte erzählen wollte. In Wirklichkeit haben natürlich weder Spermien noch Eizellen ein Bewusstsein oder Ehrgeiz oder irgendetwas von unserem kulturellen Verständnis von Geschlecht (und sie haben auch keine Sonnenbrillen oder Wimpern). Aber in den Geschichten, die wir unseren Kindern erzählen, wird es so dargestellt. Dass Geschlechterstereotypen sogar benutzt werden, um biologische Fakten zu präsentieren, sagt viel darüber aus, wie wir unseren Kindern ihre Körper näherbringen und welche Erwartungen an ihre Körper gestellt werden.

Bei der Recherche für mein Buch über die Periode entdeckte ich viele Lücken in meinem eigenen Wissensschatz über meinen Körper, im Wissen anderer Frauen über ihre Körper und im kollektiven Allgemeinwissen über die weibliche Biologie. Vieles von dem, was Frauen als hieb- und stichfeste Tatsachen angeben, ist schwer zu belegen, da der weibliche Körper bislang in der Forschung zu oft ausgeklammert wurde. Man hört beispielsweise: »Wenn ich mit anderen Frauen zusammenlebe, fangen unsere Perioden am gleichen Tag an« oder »Ich habe mehr Energie, wenn ich meinen Eisprung habe«. Die Situation verschärft sich durch mangelndes Grundwissen in der Bevölkerung. Viele Frauen wissen beispielsweise nicht, dass sie keinen Eisprung haben, wenn sie die Antibabypille nehmen, und daher technisch gesehen auch keinen »Zyklus« haben. Als wäre das nicht genug, gibt es auch noch Bereiche, die für alle ein Rätsel zu sein scheinen, wie ich während des Schreibens mehrfach feststellen musste. Vor allem als ich versuchte herauszufinden, was »Zervixflüssigkeit« eigentlich ist, wo und wie sie hergestellt wird, durch was und woraus. Ich kenne die Antwort immer noch nicht.

Unsichtbare Mächte

Die meisten von uns sind inzwischen vertraut mit dem Konzept der Ungleichbehandlung von Männern und Frauen in allen gesundheitlichen Bereichen, auf Englisch »Gender Health Gap«. Der geschlechterspezifische Unterschied wirkt sich insbesondere auf die Forschung aus, da er zu einer »Datenlücke« führt, die Caroline Criado Perez in ihrem Buch *Unsichtbare Frauen* auf brillante Weise ins Rampenlicht stellt. Criado Perez zeigt auf, wie wir ständig versäumen, Daten über Frauen zu erheben, da wir stets den männlichen Körper als »Standard« ansehen. Dieses Versäumnis berührt alle Bereiche, von Herzinfarkten bis hin zur Konstruktion von Autos und Sicherheitsgurten. Frauen sind in mehrfacher Hinsicht die Leidtragenden. Obwohl wir beispielsweise weniger Autounfälle haben, ist die Wahrscheinlichkeit, dass wir dabei sterben oder schwer verletzt werden, sehr viel höher als bei Männern. Trotz dieser Tatsache gibt immer noch keinen weiblichen Crashtest-Dummy, sondern nur eine kleinere männliche Version. Fast alle Aspekte unserer Welt werden von Männern für Männer gebaut. Ich denke jedes Mal an Criado Perez, wenn ich im Fitnessstudio Mühe habe, die Kugelhanteln zu heben, nicht weil sie zu schwer sind, sondern weil die Griffe für meine Hände zu groß sind.

Die Datenlücke ist für Frauen in allen Lebensbereichen nachteilig, aber in Bereichen, die nur Frauen betreffen, wie Menstruation, Schwangerschaft und Geburt, ist es noch schlimmer. Sie werden oft gar nicht untersucht oder erforscht. Auch die Geburt spricht Criado Perez an. Sie bemängelt, dass zu wenig über die Oxytocingabe zur Wehenverstärkung geforscht wird und erzählt die Geschichte ihrer Freundin, die eine Sectio hatte, weil sie nicht über vier Zentimeter Eröffnung hinausgekommen war. »Das Erlebnis hat sie traumatisiert«, schreibt Criado Perez. »In den ersten Wochen nach der Geburt hatte sie Flashbacks. Die Untersuchungen und Prozeduren beschreibt meine Freundin als gewalttätige Übergriffe. Aber was wäre, wenn es nicht so hätte kommen müssen?« *Ja!*, dachte ich, als ich diesen Satz las. Endlich! Aber Perez sagt weiter: »Was wäre gewesen, wenn sie von Beginn an gewusst hätten, dass meine Freundin eine Sectio brauchen würde?« Ich war enttäuscht. Perez selbst scheint hier eine Lücke zu haben. Wie so viele andere geht auch sie davon aus, dass manche Frauen die Geburtsarbeit einfach nicht schaffen und die erforderliche Eröffnung nicht erreichen. In der Annahme, dass dies reine Glückssache sei, hofft Perez auf eine Möglichkeit, diese Pechvögel im Voraus zu erkennen. Sie weist zu Recht darauf hin, dass es gut wäre, wenn die Medizin im Voraus feststellen könnte, welche Frauen besser auf wehenunterstützende Maßnahmen ansprechen als andere, oder wenn es bessere Wehenverstärker gäbe – beides ist es wert, erforscht zu werden. Aber sie spult das Band nicht zu dem Zeitpunkt zurück, an dem die Erweiterung der Frau zum Stillstand gekommen ist, um zu fragen, *warum* das passiert ist. Sie fragt nicht, ob wir den Frauen in den Wehen womöglich etwas antun, das ihre Entwicklung verhindert. Sie bemerkt nicht, dass wir Geburtssysteme und Geburtsräume mit Wissenslücken über die weibliche Physiologie bauen und dass – was noch schlimmer ist – sich niemand hinreichend für die Geburtserfahrungen von Frauen zu interessieren scheint, um dies zu ändern.

Wir könnten das Band noch weiter zurückspulen bis in die Zeit vor dem Wehenbeginn, und noch weiter bis zur Geburtsvorbereitung, und dann noch weiter bis zu den Bildern des körperlosen Babybauches, zum Video der passiven Eizelle, zum Periodenscham oder zu den unzähligen subtilen Botschaften, die eine Frau im Laufe ihres Lebens erhalten hat. Botschaften, die ihr vermitteln, dass ihr Körper nicht nur der männlichen Vorgabe untergeordnet ist, sondern dass es ihn zu verstecken gilt und dass er etwas ist, wofür man sich entschuldigen oder schämen muss, anstatt etwas Starkes und Gutgebautes, dem man vertrauen oder auf das man sich verlassen kann.

Frauen fingen gerade erst an, dies infrage zu stellen. Wie an anderer Stelle in diesem Buch zu lesen ist, haben die sozialen Medien Frauen eine Plattform geboten, auf der sie über ihre einzigartigen weiblichen Erfahrungen in einer Weise sprechen konnten, die zuvor nicht möglich war. Ob Stillen, Menstruation, Fehlgeburt, Abtreibung, Endometriose, Geburt, Orgasmus oder Körperbehaarung, Frauen haben ihre intimsten Gedanken und Gefühle über jede nur denkbare

Erfahrung mitgeteilt. Ihre Bilder wurden zensiert und entfernt, sie haben protestiert und die Bilder wurden – möglicherweise widerwillig – wieder veröffentlicht. Dieser Ausbruch an Wahrheit hatte eine unmittelbar positive Auswirkung, denn er ermöglichte es, Wissen über diese einzigartig weiblichen Lebensbereiche zu verbreiten, die so lange unausgesprochen, schambehaftet und tabuisiert waren.

Es wurde etwas zurückerobert. Und dennoch – vielleicht ist es ein Zufall, vielleicht auch nicht – ist eine neue Art von Zensur entstanden, die uns erneut dazu zwingt, beim Thema Frauenkörper jedes Wort abzuwägen.

Einzigartig weibliche Erfahrungen

Begriffe wie »Frauenkörper« oder »einzigartig weibliche Erfahrungen« sind in jüngster Zeit komplex geworden. Wir leben in einer Welt, in der nun die Frage diskutiert wird, was »Frau« bedeutet und wer in diese Definition einbezogen werden soll. Sogar die Art und Weise, wie ich das Wort »Frau« in diesem Buch über Geburten verwendet habe, ist seit der ersten Auflage des Buchs zunehmend umstritten. Viele Organisationen und Expert:innen, die sich mit Themen wie Geburt, Stillen oder Menstruation befassen, ersetzen das Wort »Frau« je nach Kontext inzwischen durch Begriffe wie »Gebärende«, »stillende Eltern«, »Menstruierende« oder »Blutende«. Einige verwenden eine »additive Sprache« und sprechen beispielsweise von »Frauen und Gebärenden«, weil »nicht alle Menschen, die gebären, Frauen sind«, aber in Tweets und Instagram-Kacheln wird dies oft auf »Gebärende« reduziert.

Diese Änderungen sind auf einen ideologischen Wandel zurückzuführen, der besagt, dass die Geschlechtsidentität (Gender) einer Person – ihr Gefühl, wer sie ist[32] – wichtiger ist als ihr biologisches Geschlecht (Englisch: *sex*). Gemäß dieser neuen Denkweise kann jede Person das Gender annehmen, das sie will: Ein »Mann« mit Bart und Penis kann eine »Frau« sein und Zugang zu Räumen und Dienstleistungen für Frauen haben. Die Aussage »Nicht alle Menschen, die gebären, sind Frauen«, bedeutet: »Ein Mann kann gebären«. Und »Mann« bedeutet in diesem Zusammenhang eine Person mit weiblicher Biologie (sonst könnte sie nicht gebären), die sich aber als Mann oder männlich fühlt. Einige gehen noch weiter und übergehen das Konzept des binären biologischen Geschlechts völlig, indem sie behaupten, dass es mehr als zwei Geschlechter gibt oder dass »Geschlecht ein Spektrum ist«.[33] [34] Wie Kirrin Medcalf, Leiter der Abteilung für die Integration von Transsexuellen bei Stonewall, beim Gerichtsverfahren Allison Bailey im Jahr 2022 sagte: »Körper sind nicht von Natur aus männlich oder weiblich«.

Wie bei vielen von uns entwickelte sich auch mein Bewusstsein für die Auswirkungen der Genderideologie auf die Geburtssprache ganz langsam und allmählich. Wenn ich meine Gedankengänge zurückverfolge, fällt mir auf, dass meine eigene Meinung anfangs sehr oft durch die Frauenfeindlichkeit und Altersdiskriminierung anderer beeinflusst wurde. Denn Frauen, die sich für die Sprache und die Rechte der Frauen einsetzen, werden im besten Fall als alt und daher realitätsfremd, im schlimmsten Fall als hasserfüllt und fanatisch dargestellt. In meinem hektischen Leben habe ich diese Darstellung oft für bare Münze genommen und nicht hinterfragt – natürlich ohne zu ahnen, dass sie irgendwann gegen mich selbst verwendet werden würde. Jetzt bemühe ich mich viel mehr, bewusst wahrzunehmen, wenn Frauen auf diese Weise diskreditiert werden, egal zu welchem Thema. Ich versuche, auf das zu hören, was sie tatsächlich sagen, und nicht auf das, was andere über sie sagen.

Das erste Mal, dass ich eine Diskussion über Sex und Gender in der Geburtswelt mitbekam, war im Jahr 2015. Ina May Gaskin, die weltberühmte Hebamme von *The Farm* in Tennessee (siehe S. 200), unterzeichnete einen offenen Brief an die *Midwives Alliance of North America (MANA)*, zusammen mit über 200 anderen Hebammen und geburtshilflichen Mitarbeitenden.[35] In dem Brief wird die Besorgnis darüber zum Ausdruck gebracht, dass das Wort »Frau« aus dem MANA-Dokument »Kernkompetenzen« gestrichen und durch »schwangere Person« und »gebärendes Elternteil« ersetzt wurde.

In dem Schreiben wird MANA zwar für ihre Bemühungen um Inklusion gelobt, es werden aber auch Bedenken geäußert, dass »die Geschlechtsidentität über die biologische Realität gestellt wird«, was nach Ansicht der Unterzeichnenden dem kulturellen Trend folgt, »die materielle biologische Realität zu leugnen«. Dieser Ansatz entferne uns nur noch weiter von der Natur und dem Körper. Sie erklären: »Der Ursprung weiblicher Unterdrückung gründet in der Biologie. Frauen haben ein Recht auf körperliche Autonomie und darauf, über ihren Körper und ihr Leben zu sprechen, ohne dass von ihnen verlangt wird, diese Selbstdarstellung in eine Sprache zu kleiden, die den Vorstellungen anderer entspricht, die nicht als Frauen geboren wurden.«

Sie sprechen nicht nur über die weibliche Biologie als Ursache unserer Unterdrückung, sondern bekräftigen sie auch als unsere »lebensspendende Kraft« – was bei einer Gruppe, die ausschließlich aus Hebammen besteht, vielleicht nicht überrascht. Wenn Frauen aus der Sprache der Geburt gestrichen werden, so argumentieren sie, »verlieren Frauen als Gruppe die Anerkennung dieser Macht und die Verbindung zu ihr«.

Ich erinnere mich, dass ich den Brief damals überflog und nicht ganz verstand, was sie damit sagen wollten. Warum lehnten sie eine inklusivere Sprache ab? Ich hatte Inklusivität immer für eine eindeutig positive Sache gehalten und war überrascht, dass so viele Geburtshelferinnen – normalerweise keine Gruppe, die für Unfreundlichkeit oder Fanatismus bekannt ist – derart leidenschaftlich dagegen argumentierten. Jeder Versuch von mir, diesen scheinbaren Widerspruch aufzuklären, wurde bald von dem vorherrschenden Narrativ, Ina May Gaskin sei transphobisch, übertönt.

Nachdem dieser Vorfall weitgehend in Vergessenheit geraten war, schrieb ich *The Positive Birth Book*, das 2017 veröffentlicht wurde, und das vorliegende Buch, das 2019 erschien. In den zwei Jahren dazwischen gab es in der britischen Sphäre rund um Geburten und Mutterschaft eine Verschiebung hin zur Verwendung des Begriffs »gebärende Menschen« oder »Frauen und gebärende Menschen«. Als ich *Give birth like a feminist* schrieb, habe ich lange darüber nachgedacht, ob ich diese inklusiven Begriffe durchgehend verwenden oder eine Art »Haftungsausschluss« am Anfang des Buches schreiben sollte, um zu verdeutlichen, was ich mit dem Wort »Frau« meinte – ich hatte gesehen, dass andere das taten. Aber etwas nagte an mir. Vielleicht hatte ich doch mehr von dem MANA-Brief verinnerlicht, als ich dachte. Schließlich beschloss ich, dass ein Buch über geschlechtsspezifische Unterdrückung – ein Buch darüber, wie Frauen im Grunde durch ein vom Patriarchat geschaffenes Geburtshilfesystem von der Kraft ihrer eigenen Biologie ferngehalten werden – eine geschlechtsspezifische Sprache verwenden sollte. Ich blieb bei »Frau«, und zum Glück schien niemand etwas dagegen zu haben.

Während ich *Gebären wie eine Feministin* schrieb, begann ich auch, mehr über den »geschlechterkritischen« Feminismus zu lesen, unter anderem, weil eine wissenschaftliche Veröffentlichung[36] über geburtshilfliche Gewalt, die ich im Rahmen meiner Recherchen las, eine britische Publikation über die polarisierten Interpretationen der Geburtsmedikalisierung zitierte, die von der feministischen Philosophin Jane Clare Jones geschrieben worden war. Ich unterhielt mich kurz mit Jane und folgte ihr auf Twitter, wobei ich zunächst gar nicht wusste, dass Jane eine führende radikale Feministin war, die bereits voll in die Diskussion über die Genderideologie verwickelt war. Ihre Tweets zu diesem Thema waren aufschlussreich. Janes Stimme zeigte mir eine andere Perspektive, abseits der Sphäre der Hebammen und Doulas, von denen viele durchaus bereit zu sein schienen, ihre Sprache zu ändern, wenn sie über den Körper der Frau sprachen. Viele, aber nicht alle. Lynsey McCarthy-Calvert bezog 2019 Stellung, was damit endete, dass sie gezwungen wurde, als Sprecherin von Doula UK zurückzutreten. Als Reaktion auf einen Beitrag von Cancer Research UK, in dem von »allen mit einer Gebärmutter« die Rede war, schrieb Lynsey auf Social Media: »Ich bin keine ›Gebärmutterbesitzende‹. Ich bin keine ›menstruierende Person‹. Ich bin kein ›Gefühl‹. Ich werde nicht dadurch definiert, dass ich ein Kleid und Lippenstift trage. Ich bin eine Frau: eine erwachsene Person weiblichen Geschlechts. Frauen gebären alle Menschen, machen die Hälfte der Bevölkerung aus, aber weniger als ein Drittel der Sitze im Unterhaus sind von uns besetzt.« Während Lynseys Argumentation darauf abzielte, die Grenzen der materiellen Realität des Frauseins zu wahren, war die vorherrschende Meinung, sie sei voreingenommen, transphobisch, unfreundlich und realitätsfremd. In einem Artikel von *Pink News* wurde eine Assoziationskette von Lynsey bis hin zum Weißen nationalistischen Extremismus gezogen. Sie wurde von der Geburtscommunity geächtet, und die meisten Menschen schwiegen, vermutlich aus Angst, dass sie das gleiche Schicksal erleiden würden, wenn sie sie verteidigten.

Der Themenbereich weckte zunehmend meine Neugierde – und dann kam das Jahr 2020. Während der Lockdowns las ich alles, was ich zum Genderthema finden konnte. Ich wollte verstehen, wann, warum und von wem Begrifflichkeiten wie »gebärende Menschen« und »bei der Geburt als weiblich oder männlich zugewiesen« in den Sprachgebrauch übernommen wurden. Ich stellte folgende Fragen in Geburts- und Hebammengruppen: »Wer hat entschieden, dass der Begriff ›gebärende Person‹ akzeptabel ist?«, »Woher stammt die

Idee, dass das Geschlecht bei der Geburt ›zugewiesen‹ wird?«, »Das Geschlecht eines Babys wird doch sicher nicht erst bei der Geburt, sondern während der Schwangerschaft beim Ultraschall festgestellt, oder?«. Jedes Mal, wenn ich das tat, wurde mir schnell gesagt, dass meine Fragen transphobisch seien. Einmal wurde ich sogar aufgefordert, die Gruppe zu verlassen. Die Tatsache, dass diese grundlegenden Fragen anscheinend nicht akzeptiert wurden, spornte mich an und machte mich nur noch neugieriger. Was dann geschah, haben einige von euch vielleicht schon gelesen. Im November 2020 wurde ich in einem Instagram-Post über geburtshilfliche Gewalt am Internationalen Tag gegen Gewalt an Frauen markiert. Auf einer der Kacheln stand:

> *Bei geburtshilflicher Gewalt geht es um Macht und Patriarchat. Gebärende Menschen werden als das »schwache Geschlecht« betrachtet, das von der Ärzteschaft unter patriarchalischer Autorität gehalten werden muss.*

Nachdem ich gerade ein Buch über die geschlechtsspezifische Natur der respektlosen Geburtshilfe geschrieben hatte, fand ich, dass diese Aussage infrage gestellt werden musste. Die patriarchalische Autorität, von der dort gesprochen wird, gibt es tatsächlich, aber sie wird nicht über »Menschen« ausgeübt, sondern speziell über Frauen. Darum antwortete ich: »Es sind die Frauen, die als das »schwache Geschlecht« angesehen werden usw., und geburtshilfliche Gewalt ist Gewalt gegen Frauen. Wir sollten nicht vergessen, wer hier die Unterdrückten sind und warum.«

Und dann brach die Hölle los. In einem Kreuzfeuer der sozialen Medien wurde ich als »gewalttätig«, »ein Stück Scheiße«, »TERF*«, »giftig«, »gefährlich«, eine »abscheuliche Kreatur«, »vorsätzlich verletzend« und vieles, vieles mehr bezeichnet. Es wurde dazu aufgerufen, meine Bücher in den Müll zu werfen. Eine Stillberaterin teilte ein Meme mit dem Spruch »How to Give Birth Like an Exclusionary White Feminist« (Gebären wie eine ausschließende Weiße Feministin) und schrieb darunter:

---

* Das Akronym »TERF« steht für Trans-Exclusionary Radical Feminism (Trans-ausschließender radikaler Feminismus)

> *Sagen wir es klar und deutlich. Milli Hill. Wir sollten ihre Bücher nicht kaufen. Wir sollten ihre Bücher nicht verschenken. Wir sollten ihr nicht folgen. Wir sollten sie nicht zitieren. Sie hat gefährliche Meinungen, Überzeugungen und Ansichten.*

Während der Shitstorm tobte, veröffentlichte die Wohltätigkeitsorganisation *Birthrights*, die ich fast ein Jahrzehnt lang auf jede erdenkliche Weise unterstützt hatte, in den sozialen Medien einen Beitrag über »Inklusion«, den alle in der Geburtscommunity sofort als auf mich gemünzt identifizieren konnten. Später an diesem Abend, als ich völlig schockiert auf meinem Sofa saß, erhielt ich eine E-Mail von der Geschäftsführung von *Birthrights*, in der mir mitgeteilt wurde, dass sie nicht länger mit mir zusammenarbeiten würden: »Wir sehen uns außerstande, mit Menschen zusammenzuarbeiten, die unsere inklusiven Werte nicht teilen«, hieß es darin.

Diese Erfahrung war ziemlich furchterregend, und ich hatte das Gefühl, meine Welt würde auf einen Schlag zusammenbrechen. Mehrere Monate lang zog ich mich zurück, war tief erschüttert und überlegte, was ich tun sollte. Dann, im Juni 2021, geschahen drei Dinge auf einmal: Jess de Wahls wehrte sich erfolgreich gegen ihren Ausschluss durch die *Royal Academy of Arts*, Chimamanda Ngozi Adichie veröffentlichte ihren Essay »It is Obscene« und Maya Forstater gewann ihr Berufungsverfahren, in dem gesetzlich festgelegt wurde, dass die Überzeugung »Menschen können ihr biologisches Geschlecht nicht ändern«, ein durch den *Equality Act 2010* geschützter Glaube ist. Zu diesem Zeitpunkt hatte ich das Gefühl, dass dies ein Dialog war, an dem ich teilhaben wollte. Was mir widerfahren war, schien mir für die breitere Diskussion relevant zu sein, nicht nur für den Diskurs über das Geschlecht, sondern auch darüber, wie Frauen bestraft werden, wenn sie Fragen stellen oder vorherrschende Strömungen anfechten. Ich schrieb einen langen Blogbeitrag über meine Erfahrungen mit dem Titel »I will not be silenced« (Ich lasse mich nicht zum Schweigen bringen), der im Juli 2021 veröffentlicht wurde. In dieser Woche wurde in verschiedenen Zeitungen über meine Geschichte berichtet und J. K. Rowling twitterte, um mich zu unterstützen. Die Erleichterung darüber, dass ich endlich meine Meinung sagen konnte und mir keine Sorgen mehr über die Gegenreaktion machen musste, war ... nun ja, sagen wir, das hat wirklich gutgetan. Seitdem hat sich die Genderdiskussion in einer Weise geöffnet, die noch vor rund einem Jahr unvorstellbar gewesen wäre. Man begreift immer mehr, dass es zu Rechtskonflikten kommt, wenn wir zulassen, dass »jede Person, die sagt, sie sei eine Frau, *buchstäblich* eine Frau ist«. Im Sport ist dies deutlich zu sehen, beispielsweise bei der Transfrau Lia Thomas, die im Frauenschwimmen antritt und von einem Platz in den mittleren 500 der Männerrangliste zu einer Spitzenschwimmerin in der Frauenkategorie aufgestiegen ist.[37] Aber es gibt noch weitere Bereiche, die Anlass zur Sorge geben: frauenspezifische Einrichtungen wie Zufluchtsorte vor häuslicher Gewalt, Gefängnisse und Krankenhausabteilungen sowie Shortlists und Gremien nur für Frauen genauso wie Datensammlungen und Forschungsprojekte zu »Frauenthemen«. Wir sind noch weit davon entfernt, all diese Probleme zu lösen, aber wir haben zumindest das gruselige Konzept »keine Diskussion erlaubt« überwunden.

Eine Zeit lang war ich etwas verwirrt darüber, wie ich in diese ganze Situation geraten war. Sicherlich sind die Themen, über die ich schreibe – Geburt, Stillen, Mutterschaft und Periode –, meilenweit von Fragen der Geschlechtsidentität und des Trans-Seins entfernt. Es hat eine Weile gedauert, bis ich begriffen habe, dass genau die materielle Realität dieser »einzigartig weiblichen Erfahrungen« der Bewegung, die »Frau« zu einer offenen Kategorie machen will, im Wege steht. Solange man das Konzept der »Frau« nicht von der »weiblichen Biologie« entkoppelt, können männliche Menschen niemals wirklich Frauen sein. Wenn man so darüber nachdenkt, kann man klar erkennen, warum ich in die Schusslinie geraten bin.

Die Neutralisierung der Sprache

Ich habe nachgedacht und gelesen und nachgedacht und hinterfragt und kam zum Schluss, dass ich »Frau« nicht mit gutem Gewissen von der Realität des biologischen Geschlechts trennen kann, obwohl ich mir das Leben sicherlich viel leichter machen würde, wenn ich genau das täte. In der gegenwärtigen Diskussion herrscht große Verwirrung über die Bedeutung von biologischem und sozialem Geschlecht (Englisch: sex vs. gender). Ich denke, es ist wichtig, dass wir uns immer darüber im Klaren sind, dass ich das Wort »Frau« in seinem biologischen Sinn verwende, d. h. für eine weibliche Person. Frauen werden aufgrund ihres biologischen Geschlechts unterdrückt und diskriminiert, und um diese geschlechtsbezogene Unterdrückung zu bekämpfen, brauchen wir eine geschlechtseindeutige Sprache. In diesem Sinne sind es nicht die »Gebärenden«, die als »das schwache Geschlecht« oder als »Gefäße« betrachtet werden, als Wegwerfbehälter für die nächste Generation, deren Gefühle und Erfahrungen zweitrangig sind. Es sind die Frauen. Die Unterdrückung von Frauen bei der Geburt, insbesondere die Gewalt unter der Geburt, trifft Frauen nicht aufgrund ihrer Geschlechtsidentität, sondern aufgrund ihrer Biologie. Wie in so vielen anderen Situationen wird das Leugnen dieser biologischen Realität und das Wegnehmen der eindeutigen Bezeichnung nur dazu führen, dass die Unterdrückung unangefochten bleibt.

Dies wurde kürzlich in einer wissenschaftlichen Veröffentlichung mit dem Titel »Effektive Kommunikation über Schwangerschaft, Geburt, Stillen und Säuglingspflege: Die Bedeutung der geschlechtseindeutigen Sprache«[38] untersucht. Die Autor:innen, ein in der Frauengesundheit international ausgewiesenes Team, warnen vor geschlechtsneutraler Sprache in der Reproduktionsmedizin. Zwar geschehe dies in guter Absicht, habe aber unbeabsichtigte Folgen mit schwerwiegenden Konsequenzen für Frauen und Kinder. Als eines von vielen Beispielen führen sie das Titelblatt der weltberühmten Zeitschrift *Lancet* vom September 2021 an, auf dem Frauen als »Körper mit Vagina« bezeichnet werden. Das Team belegt, dass dies Teil eines umfassenderen Trends ist, geschlechtsspezifische Begriffe wie »Frauen« und »Mütter« aus dem Diskurs über die Reproduktion zu entfernen – vielleicht ein gut gemeinter Trend, aber ohne Rücksicht auf mögliche Folgen.

Frauen haben häufig Einwände, wenn sie »inklusive Begriffe« hören, weil sie sie automatisch als entwürdigend empfinden. Wir wollen instinktiv nicht als »gebärende Körper« oder »Menschen mit Gebärmutter« oder »Nicht-Männer« bezeichnet werden. Die Autor:innen sind der gleichen Meinung und verweisen auf die lange Geschichte der Medizin, die den Frauenkörper seit jeher als fehlerhaft und als Abweichung von der Norm – nämlich dem männlichen Körper – betrachtete. Diese neue Sprache, sagen sie, drohe die jahrzehntelangen Bemühungen um eine bessere Sichtbarkeit von Frauen in der Medizin zunichte zu machen. Hinzu kommt, dass die neue Terminologie gar nicht inklusiv ist, sondern die Gefahr birgt, einige Frauen auszuschließen, insbesondere junge Frauen, Frauen mit niedrigem

Bildungsstand oder diejenigen, die Informationen nicht in ihrer Muttersprache lesen. In einer Welt, in der selbst gebildete Frauen nicht immer wissen, wo sich ihr Gebärmutterhals befindet oder ob sie überhaupt einen haben, besteht die Gefahr, dass ihnen wichtige Gesundheitsinformationen entgehen, wenn sie als »Mensch mit Gebärmutterhals« bezeichnet werden.

Die geschlechtseindeutige Sprache ist auch wichtig, wenn es darum geht, Frauen über ihre Rechte zu informieren. Wenn man beispielsweise von »schwangeren Familien« spricht, die während der Wehen ihre informierte Einwilligung geben, wird impliziert, dass andere das Recht haben, über den Körper der Frau zu entscheiden, dabei streben so viele Menschen (mich eingeschlossen) das Gegenteil an: eine klare Autonomie für die Frau in den Wehen. Außerdem, so die Wissenschaftler:innen, besteht die Gefahr, dass eine geschlechtsneutrale Sprache die Daten verschleiert. Wenn wir sagen, dass einer von 20 Menschen für eine bestimmte Krankheit anfällig ist, ist das eine andere Statistik als die Aussage, dass eine von 20 *Frauen* anfällig ist. Dies wurde während der Pandemie sehr gut veranschaulicht, als das australische Gesundheitsministerium ein Informationsblatt änderte, in dem es ursprünglich hieß:

> *Schwangere Frauen mit Covid-19 haben ein höheres Risiko für bestimmte Komplikationen als nicht schwangere Frauen mit Covid-19.*

Zwischen Juni und August 2021 wurde dieser Text aktualisiert und lautete dann:

> *Schwangere Personen mit Covid-19 haben ein höheres Risiko für bestimmte Komplikationen als nicht schwangere Personen mit Covid-19.*

Das macht die Aussage unbrauchbar, da eine nicht schwangere Person natürlich auch männlich sein kann, sodass sich »nicht schwangere Personen« auf die gesamte Bevölkerung bezieht, die nicht schwanger ist. Und obwohl das Dokument anschließend erneut korrigiert wurde, vervielfältigte und verteilte South Australia Health die verschleierte Version, sodass der durch die geschlechtsneutrale Sprache entstandene Fehler verbreitetet wurde. Man fragt sich, warum die Streichung des Begriffs »Frau« mehr wiegt, als das Risiko, hochwichtige Gesundheitsinformationen falsch darzustellen.

Zunächst glaubte man, dass mit der sogenannten »additiven Sprache« nichts zu verlieren und alles zu gewinnen sei, aber die Autor:innen der oben genannten Veröffentlichung zeigen deutlich, wie schädlich die Änderungen sein können. Eine geschlechtsneutrale Sprache sei nicht nur entmenschlichend und verschleiere Gesundheitsmeldungen, sondern könne auch das Stillen untergraben. So würde zum Beispiel »menschliche Milch« als etwas von der Mutter Getrenntes wahrgenommen, heißt es. Darüber hinaus wird argumentiert, dass wir mit dem Verlust des Wortes »Mutter« etwas Größeres als das Wort selbst verlieren. Es ist ein Wort mit einer Bedeutung, die über »Eltern« hinausgeht. Es ist das erste Wort, das die meisten Säuglinge sagen und wahrscheinlich das älteste Wort, das je gesprochen wurde. Wollen wir es wirklich ersetzen und dabei riskieren, all die Fürsorge und Bindung zu verlieren, die damit verbunden sind?

Auch aus anderen Bereichen gibt es Widerstand gegen die Sprachneutralisierung. Im November 2021 veröffentlichte die Wohltätigkeitsorganisation *British Pregnancy Advisory Service (BPAS)* ein Strategiepapier,[39] in dem sie erläuterte, warum sie es für wichtig hält, das Wort »Frau« weiterhin in ihren Angeboten zu verwenden. Dort heißt es:

> *Die reproduktive Gesundheitsfürsorge und die Wahlmöglichkeiten von Frauen in diesem Bereich sind nach wie vor reguliert und eingeschränkt, und das, eben weil es sich um Frauenthemen handelt, die leider immer noch mit stark geschlechtsspezifischen und wertenden Einstellungen zur weiblichen Sexualität, mit Idealen von Mutterschaft und Erwartungen an mütterliche Opferbereitschaft sowie mit dem Bedürfnis, den Körper und die Entscheidungen von Frauen zu kontrollieren, verbunden sind. Wenn wir nicht klar artikulieren können, dass in erster Linie Frauen und nicht die Allgemeinheit davon betroffen sind, wird es uns viel schwerer fallen, die Rahmenbedingungen abzubauen, die auch heute noch von Sexismus geprägt sind und das übergeordnete Ziel zu erreichen, nämlich dafür zu sorgen, dass alle Menschen, unabhängig von ihrer Identität, so schnell und unkompliziert wie möglich Zugang zu der Pflege und Unterstützung erhalten, die sie benötigen.*

Eine solche Erklärung ist nicht unumstritten – 200 Menschen unterzeichneten einen Brief gegen die Erklärung von BPAS,[40] im Vergleich zu 1.743 Personen, die einen offenen Brief zur Unterstützung dieser Haltung unterzeichneten.[41] Bemerkenswert ist, dass es im Bereich der Männergesundheit nicht den gleichen Druck für sprachliche Änderungen zu geben scheint. Die Wohltätigkeitsorganisation *Prostate Cancer UK* beispielsweise verwendet den Hashtag #MenWeAreWithYou und antwortete im Oktober 2021 auf die Frage nach der wiederholten Verwendung des Wortes »Männer« auf Twitter: »Wir sind uns natürlich bewusst, dass Transfrauen eine Prostata haben, aber wir wollen so viele Risikopersonen wie möglich erreichen und haben uns deshalb für die Verwendung des Wortes ›Männer‹ entschieden.«

Spare Ribs

In den sozialen Medien macht von Zeit zu Zeit ein Foto die Runde, auf dem eine Frau bei einer Massenkundgebung zu sehen ist – ich wünschte, ich wüsste, wer oder wo sie ist. Sie hält grinsend ein Plakat mit der Aufschrift »Ich stamme nicht aus deiner Rippe, du stammst aus meiner Vagina«. Nach dem Schmunzeln können wir darüber nachdenken, was sich dahinter verbirgt: eine wortgewandte Herausforderung an das androzentrische Narrativ, das die Macht der Frauen an den Rand drängt und weiterhin darauf besteht, dass Männer an erster Stelle stehen.

Das ist das Narrativ, das während der Lockdowns ausgespielt wurde, als das Homeschooling der Kinder auf die Frauen fiel und sie folglich den Karriereknick hinnehmen mussten, und als die Geburtshilfe durch die »Reduzierung auf das Wesentliche« in Mitleidenschaft gezogen wurde – wesentlich für das System, aber nicht für die Frauen. Das ist das Narrativ, das dazu geführt hat, dass sich die Forschung jahrzehntelang auf den männlichen Körper als Standard konzentrierte und sich kaum um Frauengesundheit kümmerte. Das ist das Narrativ, das es ermöglicht, dass Geburtsräume unter eklatanter Missachtung der weiblichen Physiologie gebaut werden, und zwar von einem System, das weiterhin nur mit den Schultern zuckt, wenn Frauen Geburtstraumata erleben oder durch schlechte Pflege geschädigt werden. Das ist das Narrativ, das uns vermittelt, dass der weibliche Körper bestenfalls ein Mysterium und schlimmstenfalls ein Fehler sei, und das uns schon von unserer ersten Periode an lehrt, dass Frausein etwas ist, das wir ertragen müssen, anstatt es zu feiern. Und das ist das Narrativ, das uns sagt, dass unsere Worte – die sprachliche Form, die wir unserem Selbst, unserer Biologie, unseren geschlechtsspezifischen Rechten, unseren Erfahrungen und unserer Existenz geben – entbehrlich oder sogar beleidigend sind und angepasst oder ausradiert werden müssen, um den Bedürfnissen anderer gerecht zu werden und Platz für sie zu schaffen.

Frauen sind dem männlichen Standard nicht nachgeordnet. Wir sind Menschen mit eigenem Recht. Unsere Biologie verleiht uns Macht und unterscheidet uns von anderen. Im Geburtszimmer stehen wir vor der Wahl, das vorherrschende Narrativ zu akzeptieren oder es infrage zu stellen. In einer Welt, in der Frauenrechte bedroht sind – zum Beispiel in den USA, wo das landesweite Recht auf Abtreibung rückgängig gemacht wurde –, war es für Frauen noch nie so wichtig wie heute, Ungerechtigkeiten anzufechten, Platz einzunehmen, sich zu weigern, an den Rand gedrängt zu werden, geschlechtsspezifische Rechte zu verteidigen und klarzustellen, dass Frauen – als ganze Menschen – wichtig sind. Ein gesundes Baby ist nicht alles, was zählt. Auch Frauen sind wichtig.

Endnoten

1 Übersetzt nach Defoe, D., *A Journal of the Plague Year*, Penguin Classics, 2003. Deutsche Ausgabe: *Die Pest zu London*, Georg Müller Verlag, 1925

2 *A reckoning: the continuing cost of COVID-19*, NHS Confederation, 2. September 2021. www.nhsconfed.org/sites/default/files/2021-09/A-reckoning-continuing-cost-of-COVID-19.pdf

3 Karjalainen, H., *How is the Covid-19 Crisis Affecting the NHS*, Economics Observatory, 24. November 2021. www.economicsobservatory.com/update-how-is-the-covid-19-crisis-affecting-the-nhs

4 www.thedouladirectory.com/butnotmaternitycampaign

5 Petition mit dem Titel: »Partners allowed for entirety of labour/birth in ALL hospitals«, www.change.org/p/partners-allowed-for-entirety-of-labour-birth-in-all-hospitals-butnotmaternity

6 One fifth of mums giving birth during the pandemic have felt forced to have a vaginal examination in labour, Pregnant Then Screwed, 16. November 2020. pregnantthenscrewed.com/press-release-one-fifth-of-mums-giving-birth-during-the-pandemic-have-felt-forced-to-have-a-vaginal-examination-in-labour/

7 Hill, M., *How pregnant women are feeling forced into violating vaginal examinations during Covid*, Telegraph, 20. November 2020

8 Onlineumfrage durchgeführt von Positive Birth Movement und Channel Mum im Jahr 2016. www.positivebirthmovement.org/birth-survey-2016/

9 Bradford, S., *Birth characteristics in England and Wales: 2020*, Office for National Statistics, 13. Januar 2022. www.ons.gov.uk/peoplepopulationand community/birthsdeathsandmarriages/livebirths/bulletins/birthcharacter isticsinenglandandwales/2020#:

10 Gregory et al., *Changes in home births by race and hispanic origin and state of residence of mother: United States, 2018–2019 and 2019–2020*, National Vital Statistics Report, Vol. 70, Nr. 15, 9. Dezember 2021. www.cdc.gov/nchs/data/nvsr/nvsr70/NVSR70-15.pdf

11 Summers, H., *UK health trusts suspend home birth services as midwives shortage deepen*, Observer, 28. November 2021. www.theguardian.com/lifeandstyle/2021/nov/28/uk-health-trusts-suspend-home-birth-services-midwives-shortage

12 Statistiken direkt von den privaten Hebammen erhalten.

13 Greenfield et al., *Between a rock and a hard place: considering »freebirth during Covid-19*, Frontiers in Global Women's Health, 18. Februar 2021. www.frontiersin.org/articles/10.3389/fgwh.2021.603744/full

14 Ipek Gurol-Urganci et al., *Obstetric interventions and pregnancy outcomes during the Covid-19 pandemic in England: A nationwide cohort study*, Plos Medi-

cine, 10. Januar 2022. journals.plos.org/plosmedicine/article?id=10.1371/journal.pmed.1003884

15 Aydin et al., *Giving birth in a pandemic: Women's birth experiences in England during Covid-19*, MedRxiv, BMC Pregnancy and Childbirth, 6. Juli 2021. www.medrxiv.org/content/10.1101/2021.07.05.21260022v1.full

16 Filippetti et al., *The mental health crisis of expectant women in the UK: Effects of the Covid-19 pandemic on prenatal mental health, antenatal attachment and social support*, BMC Pregnancy and Childbirth, 26. Januar 2022. bmcpregnancychildbirth.biomedcentral.com/articles/10.1186/s12884-022-04387-7#:

17 *Childbirth during Covid-19 pandemic associated with anxiety, post-traumatic stress symptoms, NIH-supported study suggests*, National Institute of Child Health and Human Development, 19. Januar 2021. www.nichd.nih.gov/newsroom/news/011921-childbirth-COVID-19

18 Duggan, J., *Mothers forced to give birth alone during Covid pandemic speak of the »trauma« of hospital restrictions*, The i, 19. Januar 2022. inews.co.uk/news/mothers-forced-give-birth-alone-covid-pandemic-hospital-restrictions-1403949

19 *NHS gains just one extra midwife for every 30 trained*, Royal College of Midwives, 11. September 2018. www.rcm.org.uk/media-releases/2018/september/nhs-gains-just-one-extra-midwife-for-every-30-trained-new-rcm-report/

20 Brown, F., *Midwives are at breaking point and soon there won't be any left*, Metro, 21. November 2021. metro.co.uk/2021/11/21/nhs-midwives-are-at-breaking-point-and-soon-there-wont-be-any-left-15633788/

21 *Stem the tide of midwives leaving the profession, RCM tells Downing Street*, Royal College of Midwives, 17. Februar 2022. www.rcm.org.uk/media-releases/2022/february/stem-the-tide-of-midwives-leaving-the-profession-rcm-tells-downing-street/

22 *Immediate and essential actions to improve care and safety in maternity services across England*, vom Ockenden-Bericht, 30. März 2022. www.gov.uk/government/publications/final-report-of-the-ockenden-review/ockenden-review-summary-of-findings-conclusions-and-essential-actions#immediate-and-essential-actions-to-improve-care-and-safety-in-maternity-services-across-england

23 Lintern, S., *Three hundred babies lost to a fixation on natural births*, The Times, 26. März 2022. www.thetimes.co.uk/article/fatal-nhs-obsession-with-natural-births-nxdsvxn5v

24 UN Women, *Covid-19: Rebuilding for resilience*. www.unwomen.org/en/hq-complex-page/covid-19-rebuilding-for-resilience

25 Brower, T., *Women and the pandemic: Serious damage to work, health and home demands response*, Forbes, 18. April 2021. www.forbes.com/sites/tracy

brower/2021/04/18/women-and-the-pandemic-serious-damage-to-work-health-and-home-demands-response/?sh=6a6571fb1f49

26 Henley, J., *Pandemic hits mental health of women and young people hardest, study finds*, Guardian, 23. November 2021. www.theguardian.com/world/2021/nov/23/pandemic-hits-mental-health-of-women-and-young-people-hardest-survey-finds

27 Banks, J. und Xu, X., *Covid-19 pandemic hits mental health, especially of the young and of women, and widens inequalities*, Institute for Fiscal Studies, 10. Juni 2020. ifs.org.uk/publications/14876

28 Geddes, L., *Most Britons cannot name all parts of vulva, survey reveals*, Guardian, 30. Mai 2021. www.theguardian.com/lifeandstyle/2021/may/30/most-britons-cannot-name-parts-vulva-survey

29 Bakar, F., *Almost 50% of women don't know where their cervix or uterus is, nor the purpose of menstruation, study finds*, Metro, 9. November 2020. metro.co.uk/2020/11/09/almost-50-of-women-dont-know-where-their-cervix-is-finds-study-13561743/

30 Moss, R., *73% of women still confused about what a vulva is*, Huffington Post, 28. März 2019. www.huffingtonpost.co.uk/entry/73-of-women-still-confused-about-what-a-vulva-is-so-heres-the-diagram-you-need_uk_5c9b5970e4b072a7f6022a74

31 The Eve Appeal, Take the vulva vow, eveappeal.org.uk/blog/take-the-vulva-vow/

32 www.nhs.uk/conditions/gender-dysphoria/

33 FPFW, *Sex is binary: Scientists speak up for the empirical reality of biological sex*, Fair Play for Women, 14. Februar 2020. fairplayforwomen.com/scientists speak/

34 Ainsworth, C., *Sex redefined: The idea of 2 sexes is overly simplistic*, Nurture magazine, via Scientific American, 22. Oktober 2018. www.scientificamerican.com/article/sex-redefined-the-idea-of-2-sexes-is-overly-simplistic1/

35 Woman-Centred Midwifery, *Open letter to MANA*, 20. August 2015. womancenteredmidwifery.wordpress.com/take-action/

36 Jones, J. C., *Idealized and* Industrialized Labor: Anatomy of a Feminist Controversy, Hypatia, 27(1), 99–117. 2012.

37 Lohn, J., *Look at the numbers and times: No denying the advantages of Lia Thomas*, Swimming World, 5. April 2022. www.swimmingworldmagazine.com/news/a-look-at-the-numbers-and-times-no-denying-the-advantages-of-lia-thomas/

38 Gribble, K. et al., Effective communication about pregnancy, birth, lactation, breastfeeding and newborn care: The importance of sexed language, Frontiers in Global Women's Health, 7. Februar 2022. www.frontiersin.org/articles/10.3389/fgwh.2022.818856/full

39 BPAS, *Our values. Our vision. Our ambitions.*, September 2021. www.bpas.org/media/3550/bpas-advocacy-values-vision-ambitions.pdf

40 BPAS, offener Brief, 15. Oktober 2011. www.repropact.com/_files/ugd/680104_359650884f1142cbb1fab37735de590f.pdf

41 With Women, *open letter to the BPAS board of trustees and senior management team*, with-woman.org/2021/10/21/open-letter-to-bpas/

Danksagung

Dieses Buch hat seine Existenz einer ganzen Menge Menschen zu verdanken. An erster Stelle möchte ich meiner Agentin Jane von Graham Maw Christie danken, die von Tag eins an volles Vertrauen in mich und die Gedanken hatte, die diesem Buch zugrunde liegen. Ihre stille Gewissheit hat mich sanft durch den gesamten Entstehungsprozess des Textes begleitet. Zudem danke ich allen Mitgliedern des HQ-Teams für ihre Leidenschaft und ihren Enthusiasmus. Kate Fox und Katy Denny danke ich für das einfühlsame Lektorat. Zudem gilt mein großer Dank der Redakteurin Rachel Kenny, die dieses Buch als Erste unterstützt hat, und ihrem hinreißenden Baby Freddie.

Danke an alle, die Positive-Birth-Movement-Gruppen geleitet haben, leiten oder leiten werden. Ihr alle macht das ehrenamtlich und setzt euch aus Leidenschaft für echte Wahlfreiheit im Geburtsprozess ein. Ich bewundere euch zutiefst dafür und bin voller Dankbarkeit für euren Einsatz. *Das* ist gelebter Feminismus.

Viele Menschen haben ihr Wissen mit mir geteilt, aber mein besonderer Dank gilt meinem engagierten Support-Squad: Professor Lesley Page CBE (ehemalige RCM-Präsidentin), Dr. Sheena Byrom OBE (Hebamme und Verfechterin humaner Geburten), Dr. Alison Barrett (neuseeländische Geburtshelferin, Denkerin und Autorin), Professor Hannah Dahlen (australische Wissenschaftlerin und Hebamme), Mary Newburn (Betroffenenforscherin und hartnäckige Geburtsaktivistin), Natalie Lennard (Fotografin und Gründerin von *Birth Undisturbed*), Dr. Camilla Pickles (Wissenschaftlerin im Bereich »Gewalt in der Geburtshilfe und ihre rechtlichen Hintergründe«), Dr. Julie Roberts (Forschungsstipendiatin im Bereich Schwangerschaft und Geburt im sozialen Kontext), Professor Soo Downe OBE (Wissenschaftlerin und weltweit anerkannte Expertin für natürliche Geburten), Catherine Williams (Sachverständige und ehemaliges NICE-Mitglied), Jayne Rice-Oxley (Expertin für Menschenrechte im Geburtskontext), Dr. Elizabeth Newnham (studierte Hebamme) und Michelle Quashie (Sprachrohr für die Stimme der Frau im Geburtskontext).

Des Weiteren gilt meine Liebe und Dankbarkeit (in willkürlicher Reihenfolge): Maddie McMahon für ihr »Doula-Buch-Wissen«. Kay King für ihre Unterstützung bei der Entwicklung von PBM. Hermine Hayes-Klein für alles, was sie für die Menschenrechte im Geburtsprozess erreicht hat. Cristen Pascucci für ihren rasiermesserscharfen Geburtsaktivismus (die USA brauchen dich!). Becky Reed für ihre Freundschaft und ihren Rat. All die wunderbaren Menschen, die ich im Rahmen der inspirierenden (zutiefst feministischen) *Home Birth Conference* in Sydney kennengelernt habe: Jo Hunter, Amantha McGuinness, Jerusha Sutton, Lucretia McCarthy, Nadine Fragosa und Rhea Dempsey. Abigail Blackburn, weil wir bei Best so ein tolles Team waren, und für ihre Freundschaft. Dr. Rachel Reed für ihre Hilfe bezüglich meiner Gedanken zu Einleitungen und »OASI«. Jane Hardwicke Collings für ihre fantastischen Erkenntnisse über den Menstruationszyklus. Duncan und Sue Spencer, die mich in ihrem friedlichen Gästezimmer mehrere Kapitel dieses Buches schreiben ließen. Und Daniela Dran, die mir ihr Wissen über Menschenrechte im Geburtskontext zugänglich machte. Viele weitere Menschen haben mir großzügig ihre Zeit und Weisheit zur Verfügung gestellt. Ich kann sie hier nicht alle nennen, aber ich versichere euch: Ich bin jeder und jedem Einzelnen von euch unendlich dankbar.

Und zuletzt möchte ich meinem wunderbaren Partner George Litchfield danken, der mir wieder und wieder geduldig den nötigen Freiraum verschaffte, während ich drei Babys und zwei Bücher zur Welt brachte und mich jedes Mal umsorgte und tröstete, sich mein Gejammer und Gejaule anhörte und mir versicherte, dass ich mein Ziel am Ende erreichen würde. Ganz viel Liebe an meine Mum Pauline Hill – und natürlich an meine absolut, total und wahnsinnig hinreißenden Kinder Bess, Ursula und Albie. Sie hatten größtes Verständnis für Mummys Bedürfnis, »dieses Buch fertig zu bekommen«, und ich glaube, sie waren sogar ein bisschen stolz auf mich (vermutlich vor allem, weil dieses Buch beim selben Verlag erschienen ist wie die von David Walliams, und »dann wirst du genauso berühmt wie er, Mum!«). Auch wenn das vielleicht nur zur Hälfte stimmt, hoffe ich, dass ich sie auch weiterhin stolz mache. Sie sind der Grund dafür, dass ich morgens aufstehe, und sie bringen mich dazu, der beste Mensch werden zu wollen, der ich sein kann. Dafür werde ich ihnen auf ewig dankbar sein.

Ressourcen

Die folgenden Organisationen bieten Unterstützung bei Entscheidungen rund um das Thema Geburt, vertreten deine Interessen und setzen sich für die Menschenrechte gebärender Frauen ein. Sie finden sich an vielen Orten auf der Welt. Wenn du eine bestimmte Frage oder ein spezielles Problem hast, sollten sie dich an eine entsprechende Gruppe in deiner Gegend vermitteln können.

AIMS
Forum zur Förderung besserer Geburten, Rechte und Wahlmöglichkeiten. Helpline und Support
www.aims.org.uk

AIMS Ireland
Forum zur Förderung von Rechten und Wahlmöglichkeiten in Irland
aimsireland.ie/about-us/

Alliance Francophone pour L'Accouchment Respecte (AFAR)
Französisches Forum zur Verbesserung von Geburten, Beratung über Gebärendenrechte, Information und respektvollen Geburtsbegleitung
afar.info

Aperio
Forum für humanisierte Geburt in Tschechien
www.aperio.cz/

Associação Gravidez e Parto
Forum für Menschenrechte und Geburtsentscheidungen in Portugal
www.associacaogravidezeparto.pt

Association of Radical Midwives
Unterstützung für schwangere Frauen und Hebammen. Mit Hotline
www.midwifery.org.uk/

Birthrights
Interessengemeinschaft für die Einhaltung der Menschenrechte bei Geburten im Vereinigten Königreich
www.birthrights.org.uk/

Birth Monopoly
US-amerikanisches Forum für den Kampf gegen das Machtgefälle im Kreißsaal
birthmonopoly.com/

El Parto Es Nuestro
Forum zur Geburtsverbesserung und Interessenvertretung in Spanien und Lateinamerika
elpartoesnuestro.es/

EMMA Egyesület
Forum für die Humanisierung von Geburten in Ungarn
www.emmaegyesulet.hu/

Fundacja Rodzić Poludzku
Forum für respektvolle Geburtshilfe in Polen
rodzicpoludzku.pl/

GeboorteBeweging
Interessengemeinschaft für Menschenrechte im Geburtsumfeld in den Niederlanden
geboortebeweging.nl

Human Rights in Childbirth
Weltweit agierende Interessengemeinschaft für Menschenrechte bei der Geburt
www.humanrightsinchildbirth.org/

Improving Birth
Forum für evidenzbasierte Geburten in den USA
improvingbirth.org/

Make Birth Better
Organisation zur Prävention von und Hilfe bei Geburtstraumata im Vereinigten Königreich
www.makebirthbetter.org/

Maternity Action
Beratung zu Berufs- und Arbeitsrecht für schwangere Frauen und Eltern im Vereinigten Königreich
www.maternityaction.org.uk

Maternity Choices Australia
Führender australischer Verbraucherinnenschutz zum Thema Geburtshilfe
www.maternitychoices.org.au

Maternity Consumer Network
Australisches Mitgliedernetzwerk zur Verbesserung von Geburten
maternityconsumernetwork.org.au

Mother Hood e. V.
Elterninformation und Interessenvertretung in Deutschland
mother-hood.de

Obstetric Violence Observatory Italy
Forum zur Interessenvertretung, Unterstützung und Datensammlung zum Thema Gewalt im Kreißsaal in Italien
ovoitalia.wordpress.com

Positive Birth Movement
Weltweites Netzwerk freier pränataler Gruppen, die durch die sozialen Medien vernetzt sind
www.positivebirthmovement.org

RODA
Interessengemeinschaft für würdevolles Gebären in Kroatien
roda.hr/

Rodilnitza
Interessengemeinschaft zur Verbesserung von Geburten in Bulgarien
www.rodilnitza.com

White Ribbon Alliance
Organisation zur Unterstützung des Rechts auf sichere und respekt- volle Geburten weltweit
whiteribbonalliance.org/

Bibliografie

Adichie, C. N., *Mehr Feminismus! Ein Manifest und vier Stories*, Fischer Verlag, 2016

Arms, S., *Immaculate Deception – A New Look at Women and Childbirth*, Houghton Mifflin, 1975

Atwood, M., *Der Report der Magd*, Piper Verlag, 2017

Beard, M., *Frauen und Macht*, Fischer Verlag, 2018

de Beauvoir, S., *Das andere Geschlecht. Sitte und Sexus der Frau*, Rowohlt Verlag, 2000

Beech, B. A. L., *Am I Allowed?*, AIMS, 2014

Beech, B. A. L. (Hg.): *Water Birth Unplugged – Proceedings of the First International Water Birth Conference*, Books for Midwives, 1996

Berne, E., *Spiele der Erwachsenen. Psychologie der menschlichen Beziehungen*, Rowohlt Verlag, 2002

Bruijn, M. und Gould, D., *How to Heal a Bad Birth – Making Sense, Making Peace and Moving On*, Birthtalk.org, 2016.

Byrom, S. und Downe, S. (Hg.), *The Roar Behind the Silence – Why Kindness, Compassion and Respect Matter in Maternity Care*, Pinter and Martin, 2015

Campbell, B., *End of Equality – Manifestos for the 21st Century*, Beatrix Campbell, Seagull Books, 2014

Campbell, J., *Der Heros in tausend Gestalten*, Insel Verlag, 2011

Cassidy, T., *Birth: A History*, Chatto and Windus, 2007

Chemaly, S., *Rage Becomes Her – The Power of Womenǂs Anger*, Simon and Schuster UK, 2018

Collings, J. H., *Herstory: Womanifesto*, selbstveröffentlichtes Pamphlet, 2002

Criado-Perez, C., *Do It Like A Woman ... and Change the World*, Portobello Books, 2005

Davis-Floyd, R. E. und Sargent, C. F. (Hg.), *Childbirth and Authoritative Knowledge, Cross-Cultural Perspectives*, University of California Press, 1997

Dempsey, R., *Birth with Confidence, Savvy Choices for Normal Birth*, Boathouse Press, Australia, 2013

Dick-Read, G., *Mutterwerden ohne Schmerz. Die natürliche Geburt*, Hoffmann und Campe, 1967

England, P. und Horowitz, R., Birthing from Within: An Extra-ordinary Guide to Childbirth Preparation, Souvenir Press, London 2007

Ehrenreich, B. und English, D., *Hexen, Hebammen und Krankenschwestern, The Witches Are Back!*, Frauenoffensive, 2001

Garbes, A., *Like a Mother, A Feminist Journey Through the Science and Culture of Pregnancy*, Harper Collins, New York, 2018

Gaskin, I. M., *Die selbstbestimmte Geburt: Handbuch für werdende Eltern. Mit Erfahrungsberichten*, Penguin Random House, 2015

Greer, G., *Der weibliche Eunuch. Aufruf zur Befreiung der Frau*, dtv Verlag, 2000

Greer, G., *Die ganze Frau. Körper, Geist, Liebe, Macht*, dtv Verlag, 2000

Harris, T. A., *Ich bin o.k. Du bist o.k. Wie wir uns selbst besser verstehen und unsere Einstellung zu anderen verändern können – Eine Einführung in die Transaktionsanalyse*, Rowohlt Verlag, 1976

Kitzinger, S., *Birth and Sex, The Power and the Passion*, Pinter and Martin, 2012

Kitzinger, S., *The Experience of Childbirth*, Victor Gollancz, 1962

Kitzinger, S., *Rediscovering Birth*, Little, Brown, 2000

McConville, B., *On Becoming a Mother*, Oneworld, 2014

Moran, C., *How to Be a Women. Wie ich lernte, eine Frau zu sein*, Ullstein Verlag, 2012

Murphy-Lawless, J., *Reading Birth and Death, A History of Obstetric Thinking*, Cork University Press, 1998

Newnham, E., McKellar, L. und Pincombe, J., *Towards the Humanization of Birth: A Study of Epidural Analgesia and Hospital Birth Culture*, Palgrave Macmillan, 2018

Pearce, L. H., *Burning Woman*, Womancraft Publishing, Cork, 2016

Phipps, A., *The Politics of the Body*, Polity Press, 2014

Reed, R., *Why Induction Matters*, Pinter and Martin, 2018

Rich, A., *Of Woman Born*, Virago, 1977

Schiller, R., *Why Human Rights in Childbirth Matter*, 2016

Simkin, P., und Klaus, P., *Wenn missbrauchte Frauen Mutter werden: Die Folgen früher sexueller Gewalt und therapeutische Hilfen*, Klett-Cotta, 2015

Solnit, R., *Wenn Männer mir die Welt erklären*, btb Verlag, 2017

Stewart, M. (Hg), *Pregnancy, Birth and Maternity Care, Feminist Perspectives*, Books for Midwives/Elsevier, 2004

Wolf, N., *Misconceptions*, Chatto and Windus, 2001

Wolf, N., *Vagina. Eine Geschichte der Weiblichkeit*, Rowohlt Verlag, 2019

Wollstonecraft, M., *Die Verteidigung der Frauenrechte*, ein-FACH-verlag, 2008

WEITERE TITEL IM MAGAS VERLAG

- **Was ist obszön?,** Rokudenashiko, übersetzt v. A. Fleiter, 2022. Ein Manga über Vulvakunst, 2022. ISBN: 978-3-949537-06-6

- **Dringend rotwendig,** K. Pickering & J. Bennett, übersetzt v. M. Hopp, 2022. Warum wir eine Revolution der Menstruation brauchen bevor wir echte Gleichberechtigung erreichen können. ISBN: 978-3-949537-05-9

- **Was im Wochenbett wichtig ist,** S. Messager, übersetzt v. S. Schulte, 2022. Tipps und Ideen wie wir Wöchnerinnen stärken können. ISBN: 978-3-949537-01-1

- **Warum Stillen politisch ist,** G. Palmer, übersetzt v. I. Hagedorn, 2022. Über die komplexen Kräfte und Motive, die hinter unserer scheinbar individuellen Still-Entscheidung stehen. ISBN: 978-3-949537-00-4

- **Die Gebärhaltung der Frau,** L. Kuntner, 2022. »Dieses Buch darf als Standardwerk im Hebammenwesen bezeichnet werden«, Deutscher Hebammenverband. ISBN: 978-3-949537-02-8

- **Fünf Julias,** M. Souza, übersetzt v. P. Bös, 2022. Ein packender Coming-of-Age Roman über junge Frauen und soziale Medien, 2022. ISBN 978-3-949537-04-2

- **Geburt von der Stange?,** hrsg. von H. Dahlen, B. Kumar-Hazard, V. Schmied, übersetzt v. H. Freiwald, 2022. Über die Verletzung von Menschenrechten innerhalb des Geburtshilfesystems. ISBN: 978-3-949537-03-5

- **Zurück zur Geburt als Übergangsritus,** R. Reed, übersetzt v. I. Glienke, 2022. Ein holistisch evidenzbasierter Rahmen um Geburt zu verstehen. ISBN: 978-3-949537-08-0

- **Die Seelenkarten,** D. Linn, übersetzt v. H. Bolke-Hermanns, 2022. Lass deine Seele zu dir sprechen, 52 bunt illustrierte Karten mit Anleitungsheft. ISBN: 978-3-949537-09-7

Alle Titel sind bestellbar über *www.magas-verlag.de*

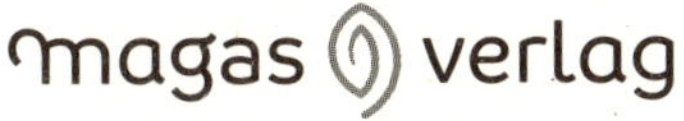

Bücher, die Frauen stärken.